秦伯未医学丛书

秦伯未 ◎ 著

秦伯未实用中医讲义

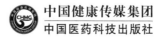

中国健康传媒集团

中国医药科技出版社

内 容 提 要

　　本书是秦伯未先生的代表性著作之一,其创新性地将中医理论及临床知识分解为生理学、病理学、诊断学、药物学等十二章,以切合临床实际,指导临床实践。本书获民国名医张锡纯、张山雷等人的高度赞誉,适合中医临床工作者、中医院校学生及中医爱好者研读、参考。

图书在版编目(CIP)数据

　　秦伯未实用中医讲义 / 秦伯未著 . — 北京:中国医药科技出版社,2021.11
(秦伯未医学丛书)
　　ISBN 978-7-5214-2704-2

　　Ⅰ.①秦… Ⅱ.①秦… Ⅲ.①中国医药学—研究 Ⅳ.① R2

　　中国版本图书馆 CIP 数据核字(2021)第 185058 号

美术编辑　陈君杞
版式设计　也　在

出版　**中国健康传媒集团** | 中国医药科技出版社
地址　北京市海淀区文慧园北路甲 22 号
邮编　100082
电话　发行:010-62227427　邮购:010-62236938
网址　www.cmstp.com
规格　710×1000mm $^1/_{16}$
印张　24 $^1/_4$
字数　448 千字
版次　2021 年 11 月第 1 版
印次　2021 年 11 月第 1 次印刷
印刷　三河市万龙印装有限公司
经销　全国各地新华书店
书号　ISBN 978-7-5214-2704-2
定价　**69.00 元**

获取新书信息、投稿、
为图书纠错,请扫码
联系我们。

代 序

壮志未酬遗恨事
立雪无门怅悲思

一

一九七〇年元月二十七日晚上八时，在北京东直门医院内科病房，一位头发苍白、骨瘦如柴、面色憔悴、生命垂危的老人，低微而深沉地说："人总是要死的，死也不怕，但未能把我对中医学习的得失经验全部留给后人，这是我终生的遗憾，希望你们……"老人的话音渐渐地消失，两目圆睁，心脏停止了跳动，含着无限的遗憾与世长辞。他，就是一代名医秦伯未，近代中医学史上的一颗璀璨的明星。

秦老曾任原卫生部中医顾问、北京中医学院（现北京中医药大学）院务委员会常务委员、中华医学会副会长、国家科委中药组组员、药典编辑委员会委员、农工民主党中央委员等职务，先后担任全国第二、三、四届政协委员。

秦老一生致力于中医事业，对中医学有精湛的造诣，为继承与发展中医学含辛茹苦，为培养和造就中医人才呕心沥血。他学识渊博，经验丰富，尤其擅长写作，在中医学近代史上留下了许多宝贵的著述，从早年集清代二十余名家之《清代名医医案精华》问世，到晚年医理精深的《谦斋医学讲稿》出版，共著书立说达六十余部，计千万字之巨。这些作品，既有继承前人余绪，又有发明古义，昭示后人；既有别出心裁之理论，又有实践依据之心得。在许多报纸杂志上还发表了大量的医文、史话、诗词、歌赋，甚至连《健康报》副刊上的《医林》《诊余闲话》等专栏名称，都出于他的建议。

二

秦老名之济，字伯未，号谦斋。生于一九〇一年农历六月初六日辰时，上海市上海县陈行镇（又名陈家行）人。

秦老因生于农历六月，正值江南仲夏，荷花盛开，故他一生酷爱荷花。曾著有许多吟荷颂荷的诗画作品，常以荷花的"出污泥而不染，一身洁净"自勉。他常告诫我们："做人要有人格，看病要有医德，贫莫贫于无才，贱莫贱于无志，缺此不可为良医。"他在《五十言怀》中写道："双梓婆娑认故乡，盈怀冰炭数回肠；已无亲养输财尽，尚有人来乞要忙。远世渐顽疑木石，齐民乏术课蚕桑；休论魏晋纷纭劫，空茸先庐锁夕阳。"一九八一年元月第九次再版的《中医入门》，即以淡雅的荷花为封面，意示对秦老的深切怀念。

一九六九年，秦老以风烛之年，抱病之身，孤独一人度过了在人世间的最后一个生日，在鼓楼大街首都照相馆留下了最后一张照片，所幸被保存下来。在照片的背面写着：一九六九年七月廿九日即农历己酉六月既望摄于鼓楼，谦斋时年六十有九。

三

秦老祖父笛桥，名乃歌，号又词，工诗辞古文，谦擅六法，以余事攻医，活人甚众，声誉颇隆。著有《读内经图》《玉瓶花馆丛稿》《俞曲园医学笔记》等。《清代名医医案精华》中的第十四家，即记其医案三十一篇。秦老父亲锡祺和伯父锡田，均精儒通医。秦老出此门庭，耳濡目染，影响所及，髫龄即读医书，《医学三字经》《药性赋》《脉诀》等启蒙书早已诵熟。并自幼酷爱文学，凡经史子集无所不览。及长就读于上海第三中学。一九一九年进入名医丁甘仁创办的上海中医专门学校深造，他勤奋学习，刻苦自励，每夜攻读，黄卷青灯，不敢稍懈，夜以继日，寒暑不辍，当时已蜚声校内，一九二三年以第二届第一名毕业。有道是"书山有路勤为径，学海无涯苦作舟"，自此奠定了他老人家一生从事中医事业的基础。他在中医领域内博览群书，考诸家之得失，排众说之纷纭，而尤致力于《内经》《难经》《伤寒论》《金匮要略》等经典著作，常以此四本书比为四子书（《论语》《孟子》《大学》《中庸》），他说："读书人不可不读四子书，中医不可不学《内》《难》、仲景之说，要学有渊源，根深蒂固，才不致成为头痛医头、脚痛医脚的医生。"他还说："不但要熟读、背熟，还要边读边记，勤于积累，积累的形式则宜灵活，要善于比较、鉴别、分类、归纳。"如上海中医书局一九二八年出版的《读内经记》及一九二九年出版的《内经类证》，即是秦老在多年大量的读书笔记基础上编著而成的。

秦老至晚年，仍时以深厚的感情回忆当年丁老先生的教诲，他常说:"初学于丁师门下,丁老首先要求背诵《古文观止》中的二百二十篇文章,每天背一篇,天天如此,尤其是诸葛亮的《出师表》、陶渊明的《桃花源记》、苏轼的《前赤壁赋》与《后赤壁赋》等更是要求背得滚瓜烂熟,一气呵成,当时觉得乏味,却不料古文程度与日俱增,从此博览群书亦觉易也。"所以秦老也希望我们多学文史知识,努力提高文学修养,才能信步漫游于浩如烟海的书林之中。他曾说:"专一地研讨医学可以掘出运河,而整个文学修养的提高,则有助于酿成江海。"

名师门下出高徒,与秦老同学者有程门雪、章次公、黄文东等,都成为中医学近代史上的耆宿。中华人民共和国成立前,人称秦伯未、程门雪、章次公为上海医界三杰。程老精《伤寒》之学,又推崇叶桂;章老善于本草,自有独到见解;秦老精于《内经》,有"秦内经"之美誉。

秦老又被誉为诗、词、书、画、金、石、医、药八绝。他早年即加入柳亚子创立的南社,有"南社提名最少年"句,三十岁时,有《秦伯未诗词集》,四十岁时增订补辑为《谦斋诗词集》七卷,凡三百四十又四首。此时大都为览物生感、寄情托意之作,如"人来佳处花为壁,风满东湖绿上亭""千丝新雨碧,一水夕阳深"等句,其长诗功力也深。秦老其书法赵之谦,比较工整,蝇头小楷浑匀流丽,非常可爱,行草不多,隶书推崇杨藐翁,原上海城隍庙大殿上的一副对联即他早年墨迹,笔力精神,跃然可见。绘画也颇见功力,善画梅、兰、竹、菊、荷,20世纪50年代,曾以周总理喜爱的梅、兰、海棠为题,画扇面相赠,不但得到周总理的称赞,而且周总理还以题词回赠，可惜这些珍品也在"文革"中被毁。其对金石铁笔也十分喜爱，20世纪30年代著有《谦斋自刻印》一卷，因是家藏版，流传不多。

秦老出师后，即悬壶诊病，同时在中医专门学校执教，一九二四年任江苏中医联合会编辑，后又创办新中医社，主编《中医世界》，一九二八年与杭州王一仁、苏州王慎轩等创办上海中国医学院于上海闸北老靶子路，初期自任教务，倾心治学，勤于著述，工作常无暇日，读书必至更深。教授方法是基础课先上大课，课后作业，亲自批改讲评，对语文基础差的另请语文教师补课。三年后，转入随师临诊，每晚集中讲授白天所诊病例，或提问学生，或组织讨论，并布置医案作业，批改后相互传阅，最后汇编成册，名曰《秦氏同门集》，与各地交流。其心血之倾注，非同一般，曾有句云："拼将热血勤浇灌，期卜他年一片红。"二十年间，培养学生不下五六千之众。一九三〇年秦氏同学会出版的《国医讲义》（包括《生理学》《药物学》《诊断学》《内科学》《妇科学》《幼科学》等六种）和上海中医书局出版的《实用中医学》（包括生理学、病理学、诊断学、药物学、处方学、治疗学、内科学、妇科学、外科学、幼科学、五官科学、花柳科学等十二个学科），就是在反复修改的教案及讲稿的基础上产生的。

一九三〇年于上海创办中医指导社，先后参加者不下千余人，来自全国各地，间有少数华侨。每月出版一期刊物，交流学术论著和临床经验，以及医学问题之解答，实为中医函授之先河，对推广中医起了相当大的作用。

一九三八年创办中医疗养院于上海连云路，又于沪西设立分院，任院长。病床百数十张，设有内、外、骨伤、妇、幼各科。并出版《中医疗养专刊》，深得医者及病家信仰。

秦老常以《礼记·学记》中的"学然后知不足，教然后知困"这句话来概括学与教之间的关系。他说许多不解之题是在同学提问的启发下，才得到解决的。直到晚年，他始终坚持在教学第一线，一九六一年以六十岁高龄而亲临讲台，还给我们这一级学生讲了《内科学》中的部分章节，说理透彻，循循善诱，足见其对中医教育事业的赤诚。

四

一九二九年，国民政府的第一次中央卫生委员会议，竟然通过了余云岫等的《废止旧医以扫除医事卫生之障碍案》的决议，提出"旧医一日不除……新医事业一日不能向上"的反动口号，并制定了废除中医的六条措施，强迫中医接受"训练"，禁止宣传中医并不准开办中医学校等，妄图一举消灭中医。消息传开，群情激愤，首先张赞臣以《医界春秋》名义向当时正在南京召开的国民党第三次全国代表大会发出驳斥取缔中医决议的通电，而后全国各地中医组织起来，公推代表在上海商议对策，于三月十七日在上海召开全国医药代表大会，秦老任大会秘书。会后组成了中医"请愿团"，直抵南京强烈要求国民政府取消该项议案。在全国中医界的抗议和人民大众的支持下，国民党当局不得不宣布取消原议案，这次捍卫中医学的斗争取得了伟大的胜利。这就是"三·一七"中医节的由来。在这次斗争中，秦老始终站在最前列，为保存、继承我中华民族的中医学贡献力量。一九六四年三月十六日晚，秦老在北京中医学院附属医院做学术报告时，还兴致勃勃地提到了三十五年前"三·一七"斗争的情况。一九七八年九月八日，由季方同志主持的为秦老平反昭雪大会的悼词中说："在黑暗的旧社会，中医受到歧视和摧残，他坚贞不屈，对当时反动势力进行了有力的斗争。"即是指这件事而言的。

中华人民共和国成立后秦老即参加革命工作，先在上海第十一医院任中医内科主任。一九五四年冬，当时的卫生部部长助理郭子化受卫生部委托亲自南下，多次到秦老家中，聘请他到原卫生部任中医顾问。他虽不愿远离他乡，但为了中医事业，于一九五五年毅然离沪北上。最初住在北京德内大街74号卫生部宿舍，后来北京中医学院在东直门海运仓落址，秦老为了教学与临床之便，又迁居当时条件极其简陋的中医学院职工宿舍。

五

秦老常用"活到老，学到老，学不了"的苦学精神严格要求自己。他常说："学识不进则退耳。"20世纪50年代，他已是原卫生部中医顾问时，虽然公务繁忙，仍是每天学习、工作到深夜。他嗜烟，著文构思时往往连吸不释，常在每盒烟吸完后，随手把烟盒展平，记下自己的心得体会，许多文章、书籍的最初定稿，就是在烟盒上蕴育的。他曾诙谐地说："烟盒比卡片好，既省钱，又不引人注目，开会中、休息时、汽车上，都可顺手拈来，应手写上。"他的名著《谦斋医学讲稿》就是以数百张烟盒的底稿集成的。可惜这些别具一格的医稿，均已付之一炬。

秦老热爱中医事业，把毕生精力与心血献给了中医学，他常说："如果对自己从事的事业不热爱、不相信、不献身，那是不行的，只有把自己和事业融为一体，方能有所成就。"即便是节假日休息或娱乐时，他也常与医学、看病联系起来，并且经常以生活常识来启发我们的思路。记得一九六三年盛夏，一天晚餐后，全家正在喝茶乘凉时，走进来一位少妇，手里挥舞着檀香扇，顿时香气扑鼻，我们坐在秦老身旁悄然道："一嗅到这股香气，就有些恶心。"秦老笑道："这就叫因人而异，对你们来说檀香扇还不如家乡的大蒲扇。中医看病就要因人、因证、因时、因地制宜，不应执死方治活人，更不该人云亦云，要认真思考。比如近几年治疗冠心病，大家都喜用活血化瘀药与香窜药，药理上有效，但切不可忽略患者的个体特性。"第二天秦老即带我们到三〇一医院会诊。患者女性，宋某，三十余岁，患冠心病。翻阅病例，前医处方不外丹参、川芎、赤芍、荜茇、檀香等药，但患者一服即呕，五日前，邀秦老会诊，秦老详问病情，得知患者闻到中药之香气即有欲呕感，故仅在原方中去檀香一味，第二天医院打电话告诉秦老，患者服药后再未呕吐，待我们去时患者病情已显著好转，精神大振。秦老若有所思地说："看病要吸取别人的经验教训，不要轻易否定别人的成绩。此例患者前医的治疗原则是对的，我们应吸取人家的长处，但对于个体特性也应注意，这叫知其常应其变嘛！不要做庸医闭目切脉，不闻不问，故弄玄虚，要实事求是，望、闻、问、切四诊不可偏废，问诊尤其重要。"

秦老强调中医学要继承和发扬并举，他说无继承亦就无发展，比如空中楼阁、海市蜃楼，终成幻影而已。中医不是玄学，不是高谈空理的，而是实用科学，学中医要从应用出发，不要咬文嚼字钻牛角。

他提倡中西医团结合作，取长补短，并肩前进。强调中医传统的科学的辨证论治方法，切忌废医存药。有这样一个例子，某中央领导，因患呃逆不止，前医投以大剂量木瓜等药，意在抑制膈肌痉挛，不仅无效，且见反酸，秦老会诊时分析道："呃逆可能是西医所说的膈肌痉挛所致。但中医治疗时，除研究专病、专方、专药外，更要辨证论治，此例患者高龄、病久、舌红少苔、脉细弱，属气阴两虚，当大补气阴。详问病因，乃怒后引起，气之逆也，当用理气降气药，然气药众多，从何选也？察呃逆频作，其声低微，应属肾不纳气，当选用补肾纳气之品。"故仅以西洋参、海南沉二味，一剂平，二剂愈。周总理在看望此患者时，闻之大喜，称赞说："中医真了不起！"秦老说："古代《济生方》中四磨饮子即是此意。中医看病首先是辨证确切，然后要继承古训而又不泥于古人，学医一定要多思考，孟子曰：'尽信书，则不如无书。'只有这样才能得心应手，效如桴鼓。"

秦老生前曾先后到苏联、蒙古等国会诊和进行学术交流，所见患者大都是些疑难症及危重病，如白血病、血友病、重症肌无力等，经他治疗后大都收到了预期的效果。他说："对于一些所谓绝症，不要怕，要看。看好当然不容易，但以最大努力，求其可生之机，平稳时使之增强体力，波动时加以控制，因而减少痛苦，延长生命，是可能的。能够看几个，对临床大有好处。不要好高骛远，急于求成，要积少成多，逐渐积累经验。我相信人类终会战胜这些绝证，中医是会找到出路的。"

六

一九六五年在中央领导同志的直接关怀下，秦老在协和医院全面体检达一个月之久，结论是"身体健康"。正当他将以充沛的精力书写总结自己一生的经验时，"文化大革命"开始了。环境的剧变，精神的折磨，生活的困苦，以致一九六七年突患大叶性肺炎，高热咯血，独居幽室，既不得安静修养，又不得精心治疗，虽幸免毕命于当时，却已暗生恶疾。就在这生命之火即将熄灭之时，老人家仍念念不忘中医事业。

秦老对传统医药文化修养的博大精深，对中医事业的一片赤诚，对后学晚辈的扶掖，在中医界是人所共知的。弹指间秦老已过百年诞辰，抚今思昔，更加令人怀念。现遵秦老生前遗愿，我们将代表他学术思想的几部名著、早年的医案医话、诗词墨宝，以及晚年家书等，陆续编辑出版献给同道，以寄托我们的哀思。

吴大真　王凤岐

2019 年 7 月

编者的话

秦伯未先生一生为了培养中医人才，特别重视中医教育。早在1929年，正值欧化东进、新学日盛时，秦老写了一部《实用中医学》，该书共分为12篇：生理学、病理学、诊断学、药物学、治疗学、处方学、内科学、妇科学、幼科学、外科学、五官科学、花柳科学等。

1930年，上海中医书局出版了6个单行本，分别为《生理学》《药物学》《诊断学》《处方学》《治疗学》《幼科学》。

1936年，上海中医书局又出版了另外6个单行本，分别为《病理学》《内科学》《妇科学》《外科学》《五官科学》《花柳科学》。

同年，秦老以秦氏同学会的名义，先后以铅印本出版了十多种中医讲义，如《生理学讲义》《诊断学讲义》《药物学讲义》《内科学讲义》《妇科学讲义》《幼科学讲义》等。

秦老对于中医生理学、中医病理学、中医诊断学等分类有自己的见解，他在所著的《清代名医医案精华》的自序中说："夫《内》《难》，论病术也。《伤寒》诊病书也。何谓论病？推阐疾病之原理，以明证象及传变，所谓病理学者是。是《内》

《难》不详方药，何谓诊病？研几疾病之驱除，以定法则及程序，所谓治疗者是。故《伤寒》绝鲜理论，合病理、治疗于一，而融会贯通，卓然成一家言，为后世法者。"这是秦老从中医的经典著作中，来探讨、解读什么是中医的生理、病理、诊断等。

民国初年，著名中西汇通派的医学家张锡纯先生在《实用中医学》的序中赞到："仆本国医界中一份子……二十余年间苦口嗫音，著书立说，欲借以唤醒梦梦，卒未能一鸣惊人。今何幸而有伯未秦君之《实用中医学》出也。秦君为沪上名士，于书无所不读，于学术无所不通，而尤邃于医……乃运其参赞造化之笔，荟萃国医数千年之精华，融会一己十余年之心得，而成此巨著。总医学之大纲，树出版界之伟绩……仆今年过七旬，而期望国医之振兴……此书盛行之日，当即为国医振兴之日也。"

为此，我们将《实用中医学》再献，名之《秦伯未实用中医学讲义》以供学习。

为保持书籍原貌，书中凡涉及国家禁猎和保护动物的中药（如犀角、虎骨、穿山甲等），以及古代剂量单位，原则上不改，读者在临床运用时，应使用相关的代用品，或折算为现代常用剂量。

吴大真　王凤岐

2019 年 7 月

张　序

　　常思人禀天地之气化以生。人身之气化，原即天地之气化。天地本此气化以生人，人即得此气化以主宰全身。是以人身之官骸各有机能，其机能气化为之也；人身之脏腑各有性情，其性情气化为之也。人之手足十二经统护全身，互相传变，秩序不紊。亦莫不有至精之气化以主宰其间也。自古圣神能变理天地之气化，自古名医，亦能变理人身之气化。人身之气化和，则其人身之官骸脏腑手足诸经，自无病也。乃自西学竞鸣，专讲解剖，以求实验。夫实验非不佳，然宜辅以理想，以解剖者仅形迹之粗，更由可见之形迹，而进求生人之气化。于医学始可深造。何西人不知出此，而转讥国医之精研气化者，为空虚无用。彼厌故喜新者流，又多起而附和之，此故国医学中一大障碍也。仆本国医界中一份子，目击此别派横流，狂澜将倒，二十余年间苦口嚆音，著书立说，欲借以唤醒梦梦，卒未能一鸣惊人。今何幸而有伯未秦君之《实用中医学》出也。秦君为沪上名士，于书无所不读，于学术无所不通，而尤遂于医。其生平以医药活人者亿万计，而孜孜济人之心，有加无已。乃运其参赞造化之笔，荟萃国医数千年之精华，融汇一己十余年之心得，而成此巨著。总医学之大纲，树出版界之伟绩。凡分生理、病理、诊断、药物、治疗、处方、内、妇、幼、外、五官、花柳等十二门，每门复缕析条分。綦精綦详，以尽医学之能事，此固有关医学盛衰之名著，非偶然也。仆今年过七旬，而期望国医之振兴，则老而弥笃。今将拭目俟之。此书盛行之日，当即为国医振兴之日也。

中华民国十九年仲春愚弟张锡纯序于天津中西汇通医社

蒋　序

　　医士之责任，直接消弥疾病之侵蚀，而恢复其健康，间接介绍民众医学常识，而得以保全其健康，故医之学问，纯为一种实用之学问。乃回顾吾国医学积数千年之经验治病神奇，远非机械式之西医所能企及，而学说之玄奥，实使民众方面不易领悟，初学者尤觉茫无头绪，不得其门而入，此倘西医引为攻诋之要害，亦中医学不能普遍进步之一大原因也。秦君伯未早见及此，与李平书先生任职江苏全省中医联合会时，即有《实用中医学》之著述。按部就班，分门别类，依课本之编制，作忠实之指导。历长时期而使告厥成，以示文芳，并索一言以为序。夫秦君历任各医团体编辑，对于中医出版之贡献，可谓不遗于力，而切实整理，不事浮靡，十数年如一日，尤属难能可贵，囊选清代名医医案医话精华二书，搜辑之富，得未曾有，余既序而扬之。今此书之辑，不特贡献于医界人士，且使民众得以咸明医学之常识，所称能尽医士之完全责任者，盖秦君有焉。抑有进者，中医学校渐次设立，而中医学说，不能划一。去岁全国医药总会因有教材编辑委员会之组职，君与谢利恒先生同膺理事，更愿进一步之努力，使中医课本早日规定，则医林之受惠，当尤未可量也。爰乐为之序，以证后日云。

民国十九年五月蒋文芳

张　序

从古医书，至繁赜矣。学者非独不能遍读，纵有嗜读古书者，亦苦其议论纷纭，莫衷一是。甚至读书愈多，而见识愈乱，欲求其简明精切。坐可言起可行，措之临证，确有捷效者。盖询诸皤皤黄耇殚精斯道之老医，恒亦舌桥而不易举其目，从可知医药之书虽多，而果能适于实用者，则有苦其极不易得。寿颐不敏夙嗜医理，寝馈此中，已逾卅年。窃谓《内》《难》经文，尤有不可尽信之处，而魏晋以迄宋金元明，书籍具存瑕逾不掩，更是无可讳言。其咎安在，无非"不适实用"四字，足以尽之。有清一代，自乾嘉以迄咸同，儒医辈出，名作如林，斯道昌明，确已超乎近代百年之上，其间若吾吴之石顽张氏、灵胎徐氏、在泾尤氏、九芝陆氏、武林之孟英王氏、吴兴之枚士莫氏等，皆能以其经验所得笔之于书，明招后世，切近病情，不尚空论，可为学子法守，是乃吾国医学之最上乘。其故何欤，唯其可以施诸实用。斯能爽心豁目，举国风行，然其同时之著作家，如涂涂附，嗫嗫嚅嚅而不可读者，亦复何可胜数，于以叹此事之难，非难于病理药理之玄远幽深，而普通书籍，类多不适实用，确为通国医术不易进步之一大原因。近十余年，明哲之士有鉴于欧化东渐，新学日盛，大惧吾远祖黄农神农圣圣之心传，将有亡焉忽焉之慨，莫不以振兴国学，阐发遗绪为己任，组织学会，刊行杂志，所在多有，而中医学校之设立，尤为亘古之未有之破天荒，何尝不耳目一新，见闻日辟，风起云涌，蔚为大观。然间尝平心论之，其果能实事求是，可供临床应用者，固已美不胜收，而空谈理想，徒费笔墨者，盖亦居其六七，且也印刷之术，日以简捷，较之五十年前剞劂氏之费钜工艰者，溪壑霄壤，因而一知半解之流，亦复托迹医书，日以著书为务，某某出版，频有所闻，不才间尝见期广告铺张，信为确有心得，时或购而读之，则又晦涩奇僻，不可索解者，盖亦数见不鲜。呜乎！天地之大，何事不可为，而乃借此救人疾苦之仁心，逞彼索隐行怪之伎俩，欲以惑世俗而博微利，充其流弊所极淆惑后学之心思，变乱古人之成法，如果行世愈广，势必误人愈多。若而人者，利欲熏心，而贻误来者，即无刑章以律之两观，亦当遭天谴而伏冥诛，不可不谓世道人心之巨变，此则有识之士，所当痛哭流涕而能自己者。唯吾畏友，伯未秦君，沪渎儒门，殚研医术，读书既当，识力尤精，数年前著有《读内经记》，虽寥寥数十条，而考订确当，引证简明，一字研求独辟灼见，能从小学之形音义三者，而融会贯通以求真诂，非明辨乎高邮王氏父子之理法者，不易臻此。一编问世，识者早有定评，今者汇集其十年经验，撰成《实用中医学》四册，凡为十二类，不侈高深，不谈空理，在以实能应用为规宿。俾初学之士，一览了然，借以宏济斯民，同登仁寿，书生事业，不其伟而，此其与诡异奇僻之不近人情者，盖已倜乎远矣。仆虽不文，喜其实事求是，即可危及学医者导入轻清简捷之途，又可为著述家昭示荡平正直之轨，须知医乃何事，无非以愈病为天职，胡可好高骛远，竟作志怪之齐谐也耶，请质秦君，谅不以鄙言为河汉，爰书此弁其简端时。

中华纪元庚午暮春时节嘉定张寿颐
山雷甫属稿于浙东兰溪寓次

吴　序

医道至今晦矣，泥古者非今，崇新者薄古。而一二尝窥夫仲景之门者，辄复睥睨一切，以为前无古人，后无来者。究其实独行其是耳，或沾沾于沽时名，或岌岌于谋近利，皆非所语于济世活人者也。夫医仁术也，而医道最难言也，是以上下百家，各有其是，各有其非，各有其长，各有其短，大醇而小疵，举一而漏万。然当著书之始，念念惟活人耳，后之学者，亦惟竟竟，焉取其长而舍其短，用度之难恃则必征之于实验，穷数十百年之功，而学未尝有涯也。独怪夫今人之言医何其易，聪明未尝逾人也，力学未尝逾人也。是知其嚣嚣然自号厥能者，非名是鹜即利是图，而于活人无与焉。医道之晦，不几由晦而将亡哉。吾友秦君伯未，积学士也《灵》《素》之秘、长沙之旨，刘张朱李之所阐发，无弗寝馈于兹，而居恒谦谦，犹以为未足。前者尝辑百家之说，著为《名医医话》，继又搜夫近代医案，编为《名医医案》，是可见其采择则虚怀若谷，而力学则无所弗窥也。今者复承以所辑《实用中医学》相示，则其纲罗之富，视前倍蓰，且一章一节，悉以经验有用为归，尤觉可贵。盖深有慨夫空谈之徒，徒足以欺世而无俾于实际者乎，懿欤伟哉。其所以续坠绪而启来兹者，其在斯乎，其在斯乎而秦君迄未尝自炫其异，是盖能以仁术为怀者，可以风矣是为序。

中华民国十九年四月海昌吴克潜序于海上

钱　序

　　曾文正曰，著作者之众，若江海然，非一人之腹，所能尽饮，要在慎择而已，是诚得读书之要者也。中医著述，至《四库全书》而称极盛，其医家类著录者九十部，千七百四十三卷，存目九十四部，六百八十一卷，附录者六部，二十五卷，然前乎四库，尚多遗佚，后乎四库，更难数计。是欲修中医者不仅非一人之腹所能尽，即慎择抉选，亦岂易事哉。吾友秦君伯未，研究医学，博见洽闻，探群经于《内》《难》《甲乙》《中藏》，参诸子集于张机、巢元方、孙思邈、刘完素、李杲、朱震亨、张从正、王肯堂、叶桂、喻昌、徐大椿、吴塘，旁事日本汉医于艮山玄医浅田友松，独啸庵桂山茝庭。故临诊著书，若有神附，教授各校，奉为宗师。今海上之办医报称者，若张赞臣、陈存仁、朱振声、杨志一辈，皆君之弟子，而曾沐其春风化雨者也，而君尤以为未足。书则视疾授徒，夜则青灯丹铅，一书之成，必反复二三，不轻行世。盖得天独厚，益以力学，敛抑才华，不欲与世争长短，较世之揣根本，徒袭皮毛，方出师门。遂自高傲者，更叹君为不可及焉。去岁本局成立，推君为编辑部主任，君谦逊固辞，即而顾同人曰，吾局以宣传中医文化为职责，中医有价值之著述，固待流布，而浩如烟海之书籍亦亟应谋切实之整理。本局于短时期中，得收良好之成绩，而称许于社会者，得君之力为多。君洵医林之健将，吾道之导师，殆天悯中医之惰堕，特孕奇异之士以掖进之耶。顷者君积六载之精血，辑《实用中医学》，分生理学、病理学、诊断学、药物学、治疗学、处方学、内科学、妇科学、幼科学、外科学、五官科学、花柳科学之十二章，多数十万言。余闻之欢然曰，夫中医精妙，决非西医能京，然士子之趋西医者，反较中医为甚，是亦有故。大抵西医书籍，作阶梯式之递进，习者拾级而升，自能入境，且多簿记式之叙述，习者对症施治，亦易措手。中医则富含哲学色彩，每用混合论治，即明一病之候，得一病之处方，更须佐之以变通，辅以运用，而其精义名言，又均散见各书，无有整个结晶于是。为师者各自为途，习之者各自为学，初而生畏，继而憎厌，终至相率避去。即有学成者，亦仅袭临诊之一二方案，于医学之奥，鲜有曾窥万一也。如是而欲冀中医人才之辈出，中医学理之发皇，宁非大难。故求中医之光大，当先辟习医之康庄，树习医之正鹄，使后学者用力少而成功多，为第一要义。次之，习医必明生理病理，而古今无专书，必明诊断药物，而繁简多失当，必明治疗处方，而编制尽脱略，即或见于医校，又率迎合世界潮流，学子心理，竞取西医以为用，从生理、病理、诊断、药物、治疗、处方之学全，而中医之面目丧失，中医之精神消亡。夫此基本科学而不能予人以规矩，将何以引入内、外、妇、幼、五官、花柳专科之堂奥，此第二要义。有此二者，苟今日中医而不能积极建设，徒事高言改进，无异培木者之不固其末，而以鲜花嫩叶点缀于枯桠折枝之上，眩人耳目，使其人而非眊者，必嗤其自欺欺人，陷中医于自亡之径而已。然则秦君此作，在一人之心血尽，而千百人已得其灌溉，宁仅当今中医界之伟著，亦中医逆流之砥柱也。因捧归付印行，并略抒愚见一二，以质当世之明达，其或有首肯者乎。

民国十九年四月钱深山季寅序于中医书局营业室

自　序

　　伯未曰，《实用中医学》之编纂，昉于民国十二年，时李平书丈长江苏全省中医联合会，伯未应月刊增刊编辑，丈鉴中医学说庞杂，力主规定中医教材，为各地医会劝阅半载，无有应者。乃议组织编辑中医课本委员会，迫于人才经济，又不果，此仅六年前事。中医界人士曾读吾编辑月刊增刊者，当有影像在也。于是丈怫然曰，中医为实用之学，而市间既鲜见之书籍，宣扬中医，以学校为基础，而课本迄今无规定，中医界不能自治，将谁依耶。既而顾谓伯未曰，展子之学，丽子之经验，曷勿独力为之，文不必繁，而实效是求，义不必奥而有用为归。期之三年，必有可观者焉。伯未受命，谨拟编辑大纲，析为生理、病理、诊断、药物、治疗、处方、内科、妇科、幼科、外科、五官科、花柳科十二章。题名《实用中医学》，从事编著。先成生理等四编，而丈遽弃世，未克就正。挽联中有为中医争自由，为中医谋自治。青眼记曾加，祇痛新书方半、他年鉴定属何人，即指此也。旋伯未以新中医社、中国医学院事，无暇顾及，藏之箧衍。忽忽三秋，四川周禹锡、朝鲜安洛俊诸君闻之，又驰函督促，不得已，渐为赓续，至今岁二月而始告厥成。

呜呼不仅负平丈之重嘱，抑且负同道之雅望矣。虽然此书一以中说实用为主，其有中医所未见及者，间采一二西医藉以辅之。实验所不能尽者，间借一二哲理以辅之。前者所以表现中医自具之真精神，后者所以表示中医无处不合科学。自信读此书后，得其至精，可以为医行道，得其大概，可以充满常识。从不敢谓中医教本，即在于斯。而中医课本，未始不可以此为镕金之范，则于中医界前途或亦不无小补云尔。

中华民国十九年三月上海秦之济伯未书于谦斋

目　录

第一章　生理学

第一节　脏腑 ·· 1

肺脏（1）　　　心脏（1）　　　肾脏（2）

脾脏（3）　　　肝脏（3）　　　胃腑（4）

胆腑（4）　　　小肠（4）　　　大肠（5）

膀胱（5）　　　心包络（6）　　　三焦（6）

第二节　经络 ·· 7

手太阴经（7）　　手阳明经（7）　　足阳明经（8）

足太阴经（8）　　手少阴经（9）　　手太阳经（9）

足太阳经（9）　　足少阴经（10）　　手厥阴经（10）

手少阳经（10）　　足少阳经（11）　　足厥阴经（11）

督脉（12）　　　任脉（12）　　　冲脉（13）

带脉（13）

第三节　形体 ·· 14

骨骼（14）　　　筋腱（15）　　　皮肉（15）

毛发（16）

第四节　九窍 ·· 16

鼻（16）　　　　　目（17）　　　　　耳（17）

口舌（17）　　　　齿牙（18）　　　　生殖器（18）

第二章　病理学

第一节　疾病概论 ·· 20

疾病与健康（20）　　证候及诊断（20）　　愈后及经过（21）

转归（21）

第二节　病原论 ·· 22

素因（22）　　　　诱因（23）

第三节　六淫七情论 ·· 24

六淫（24）　　　　七情（25）

第四节　内经之脏腑病理 ·· 26

肝（26）　　　　　心（26）　　　　　脾（27）

肺（27）　　　　　肾（27）　　　　　胃（27）

胆（27）　　　　　小肠（27）　　　　大肠（28）

三焦（28）　　　　膀胱（28）

第五节　巢氏病源提要 ·· 28

时气候（28）　　　温病候（28）　　　伤寒候（29）

中风候（29）　　　霍乱候（29）　　　疟症候（29）

癫狂候（30）　　　黄病候（30）　　　痰饮候（30）

吐血候（30）　　　上气候（31）　　　虚劳候（31）

癥瘕候（31） 诸疝候（32） 水肿候（32）

九虫候（32） 湿䘌候（32） 诸淋候（33）

赤白痢候（33） 小便候（33） 大便候（33）

第六节　先哲之病理学说 · 34

徐大椿（34） 程钟龄（35） 莫枚士（35）

陆九芝（35）

第三章　诊断学

第一节　切诊 · 37

浮脉（37） 沉脉（37） 迟脉（37）

数脉（38） 滑脉（38） 涩脉（38）

虚脉（38） 实脉（39） 长脉（39）

短脉（39） 洪脉（39） 微脉（39）

细脉（40） 濡脉（40） 弱脉（40）

紧脉（40） 缓脉（41） 弦脉（41）

动脉（41） 促脉（41） 结脉（42）

代脉（42） 革脉（42） 牢脉（42）

散脉（42） 芤脉（43） 伏脉（43）

疾脉（43） 怪脉（43）

第二节　问诊 · 44

寒热（44） 汗（44） 头身（45）

二便（45） 饮食（46） 胸（46）

聋（46） 渴（46）

第三节　望诊 ·· 47

神气（47）　　　　色（47）　　　　身（48）

五官（48）　　　　舌（48）

第四节　闻诊 ·· 49

虚实寒热（49）　　杂证（49）

附　小儿虎口脉纹诊法 ······································ 49

部位（49）　　　　主病（50）

第四章　药物学

第一节　宣剂 ·· 51

一、草部 ··· 51

桔梗（51）　　　　天麻（51）　　　　秦艽（51）

柴胡（52）　　　　前胡（52）　　　　防风（52）

独活（52）　　　　羌活（53）　　　　延胡索（53）

贝母（53）　　　　细辛（53）　　　　茅根（54）

川芎（54）　　　　蛇床子（54）　　　藁本（54）

白芷（54）　　　　木香（55）　　　　高良姜（55）

白豆蔻（55）　　　砂仁（55）　　　　郁金（55）

香附（56）　　　　藿香（56）　　　　兰草（56）

荆芥（56）　　　　薄荷（57）　　　　紫苏（57）

菊花（57）　　　　豨莶草（57）　　　款冬花（57）

常山（58）　　　　百部（58）　　　　威灵仙（58）

茜草（58）　　　　紫草（58）　　　　钩藤（59）

二、木部 …………………………………………………………………… 59

马勃（59）　　　辛夷（59）　　　檀香（59）
乌药（59）　　　乳香（60）　　　没药（60）
龙脑香（60）　　海桐皮（60）　　皂荚（61）
西河柳（61）　　芜荑（61）　　　五加皮（61）
蔓荆子（61）　　密蒙花（62）　　川椒（62）
椒目（62）

三、谷部 …………………………………………………………………… 62

谷芽（62）　　　酒（62）　　　　秫米（62）
麦芽（63）　　　神曲（63）　　　红曲（63）
豆豉（63）

四、菜部 …………………………………………………………………… 64

葱白（64）　　　白芥子（64）　　莱菔子（64）
生姜（64）　　　干姜（64）

五、果部 …………………………………………………………………… 65

枇杷叶（65）　　荔枝核（65）　　橄榄（65）
甜瓜蒂（65）

六、金石部 ………………………………………………………………… 66

铜青（66）　　　硼砂（66）

七、禽兽部 ………………………………………………………………… 66

五灵脂（66）　　虎骨（66）　　　麝脐香（67）

八、鳞虫部 ………………………………………………………………… 67

穿山甲（67）　　蛇蜕（67）　　　白花蛇（67）
乌鲗鱼骨（68）　露蜂房（68）　　白僵蚕（68）
蝎（68）

第二节　通剂 …………………………………………………………… 69

一、草部 …………………………………………………………………… 69

木通（69）　　　白鲜皮（69）　　泽兰（69）
香薷（69）　　　泽泻（70）　　　菖蒲（70）
茵陈蒿（70）　　益母草（70）　　红花（70）

大蓟（71）　　　　　地肤子（71）　　　　　瞿麦（71）

王不留行（71）　　　车前子（71）　　　　刺蒺藜（72）

海金沙（72）　　　　甘遂（72）　　　　　芫花（72）

萆薢（72）　　　　　土茯苓（73）　　　　防己（73）

二、木部 ……………………………………………………………… 73

猪苓（73）　　　　　茯苓（73）　　　　　琥珀（74）

三、果部 ……………………………………………………………… 74

赤小豆（74）　　　　大豆黄卷（74）　　　薏苡仁（74）

四、虫部 ……………………………………………………………… 74

䗪虫（74）

第三节　补剂 …………………………………………………… 75

一、草部 ……………………………………………………………… 75

人参（75）　　　　　甘草（75）　　　　　黄芪（75）

沙参（76）　　　　　丹参（76）　　　　　玉竹（76）

白术（76）　　　　　狗脊（76）　　　　　远志（77）

巴戟天（77）　　　　淫羊藿（77）　　　　当归（77）

石斛（78）　　　　　骨碎补（78）　　　　续断（78）

生地黄（78）　　　　牛膝（79）　　　　　麦冬（79）

沙苑蒺藜（79）　　　菟丝子（79）　　　　使君子（79）

天冬（80）　　　　　何首乌（80）

二、木部 ……………………………………………………………… 80

侧柏叶（80）　　　　柏子仁（80）　　　　血竭（80）

桑寄生（81）　　　　杜仲（81）　　　　　枣仁（81）

山茱萸（81）　　　　女贞子（82）　　　　地骨皮（82）

三、谷部 ……………………………………………………………… 82

小麦（82）　　　　　黑穭豆（82）　　　　白扁豆（82）

四、菜部 ……………………………………………………………… 83

薯蓣（83）　　　　　百合（83）

五、果部 ……………………………………………………………… 83

枣（83）　　　　　　胡桃（83）　　　　　龙眼（84）

莲藕（84）　　　　　莲子（84）　　　　　莲须（84）

六、人部 ·· 84

人发（84）　　　　　人乳（85）　　　　　秋石（85）

紫河车（85）

七、禽兽部 ·· 85

乌骨鸡（85）　　　　鹿茸（86）　　　　　羊肉（86）

牛乳（86）　　　　　阿胶（86）　　　　　腽肭脐（86）

八、鳞虫部 ·· 87

龟甲（87）　　　　　鳖甲（87）　　　　　蜂蜜（87）

桑螵蛸（87）　　　　雄原蚕蛾（88）

第四节　泻剂

第四节　泻剂 ·· 88

一、草部 ·· 88

葶苈子（88）　　　　大黄（88）　　　　　知母（88）

元参（89）　　　　　白头翁（89）　　　　三七（89）

黄连（89）　　　　　胡黄连（90）　　　　黄芩（90）

苦参（90）　　　　　龙胆草（90）　　　　白薇（91）

白前（91）　　　　　丹皮（91）　　　　　姜黄（91）

蓬莪术（91）　　　　荆三棱（92）　　　　海藻（92）

昆布（92）　　　　　蒲公英（92）　　　　青蒿（92）

夏枯草（93）　　　　刘寄奴（93）　　　　旋覆花（93）

青葙子（93）　　　　苎麻根（93）　　　　牛蒡子（93）

大青叶（94）　　　　青黛（94）　　　　　萹蓄（94）

芦根（94）　　　　　紫菀（94）　　　　　紫花地丁（95）

射干（95）　　　　　马兜铃（95）　　　　天花粉（95）

山豆根（95）　　　　金银花（96）

二、木部 ·· 96

降真香（96）　　　　阿魏（96）　　　　　芦荟（96）

黄柏（96）　　　　　厚朴（97）　　　　　苦楝子（97）

槐花（97）　　　　　苏木（97）　　　　　巴豆（98）

桑根白皮（98）　　　枳实（98）　　　　　枳壳（98）

山栀子（98）　　　　郁李仁（99）　　　　大腹皮（99）
竹叶（99）　　　　　天竺黄（99）　　　　雷丸（99）

三、谷部 ……………………………………………………………… 100
绿豆（100）

四、菜部 ……………………………………………………………… 100
冬瓜（100）

五、果部 ……………………………………………………………… 100
杏仁（100）　　　　桃仁（100）　　　　山楂（101）
青皮（101）　　　　槟榔（101）

六、石部 ……………………………………………………………… 101
海浮石（101）　　　食盐（102）

七、人部 ……………………………………………………………… 102
人中黄（102）

八、禽兽部 …………………………………………………………… 102
夜明砂（102）　　　犀角（102）　　　　羚羊角（103）
熊胆（103）　　　　刺猬皮（103）

九、鳞虫部 …………………………………………………………… 103
龙齿（103）　　　　珍珠（103）　　　　海蛤粉（104）
瓦楞子（104）　　　水蛭（104）　　　　五谷虫（104）
虻虫（104）　　　　蟾蜍（104）

第五节　轻剂 ………………………………………………………… 105

一、草部 ……………………………………………………………… 105
麻黄（105）　　　　葛根（105）　　　　升麻（105）
木贼草（105）　　　灯心草（106）　　　连翘（106）
谷精草（106）

二、土部 ……………………………………………………………… 106
百草霜（106）　　　墨（106）

三、虫部 ……………………………………………………………… 107
蝉蜕（107）

第六节　重剂 ·· 107

一、木部 ··· 107
沉香（107）

二、金石部 ·· 107
金箔（107）　　　　自然铜（108）　　　　青铅（108）

黄丹（108）　　　　密陀僧（108）　　　　朱砂（108）

雄黄（108）　　　　石膏（109）　　　　　阳起石（109）

磁石（109）　　　　青礞石（109）　　　　代赭石（110）

三、土部 ··· 110
伏龙肝（110）

第七节　滑剂 ·· 110

一、草部 ··· 110
冬葵子（110）　　　　肉苁蓉（110）　　　　锁阳（111）

蒲黄（111）

二、谷部 ··· 111
胡麻（111）　　　　麻油（111）　　　　大麻仁（111）

三、果部 ··· 112
榧子（112）

四、石部 ··· 112
滑石（112）

第八节　涩剂 ·· 112

一、草部 ··· 112
地榆（112）　　　　白及（112）　　　　芍药（113）

五味子（113）　　　　覆盆子（113）

二、木部 ··· 113
椿樗白皮（113）　　　　秦皮（114）　　　　诃黎勒（114）

棕榈皮（114）　　　　金樱子（114）

三、谷部 ·· 115
　　醋（115）　　　　罂粟壳（115）

四、果部 ·· 115
　　乌梅（115）　　　　木瓜（115）　　　　芡实（115）

五、石部 ·· 116
　　赤石脂（116）　　　禹余粮（116）　　　明矾（116）

六、鳞虫部 ·· 116
　　龙骨（116）　　　　牡蛎（117）　　　　五倍子（117）

第九节　燥剂 ·· 117

一、草部 ·· 117
　　苍术（117）　　　　仙茅（117）　　　　草豆蔻（118）
　　肉豆蔻（118）　　　益智仁（118）　　　补骨脂（118）
　　葫芦巴（119）　　　附子（119）　　　　川乌（119）
　　草乌头（119）　　　白附子（119）　　　天南星（119）
　　半夏（120）

二、木部 ·· 120
　　桂（120）　　　　　桂心（120）　　　　桂枝（120）
　　丁香（121）　　　　胡椒（121）　　　　吴茱萸（121）

三、石部 ·· 121
　　炉甘石（121）　　　硫黄（121）

第十节　湿剂 ·· 122

一、谷部 ·· 122
　　饴糖（122）

二、石部 ·· 122
　　白石英（122）　　　紫石英（122）　　　朴硝（122）

第五章　治疗学

第一节　一般治疗 ·· 123

熨法（123）　　　灌法（123）　　　渍法（123）

酒醪（124）　　　麻醉（124）　　　起疱（125）

灌肠（125）　　　导尿（126）　　　敷法（126）

嚏法（126）　　　嗅法（126）　　　筒针（127）

角法（127）　　　镵针（128）　　　针灸（128）

第二节　汤液治疗 ·· 128

汗法（128）　　　和法（130）　　　下法（132）

消法（134）　　　吐法（135）　　　清法（137）

温法（138）　　　补法（139）

第六章　处方学

第一节　组织法 ·· 142

一、外感时症（凡五十七法）·· 142

辛温解表法（142）　　凉解里热法（142）　　清热解毒法（142）

祛热宁风法（143）　　祛热宣窍法（143）　　辛凉解表法（143）

清凉透邪法（143）　　清热保津法（143）　　清凉荡热法（144）

润下救津法（144）　　清凉透斑法（144）　　解肌散表法（144）

微辛轻解法（144）　　顺气搜风法（145）　　活血祛风法（145）

宣窍导痰法（145）　　两解太阳法（145）　　培中泻木法（146）

补火生土法（146）　　暖培卑监法（146）　　补中收脱法（146）

通利州都法（147）　　清凉涤暑法（147）　　化痰顺气法（147）

楂曲平胃法（147）　　清痢荡积法（147）　　温化湿邪法（148）

调中开噤法（148）　　调中畅气法（148）　　祛暑解毒法（148）

增损胃苓法（148）　　清暑开痰法（149）　　祛暑调元法（149）

清离定巽法（149）　　清宣金脏法（149）　　治乱保安法（150）

挽正回阳法（150）　　芳香化浊法（150）　　金水相生法（150）

二活同祛法（150）　　清营捍疟法（151）　　辛散太阳法（151）

宣透膜原法（151）　　和解兼攻法（151）　　甘寒生津法（151）

宣阳透伏法（152）　　驱邪辟祟法（152）　　营卫双调法（152）

双甲搜邪法（152）　　清宣温化法（153）　　宣疏表湿法（153）

辛热燥湿法（153）　　苦温平燥法（153）　　松柏通幽法（154）

加味二陈法（154）　　温润辛金法（154）　　甘热祛寒法（154）

二、内伤杂症（凡十六法）……………………………………………155

养血柔肝法（155）　　理气畅中法（155）　　理气温通法（155）

甘咸养阴法（155）　　清金宁络法（156）　　培土生金法（156）

补气升阳法（156）　　导腹通幽法（156）　　健运分消法（156）

消积杀虫法（157）　　重坠镇逆法（157）　　育阴固摄法（157）

泻火固阴法（157）　　清利湿热法（158）　　清化祛瘀法（158）

疏肝理气法（158）

三、妇女杂症（凡九法）………………………………………………158

理气祛瘀法（158）　　和荣调经法（159）　　养血清热法（159）

固摄冲任法（159）　　和营温经法（159）　　清热通经法（160）

化湿固带法（160）　　理气调中法（160）　　养血胞胎法（160）

四、疮疡杂症（凡十法）………………………………………………161

清疏消解法（161）　　疏散消解法（161）　　和营消解法（161）

化痰消解法（161）　　托里透脓法（162）　　清解托毒法（162）

培补托毒法（162）　　清化消解法（162）　　引火下趋法（162）

和荣祛瘀法（163）

第二节　立案法 ·································· 163

内伤（163）　　　　中风（167）　　　　痿痹（167）

神志（169）　　　　痰饮（169）　　　　咳喘（171）

失血（173）　　　　虚损（175）　　　　消证（176）

诸郁（176）　　　　呃逆（177）　　　　暑病（178）

湿病（179）　　　　疫邪（180）　　　　疟疾（180）

黄疸（181）　　　　痹气（182）　　　　诸痛（183）

疝气（184）　　　　肿胀（184）　　　　瘕癖（185）

诸窍（187）　　　　脚气（187）　　　　遗精（187）

小便（188）　　　　泄泻（189）　　　　痢疾（190）

大便（191）　　　　虫病（192）　　　　外疡（193）

妇女（194）　　　　小儿（197）

第七章　内科学

第一节　六淫病 ·································· 199

伤寒（199）　　　　温病（203）　　　　中风（205）

热证（207）　　　　伤暑（208）　　　　湿证（209）

燥证（210）　　　　疫疠（211）

第二节　杂病 ···································· 212

类中风（212）　　　虚劳（214）　　　　咳嗽（219）

喘（221）　　　　　吐血（221）　　　　痹（222）

痿（223）　　　　　脚气（224）　　　　疠风（224）

噎膈（225）　　　　痢疾（225）　　　　泄泻（226）

疟疾（227）　　　　水肿（227）　　　　鼓胀（228）

积聚（229）　　　　疝气（229）　　　　痰饮（230）

三消（231）　　　　小便不通（232）　　　大便不通（233）

小便不禁（233）　　便血（233）　　　　　尿血（234）

遗精（234）　　　　黄疸（234）　　　　　不能食（235）

不得卧（235）　　　自汗盗汗（236）　　　癫狂痫（236）

惊悸恐（237）　　　眩晕（237）　　　　　头痛（238）

心痛（239）　　　　胸痛（241）　　　　　胁痛（241）

胃脘痛（241）　　　腹痛（242）　　　　　少腹痛（243）

身痛（244）　　　　肩背痛（244）　　　　腰痛（244）

第八章　妇科学

第一节　经带 ·· 246

月经不调（246）　　经早（246）　　　　　经迟（247）

经乱（247）　　　　经痛（247）　　　　　经色（248）

倒经（248）　　　　室女经闭（249）　　　暴崩下血（249）

带下（250）

第二节　胎产病 ·· 251

恶阻（251）　　　　胎动不安（251）　　　胎漏（252）

子悬（252）　　　　胎不长（252）　　　　半产（252）

子烦（253）　　　　子痫（253）　　　　　子鸣（253）

子瘖（254）　　　　鬼胎（254）　　　　　热病胎损（254）

妊娠小便不通（255）　胎水肿漏（255）　　　乳泣（256）

胞衣不下（256）　　产后血晕（256）　　　产后不语（257）

产后发热（257）　　产后癫狂（257）　　　产后心神惊悸（258）

产后汗多变痉（258）　产后身痛（258）　　　产后腰痛（259）

恶露不绝（259）　　产后心腹诸痛（259）　蓐劳（260）

喘促（260）

第三节 乳疾 ······ 260

乳汁多少（260） 内外吹乳（261） 乳痈（261）

乳岩（262） 乳悬（262）

第四节 前阴病 ······ 263

阴肿（263） 阴痒（263） 阴冷（263）

阴挺（264） 阴蚀（264） 阴脱（264）

阴吹（265）

第九章 幼科学

第一节 初生 ······ 266

不啼（266） 眼不开（266） 不乳（266）

吐不止（267） 不小便（267） 不大便（267）

垂痈（268） 重舌（268） 重龈重颚（268）

噤风（269） 鹅口（269） 撮口（270）

脐风（270） 脐湿（271） 脐疮（271）

脐突（271） 胎惊（271） 胎痫（272）

内钓（272） 胎风（273） 胎热（273）

胎寒（274） 胎肥胎怯（274） 胎黄（274）

胎赤（275） 呗乳（275） 夜啼（276）

赤游风（276） 初生无皮（277）

第二节 杂病 ······ 277

天痘（277） 水痘（278） 痧疹（279）

急惊风（280） 慢惊风（281） 疳（281）

虚羸（282） 癖疾（282） 龟胸（283）

龟背（283） 遗尿（283） 五迟（284）

五软（285） 五硬（285）

附 种牛痘法 ·· 286

概说（286） 施术（286） 器械（286）

痘苗（287） 消毒（287） 时令（287）

年龄（288） 感应（288）

第十章　外科学

第一节　外疡 ····································· 289

鬓疽（289） 大头瘟（289） 玉枕疽（290）

耳后发（290） 夹车毒（290） 耳根痈（291）

发颐（291） 颧骨疽（291） 破腮毒（291）

脑疽（292） 瘰疬（292） 猛疽（294）

天疱疮（294） 肩疽（294） 发背（294）

肾俞发（295） 乳痈乳岩（295） 腹痈（296）

腋痈（297） 胁痈（297） 臂痈（297）

手发背（297） 鹅掌风（297） 紫白癜风（297）

罗疔（298） 臀痈（298） 脏毒（298）

肛痈（299） 痔漏（299） 悬痈（300）

囊痈（300） 阴疮（301） 膝疡（301）

大股疽（301） 小股疽（302） 足疡（302）

疔疮（302） 流注（303） 附骨疽（304）

第二节　内痈 ····································· 304

肺痈（304） 胃脘痈（306） 肠痈（306）

肝痈（307） 心痈（307） 脾痈（307）

肾痈（308）

附　外科证治大纲 ……………………………………………………… 308

虚实纲（308）　　　善恶纲（309）　　　兼合症（309）

治肿疡法（311）　　治溃疡法（311）　　汗下法（312）

消托法（313）　　　辨脓法（313）　　　祛腐法（313）

定痛法（314）　　　止血法（314）　　　薄贴法（315）

围药法（315）

第十一章　五官科学

第一节　目病 ……………………………………………………… 316

目痛（316）　　　目赤（317）　　　目肿（317）

目痒（318）　　　外障（318）　　　内障（319）

杂症（320）

第二节　耳病 ……………………………………………………… 320

耳聋（320）　　　耳鸣（321）　　　耳痒（321）

耳衄（321）　　　耳疳（322）　　　耳痔（322）

耳防风（322）　　耳胀（322）　　　耳痛（322）

第三节　鼻病 ……………………………………………………… 323

鼻塞（323）　　　鼻渊（324）　　　鼻痔（324）

鼻赤（324）

第四节　齿病 ……………………………………………………… 325

齿痛（325）　　　杂症（326）

第五节　口舌病 ··· 326

口疾（326）　　　　舌疾（327）

第六节　咽喉痛 ··· 328

喉痹（328）　　　　喉风（329）　　　　乳蛾（329）

喉癣（329）　　　　喉痛（329）　　　　喉菌（330）

喉痧（330）

第十二章　花柳科学

第一节　内症 ··· 331

淋证（331）　　　　浊证（333）

第二节　外症 ··· 334

下疳（334）　　　　妬精疮（335）　　　　便毒（335）

杨梅疮（336）　　　　结毒（337）

第一章 生理学

第一节 脏腑

肺 脏

吾人营生活之最要者，为呼吸空气，其呼吸之机关，谓之呼吸器，即肺脏是也。肺叶右三左二，披离下垂，中拥心脏，充塞于胸腔，质松如海绵，为小细泡所集成。小泡称曰气泡，各连细管，众管凑合，逐渐增大，遂成气管支两条，合为一干，沿身体中线，名曰气管，至咽喉通鼻及口，左右两肺各成一囊，中有气管细支，分条繁密。然于胸腔剖开时，欲摘取之，则见其忽而退缩有似象皮袋，惟虽易收缩，而恒能充塞胸间者，以空气遍通于鼻口气管支气管，压令气泡涨大故也。胸壁内有薄膜一层，强韧光泽，称曰肋膜，其裔片覆包肺表而肋膜与肺膜之间，不使外气稍入，故胸壁苟完。则气压在中而不由外，能令肺张大。若一破裂，空气阑入肋膜内，则气压于肺，内外维均，而肺质收缩矣，肺动脉起自心室，分入两肺，枝枝相分，遂成毛管，缭绕气泡如纲罗，再汇集而成肺静脉，归至左心耳。气泡及毛管之壁薄且润，使血液易接空气，盖周身回流之静脉血，呈暗红色者，一经肺之气泡壁，收得空气中氧气，而自排放碳酸气，乃化暗红为鲜红，而回于心，再输氧气，以及于全身。夫一吸氧气纳入，一呼碳气吐出。于以换气转血，实司人身重要之机能。此我国修养家所以以调息为先也。

心 脏

脉管内充血液，环流全身，周而复始，循序不紊，是曰循环。使此血液循环之机器，谓之循环器，心脏是也。心为圆锥形，筋肉性之空洞器官，偏斜于胸部之左，其大如拳。内面被以心内膜，外覆以心包络。心之基底，后上方与第四胸椎相对，心尖在第五第六肋软骨间之前左方，前面丰隆，后面扁平，左缘钝，后缘锐。心之内部，分左右二腔，又由横中膈，再分上下二腔。此四腔名曰右心房室，左心房室。左房前其壁甚薄，附着左心耳，有四肺静脉开口于其间，左右二房各有一孔，谓之房室孔。盖左房由此以通左室。右房由此以通右室者也。心室在左右二房之下，各有二口。一为动脉口，交通大动脉干。一为房室口，连通前房。共有瓣膜，心室开张时，则受血液于前房。心室收缩时，驱出血液于大动脉干。左右二心室颇强厚，左室尤过之。以右室仅输血液于肺脏，左室则输血液于全身，用力比右室较巨故耳。至血液循环之径路，则肺静脉血，入左前房，排二尖瓣流入左心室，此时左心室之筋肉收缩，乃排半月瓣出大动脉，分上行下行二部，以达于毛细管者，物质交换之场所也，组织必要之营养分，于此颁给之，不用之废物，于此摄取之，清血变为污血，再由下行上行大静脉以复归于右前房，排三尖瓣入右心室，此时右心室之筋肉收缩遂排半月瓣出肺动脉，如毛细管，又营交换作用，肺脏毛细管不用之废物于此排去之，必要之营养分于此摄去之，污血又变为清血，再出肺静脉，注于左前房，又排二尖瓣，而入左心室，循环不息，大造生人，其奇如此。且人之所以由感觉而生情志者神主之，神生于肾中精气，上归于心，阴精内含，阳精外护，故能光明朗润，烛照万物，及有感触，发生七情，则喜怒忧思悲惊恐因之继起以纷乱神明。神一失，虽躯壳犹存，直行尸耳，可不善养乎哉。

肾　脏

取血液中之不用物而排泄之者，肾脏赖焉。肾在腹腔内，位于第一第二腰椎之左右，为扁平蚕豆形，赤褐色。其内侧有凹坎，名曰肾门，与肾动脉、肾静脉及输尿管相通连，血液由心喷射，而通行大动脉者，有分脉由肾动脉而入左右肾，遍经于肾，然后由肾静脉而流注大静脉，仍归于心，血液之废质被肾滤去，故肾静脉之血，再为纯清。而肾所漏之废质曰尿，输尿管有二，细且长，左右各始于肾，沿脊柱两侧而下，终于膀胱，管壁为筋肉纤维所生，故能蠕动，使尿出于肾，以入膀胱。试从剖肾体，见官门有数窍，通于输尿管，若漏斗形。肾多内凹处，皆作圆锥形，杪各有数孔，尿已酿成，流出自孔，而蓄于肾窍，渐被输尿管导去。细察其形质，有多数细管，蟠结纤绕，各管根于小孔逐渐分支，其杪抵于近壁之处，皆成球形，此球形为薄膜所成，肾动脉之杪入焉，分为毛管，缭绕缠结复腠集为小静脉，以达球外，血液通球内，将无用之水，使滤出自毛管壁，先储于球，再注于肾细管，小静脉出于球，复分作毛管，缠绕肾细管，肾细管壁与毛管壁相依，能吸取血液之废质，而扫除之。故经行肾细管之盐水，渐收废质而成尿，以注肾窍。毛管之绕肾细管者，再汇集为小静脉，小静脉汇集为肾静脉，左右各出肾门。肾静脉所输之血液，以废质即被滤去，故清洁冠于全体。西医以肾属之泌尿器，而中医则为藏精处。所不知《内经》所云肾水脏也，聚五脏六腑之精而藏之。盖谓肾主分析循环血中之废物，滤出其水分，以输之膀胱为尿，存留其精气，以返之于心为血，此水精二字当作四布一例解，至此而转入肾，故又别其作用也，若下胞中则化精，故胞中亦号精室，读者其分别观之。

脾　脏

食物始入于胃，不能即吸收于体内，必经消化而后可。脾乃消化器之一也，当右季肋部，为椭圆或卵圆形，独一无对，成暗褐赤色，大小无定。外面为凸面，谓之横膈面，接于横膈膜之下面，内侧为凹面。中央部膨隆，其间为细长之沟，为血管神经出入于脾脏之路，谓之脾门。内侧面之脾门前部，设之胃面，接于胃底之左后面，脾门之后部，谓之肾面，接于左肾，胃面与横膈面之移行缘，谓之前缘，肾面与横膈面之移行缘，谓之后缘，上极曰上端，下极曰下端。下端之内侧面，接于膵尾。膵即散膏，西医所称甜肉是，横于第一或第二腰椎之高处，为细长之三角菱柱状腺体，区别为膵头、膵体、膵尾三部。膵体之前面，被以腹膜，其面凹与胃之后壁相对，其后面平坦、接于体壁，而无腹膜被之。下面为细长之面，亦为腹膜所包被。膵尾为左端之细部分，向于左上方，而接于脾脏之门，其膵管始于膵尾。至于膵头，分为二条一条细而在上，经输胆管之前方，达于十二指肠，穿通肠壁，开口于十二指肠乳头。其他一条为干之连续者，与输胆管同开口于十二指肠。夫脾胃为仓廪之官，其功用主中焦谷气之生化。而脾为胃行其津液，以奉心脏，实为血液生化之产生地。故论血液之循环，曰心生血者，言动脉中之血来自心也。曰肝藏血者，言静脉中之血返自肝也。而脾当血液循环圈之中心，故曰脾统血，关于心肝二脏之功用其巨也。

肝　脏

肝脏赤褐色，前缘略锐，后缘钝圆，右端厚大，左端薄小。在横膈膜之下，充填于右季肋部。质虽坚韧，而易于破碎。为长方形，上凸下凹，上以提肝韧带连接于横膈膜下，由左右从沟及横沟，区分左右前后四叶。右叶最为厚大，左叶扁小，被于胃之一部。前叶成四角形，后叶最小。右从沟之前部，即胆囊所在之地。左从沟之前部，受纳圆韧带而与静脉样韧带相通，横沟为左右纵沟之连合处，又称肝门。以其为肝动脉门脉及肝管之所出入也。肝为腺甚巨，含血兹多，故肝藏血。盖使血不经肝脏藏之，则回血管之收缩，与发血管之注射，其障碍于心脏之功用者甚巨，是血藏于肝。正所以调节之，使血流各安其道也。肝能制胆汁，入胃化谷，以故有木能疏土之说。且又能疏水，则以肝覆于胃之上，胃之下口弯曲处有一门，在幽门之上，号曰津门，有津门管，导胃中之水外出，入油膜中，下渗膀胱，至其所以能导水外出者，因肝连膈膜，而膈膜因人呼吸扇动，则肝之总提亦因之下上，抽出胃中之水，此肝之疏泄之义。亦即西医水由肝过之说也。

胃　腑

胃者脾之腑，主纳谷，所谓五谷之腑也。形似囊，横居于横膈膜下，足纳食料八九合。左丰右狭，其隔通小肠。食道所达，称曰贲门。小肠所开，称曰幽门。胃壁为筋肉纤维纵横织成，壁之内面，蔽以黏膜，用显微镜验之，见无数小孔开于膜面，是为胃腺之口。饮食入胃，胃腺即发胃液以糜化之。胃液为一种透明流质也。夫食料入口，以齿嚼以津和，然后过食道而入胃，胃乃发泄胃液，复借筋肉收缩力，令与食料调匀化蛋白质为浆汁，使易被胃壁毛管所吸收。若夫消化淀粉质与脂肪，则胃所不能蛋白质或含于卵，或含于肉，食后一刻，幽门渐弛，胃送糜汁一分，注于小肠间时继发，阅二小时而功毕，五脏六腑于此禀气而吸收之。而五谷五味，亦各走其所喜之脏，化而为津液，分而为营卫，气血转输，流行通利，如海之行云气于天下然，清升浊降，此其中枢也。

胆　腑

胆者肝之腑也。肝为腺甚巨，其中部具有胆囊，形如悬瓠，中储肝所生之胆汁。胆汁质透明，或显茶色，或显绿色，其味至苦。其管与膵管同开口于十二指肠之部，至其汁每日约生三磅。如肠内无消化之物，则贮之胆囊内，故《内经》即称中精。又称藏而不泻，命曰奇恒之腑焉。凡十一脏皆取决于胆，盖胆在身中，特色有二，一因其体之组织绝殊也，十一脏皆以肉体构造而成，胆独包皮以外者，止有一脑。贮藏浆汁，有特别之机能，所以脑汁丰足则智、缺乏则愚。胆汁丰足则勇，缺乏则怯。人之智愚由于脑，勇怯由于胆。胆之为用大矣，若此是又胆之一功用也。一则因其色味之独异也，十一脏肉体味皆肥甘，其色或白或赤二种而已。胆独不然，浓则黑色，淡则黄色。肉体中惟眼球瞳子与之同色，故眼以辨黑白。胆以觇勇怯，由其体可以觇其用也。至于味则超出储藏之外，而特苦，且至于苦不可耐。夫天下之物，味平淡者，性亦平淡。味猛烈者，性亦猛烈。以此类推功力绝大可以想见，若此又胆之一作用也。

小　肠

心之腑为小肠，主受盛胃中所化水谷，为迂回蜿蜒之管，直径自一英寸至一英寸半，其长约二十英尺。乳糜至此部，则黏液膜分泌液体，与胆汁膵液等作用，合而成消化淀粉脂肪及蛋白质。小肠黏液膜中有无数簇起之物曰绒毛，自其血管吸取食物之滋养分，此绒毛甚细，一平方寸中其数不上七千个，故黏液膜之状，恰如天鹅绒，然各绒毛不仅具毛管，且另具一种细管，杪端不结纲，称曰乳糜管。毛管及乳糜管之于滋液。仅间薄黏膜易于交流渗过，毛管之静脉与被胃之静脉吸收之物皆经门脉入肝脏，而后达于心。乳糜管集合而成总管一条，名曰胸管，沿脊柱之前上行将至心际始通于静脉，而后循环于全身。夫小肠上承胃，下接大肠。其承胃处，有幽门一束。其接大肠处有阑门一束，故人之食物至小肠而泌清别浊为消化器中最重要份子。西医查察小肠壁，处处有半月式自闭瓣，使所入滋养料得以缓行，此又所以完其消化，使得竟泌别清浊之用也。至小肠通体有油网包裹，谓之鸡冠油，名为气府即气海，是气海位于大肠之前，膀胱之后，为油膜中一大夹室，元气之所在也。

大　肠

小肠下口即大肠上口。大肠者肺之府也，占全肠五分之一。以右肠骨窝为始，迂蜿曲折而终于肛门。分盲肠、结肠、直肠三部。直肠在大肠之始端，颇见膨隆，其下部复细小之空管。结肠中有上行结肠，与盲肠无特别之经界，起自右肠骨窝内，沿后腹壁。向上直行，至肝脏之下面，即向左弯曲而横行，是为横行结肠，即此横走于胃之下方。至季肋部，向下方曲折，是为下行结肠。直肠上接于下行结肠，沿尾骨之前面而达于肛门。大抵大肠之管壁，在直肠外面虽平滑，其他部分，俱从走之结肠韧带。肠管因之绞缩，成膨起不等之形。夫人生之生命力有三，曰呼吸力，曰消化力，曰排泄力。大肠在消化器之尾部，而又主排泄滓秽。此所以称为传导之府也。大小肠之会曰阑门，为泌清别浊之所，水入膀胱，滓秽入大肠，是大肠受小肠之化物，皆其不消化者也。然其不消化之物质中，尤有可消化者在，故天之构造大肠而位置上之部署一变，一自右腹引而上行；一至胃底引而横行；一自左腹引而下行必一周小肠，吸收余沥，散尽水分。始由体中腺而下届广肠，以结成硬粪焉。若夫回肠，其形作皱襞状，与广肠之平滑迥异，此又所以缓其排泄。俾善司传导之职，曲尽变化之能耳。

膀　胱

与肾脏同属泌尿器者为膀胱。膀胱者，肾之府也，在耻骨软骨结合缝之后上方，直肠之前面。为卵圆形，分顶、体、底、颈四部，顶则向于前上方，成狭小之带。达于脐，谓之中膀胱韧带，即胎儿尿管之痕迹也。体则圆形，为膀胱之中部，其两侧有韧带达于脐，谓之侧膀胱韧带，即胎儿脐动脉之痕迹也。底则在体之最下部，略为扁平体。颈则在底之前下部，狭小而行于尿道。中医或以为有上口无下口，或以为有下口无上口，诸家聚讼，莫衷一是，知膀胱与连网相接处，即是上口入水道。故秦越人曰：下焦当膀胱上口也，其下口曲而斜上，以入阴茎，斯则尿道精道，又同出一窍矣。夫肾为水脏，而以膀胱为之府，受容肾脏所分泌之尿，以待排泄。满则溢，虚则缩，以膀胱有一种弹力性也。盖尿道与膀胱连接处有括约筋，以锁闭尿道之口，必使膀胱中尿满，始弛缓而排泄之。是真如司水者之启闭时矣。吾人得随意排泄者，乃收缩腹筋，高其腹腔内压力，自外部压迫膀胱，使括约筋闭张故也。膀胱不仅为泌尿器，亦为津液之源，其受命门之火蒸动，则化水为气而上腾，此气游溢口舌脏腑之中，则为津液。出于口鼻，则凝为露珠。出于皮毛则发为汗。所谓气化则津液能出者此也。其由尿道而出者，壮者尿少，化气多而水质少也；老人尿多，化气少而水质多也。是尿多尿少，于此又可验气化多少之数矣。

心 包 络

五脏五腑之外，又有心包络三焦相合，遂成六脏六腑。心包络西医称为心囊。以其为被包于心脏之浆液膜，心外膜为其连续之部分，故心囊为浆液膜之外板，心外膜为其内板。内外二板间贮浆液二三瓦，谓之心囊液。心囊在肺静脉下空静脉之根部，在上空静脉开口部一指横径上方而翻，渐转变为包被心房之心外膜。于大动脉在上行大动脉与大动脉弓之交界部，于肺动脉在分左右肺动脉之部而翻转，包括大动脉、肺动脉，逐渐变为包被心室之心外膜，覆于心囊之动脉管。与心房之间有间隙，谓之心囊，横窦心囊前面之上部，合于胸腺及其遗残物，下部连于胸骨体，后面接于大动脉及食道，左右两侧合于心囊胸膜，下面紧系于横膈膜之中央部。心包之作用，在代心宣布，故有臣使之称。西医言人生感觉之灵以脑为主。中医以心为君主，包络为臣使。几为近人所否认，不知人之灵机在脑，而役使此灵机者在心，盖心主血脉，而脑需血甚多，设令心脏之功用一息。血流中断，恐脑犹是而智识运动，将全然消失而死矣。又设令人于智识运动消失时，而审其心脏尚微微跃动，则知血液循环犹未停顿，智识运动，或可徐以恢复，此为心能役使脑之灵机明证也。故以心为君主，包络为臣使者，血生于心脉主心包络也。

三 焦

三焦为人周身之油膜，内以包裹脏腑，外则达于皮里肉外，谓之腠理。其根出于肾中，两肾之间，有油膜一条贯于脊骨，名曰命门，是为焦原。从此发生板油，连胸前之膈，以上循胸中，入心包络。连肺系上咽，其外出为手背胸前之腠理，是为上焦。从板油连及鸡冠油，著于小肠，其外出为腰腹之腠理，是为中焦。从板油连及油网，后连大肠，前连膀胱，中为胞室，其外出为臂胫少腹之腠理，是为下焦。西医则从横膈分之为胸膜腹膜，乃就行迹上定之。中医非不从行迹，又从气化上论定之，故分之为上中下也。后世以心肺为上焦，脾肾为中焦，肝胃为下焦。则以脏腑之部位而分，非油网之三焦也。若其作用，可以无形之气化，有形之体象分叙之。无形之气化，即上焦如雾，中焦如沤，下焦如渎之谓。盖上焦主出阳气，温于皮肤分肉之间，若雾露之溉焉。中焦主变化水谷之味，其精微上注于肺，化而为血，行于经隧，以荣五脏周身。下焦主通利溲便，以时传下，出而不纳，开通秘塞也。有形之体象，即上焦若窍，中焦若编，下焦若渎之谓。窍者窍漏义，可以通达之物，必是胃之上腕，所谓上焦在胃之上口，主纳而不主是也。编者，编络之义，如有物编包之象，胃之外有脂，如网包罗在胃之上，以其腐化饮食，必是脾之大络，所谓主腐熟水谷是也。渎者沟渎之义，可以决渎，可以传导，乃是小肠之下曰阑门。泌别水谷，自此而分清浊之所，所谓在膀胱上口，主泻而不能藏是也。盖水谷之所入，自上而中，自中而下。至于糟粕转输，传导而下一无底滞如此。

第二节 经络

手太阴经

人身之脉，经直而周于身者为经，横行左右环绕者为络。经有手足三阴三阳之分。肺手太阴之脉，起于中焦，下络大肠，还循胃口，上膈属肺。从肺系横出腋下，下循臑内，行少阴心主之前，下肘中，循臂内，上骨下廉，入寸口，上行循鱼际，出大指之端。其支者从腕后直出次指内，内廉出其端，夫肺脉起于中焦，不止一脉。始如散丝，上循胃口入肺，合总为一脉。出中府穴，上云门穴，走腋下，至肘中约横纹。为尺泽穴有动脉，至寸口，为诊脉之所。至鱼际脉则脉又散如丝，故不见，上鱼际，至大指内侧之少商穴。为金气所发泄也。观肺脉散而后合，至鱼际不散，凡各种之脉隐见皆如此。足见脉道非但是血管，或与血管会，或与气管会，或与脑筋交感，或与脏腑相连也。至全经之穴，计云门、中府、天府、侠白、尺泽、孔最、列缺、经渠、太渊、鱼际、少商等凡十一穴。

手阳明经

接手太阴经者，为大肠手阳明之脉。起于大指次指之端，循指上廉出合谷两骨之间，上出两筋之中，循臂上廉，入肘外廉，上臑外前廉。上肩出髃骨之前廉，上出于柱骨之会上，下入缺盆络肺，下膈属大肠。其支者从缺盆上颈，贯颊入下齿中。还出挟口，交人中，左之右，右之左，上挟鼻孔。夫肺与大肠，皆主秋金。属商音。太阴起于少商者，商之阴也，大肠经起于食指内侧商阳穴者，商之阳也。此一脏一腑对举之穴，合谷在虎口，秋金白虎之口，手阳明与肺相合处，绕齿龈挟鼻为迎香穴。肺开窍于鼻，而肺之经脉终于夹鼻，足见相应之妙用焉。其全经之穴计商阳、二间、三间、合谷、阳溪、偏历、温溜、下廉、上廉、三里、曲池、肘髎、五里、臂臑、肩髃、巨骨、天鼎、扶突、禾髎、迎香等凡二十穴。

足阳明经

接手阳明经者，为胃阳明之脉。起于鼻之颎中，旁纳太阳之脉，下循鼻外，入上齿中，还出挟口环唇，下交承浆，却循颐后，下廉出大迎。循颊车，上耳前，过客主人，循发际，至额颅。支者从大迎前，下人迎，循喉咙入缺盆，下膈属胃络脾。其直者从缺盆下乳内廉，下挟脐，入气冲中。其支者起于胃口，下循腹里。下至气冲中而合髀关，抵伏兔，下膝膑中，下循胫外廉，下足跗入中趾内趾。其支者下廉三寸而别，下入中指外间，其支者别跗上，入大趾间，出其端。夫胃脉上起承泣，在眼下，循面入上齿，出环唇，下至喉旁一寸五分，名人迎穴。又下横骨内为缺盆穴。缺盆骨下陷中为气户穴，肺气与胃脉相通之门户也。入属胃，又行脐旁二寸为天枢穴。膝外陷中，名犊鼻穴。膝下三寸为三里穴，皆胃其之大会。至足背为趺阳脉。入中趾，其支者入大趾次趾之端，名厉兑穴。胃为后天，统主前面，卫任皆归属之，至全经之穴，计四白、承泣、巨髎、地仓、大迎、颊车、下关、头维、人迎、水突、气舍、缺盆、气户、库房、屋翳、膺窗、乳中、乳根、不容、承满、梁门、关门、大乙、滑肉门、天枢、外陵、大巨、水道、归来、气冲、髀关、伏兔、阴市、梁丘、犊鼻、三里、巨虚上廉、条口、巨虚下廉、丰隆、解溪、冲阳、陷骨、内庭、厉兑等，凡四十五穴。

足太阴经

接足阳明经者，为脾足太阴之脉。起于大趾之端，循趾内侧白肉际，过核骨后上内踝前廉，上踝端内循胫骨后，交出厥阴之前，上膝股内前廉，入腹属脾络胃。上膈挟咽，连舌本，散舌下，其支者复从胃别上膈，注心中。夫脾经起大趾内隐白穴，循至踝上三寸名三阴交，以三阴之脉交会于此也。循膝内侧上股，入腹中属脾。又见于食窦穴，言胃中之食，由脾所化，此为化食之窍道也。从此又络胃上挟咽，连舌本，散舌下，足见为心之苗，又见脾经之根源矣。舌辨其味，脾即食其味，故脾经散于舌下焉。至全经之穴，计隐白、大都、太白、公孙、商丘、三阴交、漏谷、地机、阴陵泉、血海、期门、冲门、府舍、腹结、大横、腹哀、食窦、天溪、胸乡、周荣、大包等，凡二十一穴。

手少阴经

接足太阴经者，为心手少阴之脉。起于心中，出属心系，下膈络小肠。其支者从心系上挟咽，系目系，其直者复从心系，却上肺，下出腋下，下循臑内后廉，行太阴心主之后，下肘内，循臂内后廉，抵掌后锐骨之端，入掌内后廉，循小指之内，出其端。夫心脉出腋下极泉穴。抵掌后骨际神门穴，终于小指内侧少冲穴。此数穴者，皆经脉之枝叶也。心经之病，在外经而不在内脏，若内脏则不容受邪。所以针灸但取诸包络，包络代心司化也。至全经之穴，计极泉、少海、青灵、灵道、通里、阴郄、神门、少府、少冲等，凡九穴。

手太阳经

接手少阴者，为小肠手太阳之脉。起于小指之端，循手外侧，上腕出踝中，直上循臂骨下廉，出肘内侧两筋之间，上循臑外后廉，出肩解，绕肩胛，交肩上。入缺盆络心，循咽下膈，抵胃属小肠。其支者从缺盆循颈上颊，至目锐眦，却入耳中。其支者别颊上抵鼻，至目内眦，斜络于颧。夫小肠之脉，上胃络心至颈，分上頞下行循耳下面頞，终于听宫，与足少阳相接壤，其下行者循颈肩至小指外侧少泽穴。此经与膀胱合气，故其司化与足太阳同。至全经之穴，计少泽、前谷、后溪、腕骨、阳谷、养老、支正、少海、肩贞、臑俞、天宗、秉风、曲垣、肩外俞、肩中俞、天窗、天容、颧髎、听宫等，凡十九穴。

足太阳经

接手太阳经者，为膀胱足太阳之脉。起于目内眦，上额，交巅。其支者从巅至耳上角。其直者从巅入络脑，还出别下项，循肩髆内，挟脊抵腰中，入循膂，络肾，属膀胱。其支者从腰中，下挟脊，贯臀，入腘中。其支者从髆内左右别下贯胛，挟脊内，过髀枢，循髀外，从后廉下合腘中，以下贯踹内，出外踝之后，循京骨至小趾外侧。夫至阴穴在足小趾外侧，为阴之极地。太阳之阳，根于水阴之中，故其经起于至阴。睛明穴在眼之大角，而与阳明相交，故名。以见太阳之气，至头面极盛也。膀胱与胞相连，而胞膜着于腰下十九椎旁，故其穴名胞肓。肓之原根于肾系，上生肝系，在十三椎旁，因名肓门。有肓即有膏，膏生于脾，而内护心，外会于脊，与肓相交，在第四椎旁，因名膏肓，此太阳与心相会之穴也，魄户在三椎旁，肺藏魄而合大阳，故名魄户。观此经穴，而知气之相通矣。至全经之穴，计睛明、攒竹、曲差、五处、承光、通天、络郄、玉枕、天柱、大杼、风门、肺俞、厥阴俞、心俞、膈俞、肝俞、胆俞、脾俞、肾俞、三焦俞、大肠俞、小肠俞、膀胱俞、白环俞、上髎、次髎、中窈、下窈、会阳、附分、魄户、膏肓俞、神堂、谚谆、膈关、魂门、阳纲、意舍、胃仓、膏门、志室、胞肓、秩边、扶承、浮郄、委阳、殷门、委中、合阳、承筋、飞扬、承山、昆仑、仆参、申脉、金门、京骨、束骨、通谷、至阴等，凡六十二穴。

足少阴经

接足太阳经者，为肾足少阴之脉。起于小趾之下，斜走足心，出于然谷之下，循内踝之后，别入跟中，以上踹内，出腘内廉，上股内后廉，贯脊属肾络膀胱。其直者从肾上贯肝膈，入肺中，循喉咙，挟舌本。其支者从肺出络心，注胸中，夫足心涌泉穴，为肾脉极底，最忌疮漏泄气。然谷在内踝下前一寸，太溪在内踝后足跟骨上，此处有动脉，可以为诊。凡病且死，此脉不绝者尚可救治。阴谷在膝下曲膝之间，又上股入小腹，络膀胱，循脐旁一寸名肓俞，谓肓膜之要会在此也。入属肾，上络心，循喉咙，挟舌本，虽不列穴名，而肾经之主化，在络心循喉挟舌处尤多，舌下廉泉，为肾液所出，尤津道之要也。至全经之穴，计涌泉、然谷、太溪、大钟、水泉、照海、复溜、交信、筑宾、阴谷、横骨、大赫、气穴、四满、中注、肓俞、商曲、石关、阴都、通谷、幽门、步廊、神封、动虚、神藏、或中、俞府等，凡二十七穴。

手厥阴经

接足少阴经者，为心包络，手厥阴之脉。起于胸中，出属心包络，下膈，历络三焦。其支者循胸出胁，下腋三寸，上抵腋下，下循臑内行太阴少阴之间，入肘中下臂，行两筋之间，入掌中，循中指出其端。其支者别掌中，循小指次指出其端，夫包络与三焦，只一油膜相连，故其脉至胸中而归并于心包，出乳后一寸，腋下三寸之间名天池穴，抵曲肘陷中，名曲泽穴。刺痧疫多取此出血，以泻心包之邪也。大陵在掌后两筋之间，又中指之末名中冲，妇孕则此穴脉动，足见心包血之旺也。至全经之穴，计天池、天泉、曲泽、郄门、间使、内关、大陵、劳宫、中冲等，凡九穴。

手少阳经

接手厥阴经者，为三焦手少阳之脉。起于小指次指之端，上出两指之间，循手表腕，出臂外两骨之间，上贯肘，循臑外上肩，而交出足少阳之后。入缺盆，布膻中，散络心包，下膈，循属三焦。其支者从膻中上出缺盆，上项系耳后，直上出耳上角。以屈下颊至㶸。其支者从耳后入耳中，出耳前，过客主人前，交颊，至目锐眦。夫少阳第一穴名关冲，小指次指陷中名中渚，抵掌后高骨，凡三焦气旺者，此骨乃高起，上至肘外名清冷渊，以与手太阳经会而合于寒水之气也，上至肘外对腋为消泺穴，言其主相火也，支者绕耳前，为耳门穴，至眉尾空窍为丝竹空穴，具见肾开窍于耳。而三焦为肾系，故其经应之也。至全经之穴，计关冲、液门、中渚、阳池、外关、支沟、会宗、三阳络、四渎、天井、清冷渊、消泺、臑会、肩髎、天髎、天牖、翳风、瘈脉、颅息、角孙、耳门、禾髎、丝竹空等，凡二十三穴。

足少阳经

接手少阳经者，为胆足少阳之脉。起于目锐眦，上抵头角，下耳后，循颈行手少阳之前，至肩上，却交出手少阳之后，入缺盆。其支者从耳后入耳中，出走耳前，至目眦后，其支者别锐眦，下大迎，合于手少阳，抵于㶸，下加颊车，下颈合缺盆，以下胸中，贯膈络肝属胆，循胁里，出气街，绕毛际，横入髀厌中。其直者从缺盆下腋，循胸过季胁，下合髀厌中，以下循髀阳，出膝外廉，下外辅骨之前，直下抵绝骨之端，下出外踝之前，循足跗上入小趾次趾之间。其支者，别跗上入大趾之间，循大趾歧骨内出其端，还贯爪甲，出三毛，夫足少阳起目锐眦，名瞳子髎穴。绕耳前陷中，名听会穴。绕耳后发际陷中，名风池穴，皆少阳风木所发泄处。下至肩上陷中，名肩井穴，循侧旁下至肝期门之下五分，名日月穴，胆脉实从肝胆出于此穴。然后上下行也，下行至股外，垂手中指尽处，名风市穴。膝下一寸为阳陵穴，循外踝，至小趾次趾之间窍阴穴而终。阳经根于阴穴，以见阴生于阳中也。至全经之穴，计童子髎、听会、客主人、颔厌、悬颅、悬厘、曲鬓、率谷、天冲、浮白、窍阴、完骨、本神、阳白、临泣、目窗、正营、承灵、脑空、风池、肩井、渊腋、辄筋、日月、京门、带脉、五枢、维道、章门、居髎、环跳、风市、中渎、关阳、阳陵泉、阳交、外丘、光明、阳辅、悬钟、丘墟、足临泣、地五会、侠溪、足窍阴等，凡四十六穴。

足厥阴经

接足少阳经者，为肝足厥阴之脉。起于大趾丛毛之际，上循足跗上廉，去内踝一寸，上踝八寸，交出太阴之后，上腘内廉，循股阴，入毛中，过阴器，抵小腹，挟胃属肝络胆，上贯膈，布胁肋，循喉咙之后，上入颃颡连目系，上出额，与督脉会于巅。其支者从目系下颊里，环唇内。其支者复从肝，别贯膈，上注肺。夫大敦在足大趾丛毛中，循足内侧，上至曲泉，在曲膝横纹尽处，诸筋会于膝之穴也，循股内抵阴器之横骨尽处名鼠鼷穴，绕阴器，故生毛，肝血所发泄也。抵少腹上肋曲肘尖处，为章门穴。再上为期门穴，乃肝之募，谓肝膜之所通也。从此入属肝脏。此为肝下行之脉，上贯膈，络胃，循喉咙连目系，则开窍于目也。阳经惟太阳最长，阴经为厥阴最长，乃气血之司领也。至全经之穴，计大敦、行间、太冲、中封、蠡沟、中都、膝关、曲泉、阴包、五里、阴廉、章门、期门等，凡一十三穴。

督　脉

十二经之外，更有奇经。名曰奇者，以十二经皆有表里配合以为之偶，奇经独奇而无偶也。其行于前者为任脉，行于后者为督脉。督脉起于少腹，以下骨中央，女子入系廷孔。其孔，尿孔之端也。其络循阴器，合篡间，绕篡后，别绕臀，至少阴，与巨阳中络者合少阴，上股内后廉，贯脊属肾，与太阳起于目内眦，上额交巅，上入络脑，还出别下项，循肩膊内，挟脊抵腰中，入循膂络肾。其男子循茎下至篡，与女子等。夫督脉起于胞中，出会阴穴，至尾闾骨端，名长强穴，上至二十一椎名腰脊穴，是腰肾筋膜所连也。再上十四椎，当肾正中为命门穴，乃肾系贯脊之处，为督脉之主。盖督是肾气所司也，又上至第三椎为身柱穴，肺肾相交，为一身元气之宰，再上大椎，至发际一寸宛宛中为风府，发上二寸五分为脑户，即西医脑后叶之中缝也，至巅顶为百会穴，与肝脉交会于此，前行为囟门，为聪会穴，谓心神上照于髓，以发知觉，是神与髓会之所也。又至额上发际为神庭，亦是心神上出于此之义。下鼻准，至齿缝龈交穴而终。盖人身吸天阳入鼻，循脊下肾系，而入丹田，总归督脉所主，化气化精为生命之源，总督周身脏腑，故称督也。至全经之穴，计龈交、兑端、水沟、素髎、神庭、上星、聪会、前顶、百会、后顶、强间、脑户、风府、哑门、大椎、陶道、身柱、神道、灵台、至阳、筋缩、中枢、脊中、悬枢、命门、阳关、腰俞、长强等，凡二十八穴。

任　脉

任脉起于中极之下，以毛际，循腹里，上关元，至咽喉，上颐循面入目。夫任脉起胞中，至两阴之间，名会阴穴。谓与督脉相会，而当两阴之间也。上至少腹聚毛之处名中极穴。又上至脐下三寸，为关元穴，男子藏精女子血，乃元阴元阳交关之所也，近世有谓任脉为输精管者以此。至脐上一寸为水分穴，当小肠下口，水谷至此，泌别清浊。脐上二寸为下脘穴，当胃下口，小肠之上口，水谷于是入焉。此见任脉连及肠胃，有营运内脏动作之机能也。出脐中上行至膻中穴。膻中是心包络生血而出，随任脉上下运行，故任脉之穴，兼具包络之名。从膻中上行为紫宫穴，紫宫者指心言也。任脉至此，正内合于心，故以心位名之。此见任脉分布于血管，为后天血脉之总司也。又上至唇下为承浆穴，与督脉交会而终。至全经之穴，计会阴、曲骨、中极、关元、石门、气海、阴交、神阙、水分、下脘、建里、中脘、上脘、巨阙、鸠尾、中庭、膻中、玉堂、紫宫、华盖、璇玑、天突、廉泉、承浆等，凡二十四穴。

冲　脉

　　与任督二脉，皆起于胞中，而成一源三歧者冲脉是。冲脉者起于气街，并少阴之经，挟脐上行，至胸中而散。夫冲脉者大动脉也。大动脉干出自心脏左室，而曰起自胞中者。以冲脉有导血下行、导气上行二大作用。西医称出自心脏左室者，主血言也，中医称出自胞中者，主气言也，气血二者，冲实兼主之，故胞中一名气海，称为呼吸之门。人之呼气，由气海上胸膈入肺管而出于喉，其路径全循冲脉而上。凡是气逆，均责于冲，故仲景有降冲逆之法。胞中又名气海，胃中饮食之汁，奉心化血，下入胞中，即由冲脉导之使下，故《内经》有女子二七而天癸至、太冲脉盛之语，总之，胞中为先天肾气、后天胃血交会之所，冲脉导先天肾气而上行以交于胃，导后天阴血下行入胞中以交于肾，导气而上，导血而下，通于肾，丽于阳明，实为人身干脉也。

带　脉

　　带脉者即西医所谓之腰动脉，起于季胁，围身一周，前垂至胞中，总束诸脉，使不妄行，如人之束带者。然其所从出，则贯肾系，是带常属肾，女子系胞，全赖带脉主之。盖以其根结于命门也。环腰贯脊，居身之中停，又当属之脾。故脾病则女子带下，以其属脾而又下垂于胞中，故随带而下也。此外若阳维起于诸阳之会，由外踝之金门穴而上行于卫分。阴维起于诸阴之交，由内踝之筑宾穴而上行于营分。阳跷为太阳之别，起于申脉穴，循外踝上行入风池。阴跷为少阴之别，起于照海穴，循内踝上行至咽喉。此四脉实与六阴六阳经脉相通，惟六阴六阳各行其分部，而统摄于大纲者，则赖此四脉。阳维统其表之水气，阴维统其里之谷气，阳跷统其背面之六阳，阴跷统其正面之六阴。故阳维阳跷，其始也，由太阳经而起，其卒也，阳跷上入风池。阳维与督脉会于风府哑门，是亦督脉之亚也。阴维阴跷，其始也，由少阴经而起，其卒也，阴跷上行至咽喉，贯冲脉，阴维上至天突廉泉，交任脉，是亦冲任之亚也，合督任冲带，名奇经八脉，一元之祖，大道之根也。

第三节 形体

骨 骼

由骨生精，由精生髓，由髓而生骨，骨为全身之支柱，并保护柔软诸机关，外面为致密质，内部为海绵质。全身可分三部，一为头面之骨分二十余片，除下颚骨外，余皆连接合为一骨，主护脑髓，及其他柔软器官，曰头颅骨，即天灵盖，男子三叉缝，女子十字缝，位居至高，内含脑髓如盖，以统全体者也。曰囟骨，即头颅骨与额骨合缝处，婴儿其骨未合，时见软而跳动。曰额骨，在前发际下，曰鼻梁骨，即鼻孔之界。曰目眶骨，即目窠四围之骨，上曰眉棱骨，下曰顿骨，连于牙床。曰颧骨，当面之两旁，挟鼻之处。曰颊骨，即两牙车相交之骨。曰耳门骨，曲颊颊车两骨之合钳也。曰上颊骨，即上颊之合钳，曲如环形，以纳下牙车骨尾之钩也。曰颊车骨，承载诸齿，尾形如钩，上控于曲颊之环。曰后枕骨，形状不一，有品字、山字、川字及圆尖、月芽、鸡子等形。二为胸背之骨，居于躯干之中央，以胸椎、胸骨、肋骨及肋软骨之连合而成。曰锁子骨，横卧于两肩前缺盆之外，其两端外接肩解。曰骼骭骨，乃胸胁众骨之统名。曰歧骨，即两枕骨端相接之处。曰蔽心骨，在胸下歧骨之间。曰凫骨，即胸骨下之边肋，上下两条。曰天柱骨，即颈骨，凡三节。曰脊骨，其形一条居中，上载两肩，内系脏腑，下尽尻骨之端，其两旁诸骨附接横叠而弯合于前，则为胸腔也。曰腰骨，在脊骨之下部，一身所恃以转移开阖者也。曰尾骶骨，即尻骨，上宽下窄，上承腰脊诸骨，两旁各有四孔，名曰八髎。三为四肢之骨。上肢下胫，身之管以趋翔也。曰髃骨，即肩胛骨臼端之上棱骨也。曰臑骨，即肩下肘上之骨。曰肘骨，上下支骨交接处也。曰臂骨，自肘至腕，有正辅二根，其在下而形体长大，连肘尖者为臂骨，其在上而形体短细者为辅骨，俱下接于腕骨焉。曰腕骨，乃五指之本节，大小八枚，凑以成掌。曰锤骨，即掌骨。曰竹节骨，即各指次节之名。曰胯骨，即臀骨，在肛门后向外上两旁张出，形如蝶翅。曰环跳骨，即臀骨外向之骨，其形似臼，以纳髀骨之上端如杵者也。曰髀骨，上端如杵，入于髀枢之臼，下端如锤，接于骱骨。曰膝盖骨，形圆而扁，覆于髀骱上下两骨之端。曰骱骨，即膝下踝上之小腿骨，凡两根，在前者名成骨，其形粗，在后者名辅骨，其形细。曰踝骨，骱骨之下，足跗之上，两旁突出之高骨也，在外者名外踝，在内者名内踝。曰跗骨，即足背，后曰跗，前曰蹠，其骨足趾本节之骨也。曰趾骨，足之趾也。曰跟骨，即足后跟骨，上承骱辅二骨。共计全身骨骼，凡二百一十有三焉。

筋 腱

人体因筋肉之组织，以成完全之形体，而主身体之运动，得分为四部。一为头部之筋肉。曰前头筋，前引帽状腱膜。曰后头筋，后牵帽状刀膜。曰前耳筋，牵引耳软骨于前方。曰耳上筋，上牵耳软骨。曰耳后筋，牵引耳软骨于后方。曰眼睑筋，锁闭眼睑，牵引内眦。曰口筋，牵引口角，上牵上唇，下掣下唇。曰鼻筋，下牵鼻翼，压鼻使缩小。曰咀嚼筋，牵引下颚。二为躯干部之筋内。曰颈筋，伸张颈部之外皮，牵引胸廓舌骨及肋骨，以助呼吸，并使头盖屈于前方。曰胸筋，牵引上膊骨及肩胛骨，并牵引下肋软骨补助呼吸。曰腹筋，缩小腹壁，使腹腔窄狭，以减少容积。曰背筋，牵肩胛骨及上膊骨，昂举肩胛骨肋骨，牵下肋骨，屈伸脊柱与头盖，并旋回脊柱。三为上肢部之筋肉。曰肩胛筋，牵举上膊，使能向内外旋转。曰上膊筋，使前膊屈曲与伸展。曰前膊筋，使前膊及手腕手指屈伸，并向内外旋转。曰手筋，使各指屈曲，并向内外转。四为下肢部之筋肉。曰髋骨筋，使大腿前屈并外转。曰大腿筋，使大腿内转，下腿屈伸并内转。曰下腿筋，使下腿屈伸，足之内外缘上举且旋转。曰足筋，使各趾屈伸，并内外旋转。夫人之一身，其分肉之间，有筋膜包裹之，故无往而不有筋膜之气所贯注。意之所到，气即至焉。气之所至，力即生焉。筋字从肉从力，其取义之审。格物之精，不可及矣。

皮 肉

皮者所以包裹人之外部以幂之也，皮之内为肉。肉有二，一赤肉，一白肉，赤肉属血分，白肉属气分，皆脾之所司。盖肉为人身之阴质，脾主化水谷以生肌肉。肌即白肉，俗称肥肉。肉即赤肉，俗称瘦肉。脾主连网之上，脾气足则为生膏油，透出于外而生肥肉。脾血足则又从连网凝结而生瘦肉，亦由内生出于外，肥肉包瘦肉者，气包血也。然皮有疏密，肉有坚脆。欲验其肉之不坚者，惟腓肠之上。膝后曲处为腘，乃委中穴所在，其肉不坚而无分理者，其理必粗，粗理而皮不坚致，则一身之腠理必疏，则由皮肤测至肌肉，由肌肉测至皮肤也。西医论皮肤分内外二层，外皮主保护，不具血管，且无神经，故无感觉，虽伤不痛。内皮曰真皮，含血管及神经杪，具感觉器，凡气候寒暖，及物刚柔毛滑，触之皆能感觉，即中医皮有分部之说也。其论肉辨析肉丝，称为筋纤维，谓筋肉能收缩，即在于此，则所谓赤肉者是。至于皮肤之颜色，随人种而不同，即同一人种之人，亦有黑白之分者，其故乃因皮肤内有一种细微之色素，所含此种色素有多寡，人之面色遂有差也。

毛　发

《内经》曰，人之有毫毛，尤地之有草蓂，草蓂有根，毫毛亦然。毫毛之下有一小核，在外皮微凹真皮上突之处，毛由核面抽出，其下新生细胞，时时不绝，与肤相同，拔出一毛，不伤其核，则可再生。然毛之生，核主之，核之生，又谁主之，则毛孔为肺之主司。肺主呼吸，人一呼一吸，其气由鼻出入，而不知毛孔中气，亦一出一入以应之，故云肺主皮毛。毛者血之余，实则血从气化而生也。发则肾主之，肾水所生真阳之气，由太阳经而达于外，以上于顶，则生头发，故云肾之荣发也，是毛发皆从气化而生，但毛生于气孔中，属肺金，发生于巅顶上，属肾水。盖太阳经及督脉经，一从背上头，一从脊贯头，二者皆属于肾，其气血均交于头生发，发所以为肾之荣也，由此推之。眉者，足太阳经气之所主，如晴明、攒竹二穴处，乃眉之所生也。髭鬓髭者任冲脉所主。任冲隶于血海，血从气化，上颊绕唇也，男子则然，男以气为主也，女子则否，有余于血，不足于气，气从血化，血海之血，内行下达，每月一泻，其余不复上行也。若夫生于各部者，腋下毛美，由手阳明血气盛也。胫上毛美，由足太阳血气盛也。下毛美长至胸，由足阳明血气盛也。无不各有所主也。

第四节　九窍

鼻

鼻嗅觉器也。人之生由脊骨而颅骨，由颅骨而上下颚骨，而头部之骨以成。鼻骨即上颚骨之突起者，外突而内凹，空灵之气所聚，乃后天呼吸之窍也。人之七窍，鼻形先见，及既生后，先天窍闭，后天窍开，而肺实司之。鼻根曰颈，阳明脉于此始，督脉于此终，为先后天交会之处。外窍为畜门，内窍为颃颡，颃颡即上颚，气从此分出于口为唾，分出于鼻为涕，所谓分气之所泄也，西医谓自脑来之嗅神经，其末端散布嗅觉部，此部在鼻中隔之上部，及上介甲中介甲之一部，与呼吸部相异之点，最易区别者，莫如黏膜，呼吸部之黏膜，为重层之毡毛上皮。嗅觉部之黏膜，为单层之柱状上皮，含有黄色，此其显象差异也。又单层柱状上皮之间，分布嗅细胞，此细胞体有广滑之小杆，而露出于黏膜面云，中医则为气之呼吸司于肺，其用在窍。味之香臭归于胃，其用其穴，故迎香穴为阳明胃经之所注，人闻臭恶之气味，则胃拒不受，逆而作呕，可知气透于脑，味归于胃，故胃为之反也。至于风寒客于头脑则气不通，此属于呼吸部之阻碍，冷气停滞，搏于津液，浓涕结聚，则鼻不闻香臭，此属于嗅觉部之阻碍，盖亦纤悉靡遗也。

目

目为视觉器。于以彰往察来，阐幽显微辨黑白，识大小，故两目之旁，其穴曰晴明，凡五脏六腑之精，无不上注于目，而为之精，精之窠为眼，肾之精注瞳子，肝之精注黑眼，心之精注络，肺之精注白眼，脾之精注约束，约束者目之上下网也。包络之精注目系，是目之构造，无一非精气为之。故眼之首尾赤眦属心，满眼白睛属肺，乌睛圆大属肝，上下肉胞属脾，而中间黑睛一点如漆者属肾。至于瞳子黑眼法于阴，白眼赤脉法于阳，阴阳合于精明，则眼又合阴阳之气也。而其所以能视物者，西医归水晶体、虹彩眼球等之集合而成光学作用，恰如一照相器，水晶体即照相之镜头，虹彩即镜头中之收光圈，眼球之轮廓即照相箱，网膜即箱后承像之毛玻璃，健全之眼，外物光线均能集于网膜之上，故能明瞭。若水晶体太凸，物像不能达于网膜，而结于焦点，则为近视眼。或水晶体反凹，物像结焦点于网膜之后，则为远视眼。然一片空明，总由脏腑精气为之也。

耳

耳为听觉器。深处之穴曰耳鼓箱，有耳膜翳之气搏则动，下有细骨如干，传其动于穴底，耳膜有细络，如琴瑟之有弦，外音传入，无异于琴之稀密拉放焉，探其源则属肾精、心神，盖耳通于脑，凡一切音声，耳接收之，无不传达于脑，而脑辨之记之，然脑之髓，肾精所生也。又手少阳三焦之脉，绕耳后尖骨陷中，为翳风穴，再上为瘈脉穴，又绕耳前为耳门穴，至眉尾空窍为丝竹穴，可见肾开窍于耳。而肾将三焦，其经绕耳以应之也。且耳亦为心之窍，心气之所通，故手太阳小肠之经脉，至耳下曲颊之后名天容穴，至面鸠锐骨之端名颧髎穴，而终于听宫，以小肠与心相表里，亦绕耳以应之也。肾与心互为功用，即得阴血以和之，复得阳气以鼓之。而肺主周身之气，又贯于耳，即制其间，则耳窍司听之肌膜，接收音声，以传达于脑者，益为灵活，此耳之所以为听觉器也。

口　舌

人在母腹中时，吸先天之气，食地之味，均从母体得之，以脐为转输耳，泊真元之气，充足于下，遂由下焦渐升，次中焦而中气盛，脾气欲行，至上焦而宗气盛，肺气欲宣，及肺气宣，是有呼吸力，于是开窍于鼻，及脾气行，是有消化力，于是开窍于口，鼻以通天气，口以进地味也，然口通胃脘，不以口为胃窍者，饮食入口，肠胃迭为虚实，能纳入能排出者，皆脾之消化力也。矧脾之与胃，以膜相连，其凝散膏半斤，即膵脏，膵脏及胆囊之脉管同开口于胃底十二指肠之部，输其精汁，以入胃化谷，一传谷化为浆液，而入小肠，再传谷变为糟粕，而入大肠，下即排出，上必纳入，是脾主消化。在内则开口于十二指肠，在外则开窍于口也，口之内为舌，舌属味觉器，以舌之乳头与胃神经而成，乳头为舌黏膜上隆起之末梢器，可以为肉眼认之，诸乳头内部所分布之味神经，即为贯通心之脉气之路线，要之舌尝五味，五味各走其脏，如酸走肝，苦走心，甘走脾，辛走肺，咸走肾，故由乳头味神经之感觉，抑亦各脏经脉互为联络，厥阴络于舌，少阴系于太阴，贯于舌，以为之引导也。

齿　牙

齿者骨之余，骨之所终，髓之所养，肾实主之。儿生八月板齿始生，女子七岁气盛而齿更，三七肾气平均而真牙生，丈夫八岁肾气盛而齿更，三八肾气平均而真牙生，皆视肾为主也。板齿即门齿也，居颚之前缘，各侧二枚，上下并列，总计八枚，齿根略似圆锥状，冠部如凿形，其缘利锐，适于齿切柔物，所谓牙者即犬齿也，在门齿两侧，上下颚外侧，每侧一枚，其根为圆锥形，冠部与之大略相似，为尖端利锐，故适于齿裂硬物。所谓真牙，即白齿之最后者也。自犬齿而内总名白齿分列上下，每侧五枚，大小略异，前列之二枚，形小而根简单，名曰小白齿，后列之三枚，形大而根分歧，名曰大白齿，是等冠部，均如臼形，咀嚼之面颇广，且多凹凸，颇适于磨碎食物。齿之根曰龈，即牙床也，上龈乃足阳明经脉所贯络，止而不动，下龈嚼物动而不止，则手阳明经之所贯络也。若论齿之构造，则为石灰质，盖齿成于三种相异之物质，一琺瑯质，二齿质，三白垩质，此三者皆含石灰质多而最坚也，更从此推测其为骨之余，更彰彰矣。

生　殖　器

生殖器之构造颇复杂，而中医绝少记述。其关于男子者，在体外者为阴茎，尿道口，睾丸，阴囊。在体内者为精囊，输尿管，输精管，尿道之半部及摄护腺。阴茎为具有圆筒状之二条海绵形，与一条膜管，而包以外皮。在十二三岁以前惟排尿作用而已，至十四五岁乃有精虫，遂现柔软弛缓之状。一次春情发动，即坚硬而向前突出，以行生殖机能，其尖端膨胀，不覆包皮之部分，称为龟头，其中央之尿道口，排精与排尿并行。在阴茎根盘上部，稍稍隆起，称为阴阜，实生阴毛。睾丸则包于阴茎下部所垂之阴囊中，为最紧要之部分，输精管为有无数精液之小管所合，而送于射精管，联合于摄护腺，最后经摄护腺送精液于尿道中。其于女子则不然，分内阴外阴为二，为司交接妊娠及分娩之机关。内阴部为膣子宫，卵巢，喇叭管，韧带。外阴部为阴核，大阴唇，小阴唇。膣为交接之要具，在子宫之下部，系扁平之管，其长通常为三寸五分，以至五寸，成曲线形，而具坚牢浓厚橡皮性之膜，盖膣口开口于大阴唇后连接之上部。未婚之女，于此有处女膜被之。子宫在膣之上部，其形如倒悬之茄子，为受胎及发育卵子之所。卵巢与男子睾丸同为必要，左右各一，以造卵子，为月经时作用之所。喇叭管则为由卵巢送卵子于子宫之管。韧带者，覆子宫而有皱褶。阴核则如男子之龟头，同为色情与兴奋之根元。大阴唇在阴阜直下，为左右之二唇，其外被以阴毛，其内则分泌一种臭气之液。大阴唇上部稍觉丰隆之处为阴阜，至发育年龄，阜毛自然繁生。大阴唇下部相合之处为会阴膣口之上部，与阴核之间为前庭，其中有尿道口。小阴唇在大阴唇之内侧，为瓣状紫色之唇，亦分左右为二，其上端虽相结合，而上端则渐狭小，至大阴唇之内面与膣之间，即消减无迹，并能分泌一种黏液，以便交接焉。

第二章　病理学

第一节　疾病概论

疾病与健康

疾病者，康之变也。凡人之生，必其身体之构造、成分、机能，概无障害，不起变化，自觉安适，始得谓之健康。反之而构造起形态变化，成分起化学变化，终至机能变化，其人自觉不快，甚或衰弱或死，则谓之疾病。由此以观则疾病与健康，似为相反，其实亦不尽然。以人之构造，成分，机能，在健康者，亦稍有变异但出于一定之界限，其疾病时所见之物体形状现象，较之健康时所见者，根本上初无其异，不过误其部位，差其时期，异其分量，及病者无论生存时日之多寡，其间各种机能，仍能继续保存，不过变常异于健者故也。若以疾病概别之，凡疾病能证明其组织脏器之病的变化者，为器质病，其不能证明器质之变化者，为官能病。凡胎儿在母腹中，以种种原因而丛生之疾病，及如各种畸形等，是为先天病，其由父母而得有一种易感某病之体质，产生时并无疾病，但以后一触即发某病者，是为遗传病，至于人生自家所得之病，非由于先天或遗传者，是为后天病。凡疾病之限定于身体之一部或数部者，为局所病，若其病不限定一处，而汛发于全体者，是为汛发病，但局所病之病灶，每蔓延于全体，且汛发病又多以局所病为始，故此二者实无大分别也。

证候及诊断

证候为疾病所现之证候。诊断者，借证候得确实之鉴定也，西医以可判定为某症者，谓之指定证候，得判定为非某症者，曰征非证候，今分之为二类：自觉证候，病人自觉之，而医者所不知，如倦怠、厌重、紧张、疼痛等，皆由患者陈述之；二他觉证候，由医士诊察而知，病人所不能自觉者是也，有疾病而不发现证候者，谓之潜伏病，如病变轻微者，病机至缓者，可得代偿者，皆恒见之，不可断为无病也，参考证候而鉴定病性，医者必于此诊断之时，悉心静气，精探病原，可以决定，不可仅察患部为据也。诊断之法，分为四种，曰望、闻、问、切。望者察其色，闻者听其声，问者询其苦，切者按其脉也，均详诊断篇中，兹概从略。

愈后及经过

　　愈后者，预言疾病之经过及转归也，更分之为三种，若决定其为必治者，曰良预后。必死者，曰不良预后。其难决者，曰疑预后。预后之判决，极为困难，非学识经验兼备之医士，断难预定。因此判定预后之时，不特审查局所之病变，必当参考全体之状况而后可，疾病自始至终，又随时日之长短，而分急性与慢性。急性病者终于四周以内。慢性病者，及于四十日以上。其在急性、慢性之间者为亚急性病。其所以长短者，因关于病者之体质、职业、住居，以及病原之作用、病变之性质故也，经过者，谓自始至终之疾病状况也。因病原与病变有异，故经过之状况亦不一致，要之疾病之始发，专关于病原之作用。病之侵入身体急，则发病亦急，侵入缓则发病亦缓，而其经过之中间，有整然不乱者，有漫无定规者，通常之急性传染病，大都有整然之经过，故其经过可分为若干期，曰潜伏期者，自传染病起，经过若干不显有何症状之期也。自其发现普通之全身不爽时起，是曰前驱期，此期之后乃发生该病固有之症状，迨至此类固有症状消退，然复元尚须时日，是曰恢复期，至疾病之终，其消散亦有迟速，其他依病之经过。实际上特定各种之名称，一曰分利，谓病极重时突然消散；二曰散涣，谓病之由渐而消散；三曰再发，谓前症再发也；四曰发作，谓诸般证候时时剧作也；五曰弛张，谓症状时增时减也，其增重时曰张时，其减轻时曰弛时；六曰间歇，谓病之消退后，间歇若干定期而再发者，其无病之时，即曰间歇时，其再发之时，亦曰发作时。

转　归

　　转归者，疾病之终结也。有全治、不治、死亡三种。

　　全治，证候消散，官能悉复其旧之谓也。但自病变治愈，以至健康，尚须时日，此即谓之恢复期。然其间必起三种之现象，一为衰弱，二为感觉锐敏，三为补给增进。因之呈贫血、羸瘦、发落、动作艰难、体温易变、睡眠易醒、食欲亢进、淫欲增盛等现象，故此时宜以静养为主，否则病必复发，往往加剧。全治必须去其病原，愈其病变此二者，或由于自然或由于医治。由于自然者，曰自然治。由于医治者，曰人工治。自然治者，不须医治，因自然良能而治愈也。人工治者，必经医治而后愈，依其自然良能，而去其太过，补其不及，使其迅速治愈也。

　　不治，疾病不能全治者，往往贻有患害，或由急性病转而为慢性病者，或发生合并症。大抵以体质衰弱，营养不良，及有遗传因素之人为多，惟今虽属于不治，日后似得全治，亦未可知也。

死亡，新陈代谢之机能已绝，脱离生活之谓也。研究此种学问，谓之死学。凡人虽早晚归于死，然不无研究之处。因机能停止而死亡者，曰自然死。因发病而死者，曰病死，可统称为死因。死之原因虽多，要不外心、肺、脑与血液之官能废绝而已。一曰心死，如由惊恐而猝死也。二曰脑死，如因脑出血，或脑贫血而死也。三曰肺死，如因慢性肺病之减少呼吸，急性肺病之窒息而死也。四曰血液死，如因急性贫血及慢性贫血而死也。死又有猝死、徐死之别。此猝、徐二种之死，可统称曰死状。猝死者，多因心、肺、脑起急剧之障碍而致。濒死之际，不感痛苦，即有亦甚轻微。患此者，以健康之人、婴儿、老者、男子为多，而每起于冬春之交，食后厕中、夜间之时。徐死者，多见于久病之人，种种证候，一时并至，如兴奋不安、痛苦、呻吟、痉挛等剧烈之状态，是谓之死战，或濒死苦恼，但安静而发诸官能麻痹证候者，亦复不少，如斯之现象，称之曰死前征，死前之征候，诸机能麻痹之次序，随疾病之性质而异，其现象为神经机能衰惫，五官机能废绝，筋肉衰脱，颜貌憔悴，呼吸困难，心力衰弱，体温下降，终则呼吸废绝，心动停止而死。更有一时窒息，机能终止，与真死无异者，曰假死，此乃暂时，间亦有延至数时及数日者，是故假死与真死之鉴别，颇为重要，设或误会，必将可救之人，陷于真死，不免有解剖生人及活埋之虞，加之日后有裁判上之关系，何可忽诸。

第二节　病原论

素　因

病原者，妨害吾人正规健康之劲敌也。夫疾病莫不有原因，但原因未必皆足致疾。盖身体中自有具有维持健康调节之机能，假令外界之事物，一旦剧变，不克调节，必不免于疾病，惟是调节机之定限，又不能因人绝无差异，此病原所以有素因与诱因之辨也，素因即易罹疾病之体质，有先天、后天、通性之三区别。

先天素因。先天素因者，祖先父母，每以特异之性状，遗传于其子孙。故凡遗传病，常于精虫由妊妇之作用，构造于卵珠交合之际，遗传机已潜伏于胚胎，要不外构造变常，于是祖父子孙，累代递传，永无消灭之日，若更益以新病，必致血族中绝，或妊孕机生佳良之作用，或以健全之血族，得善良之精虫与卵珠，为适当之融合，而生健康之种属，则绵绵不绝之遗传病，遂得消灭于无形焉。考血族结婚之害，颇为重大，盖不能以此之强，济彼之弱，使之平均也。因其患害，不但易致不妊、流产，即产出之儿，必有虚弱、畸形、痴愚、聋哑等之缺陷。是故近亲结婚，而不与他族婚媾，必将斩其血族而后已。但在健全之近亲，尚属无大害。若父母受孕之际或妊娠之中，不幸而患梅毒、痘疮、热性诸病，值小儿分娩时，或产下后，即发与父母相同之病，此与上述之遗传，性质全异，故谓之传染病之遗传。考其由来，或因各种之病毒，侵入胚胎细胞及妊孕卵中，或自母体输于卵膜胎盘之中，或因妊娠时之交接，偕精虫同入子宫，达于儿体而传染者也。又小儿即生以后，与父母同起居、饮食、坐卧，而感相同之病原，且以模仿父母，受父母之教育，因而得相同之疾病，及性质者，谓之假性遗传。

后天素因。后天素因者，外界之事物，防御失宜，则抵抗病原之力薄弱，因而易受诱因之感作。如营养不良，或嗜酒者，运动不足，或过度者，精神过劳，或气候、土地、住居、衣服不良者，病之恢复期，及治疗愈后者，皆易感病原。如不善预防，必造成素因。亦有初至一地易感之病，而土人则罹之较难，取吗啡、酒精、烟草、砒石，能习摺用其多量，亦不致中毒。流行病地之居民，病院之医士及看护者，对于通行之病，不易感染，此皆屡受相同之诱因，渐次感为习惯，而能减其感受性者也。

通性素因。凡人身体构造所通有之性质，男与女不无差异，不但机能与生活法不同，即疾病之关系亦微有异焉。且病之素因，与年龄之时期，亦甚有关系，是因其抵抗病原之力，随身体发育而异。故判断疾病之时，更须注意于体质。体质强壮者罹疾病难，体质虚弱者，对于诱因之抵抗力弱，罹疾病易，罹之易成慢性。独是体质非一成不变者，在少年期内，强壮者苟不知摄生，及亦成长，终必薄弱者，果善摄生，及其成长，竟能强壮。但至发育完全之后，体质遂不易更变耳。

诱　因

诱因乃外界之事物有害健康者。其原因有器械、理学、化学、寄生体之别。器械原因者，受打击、冲突、紧张、压迫等之损伤也。理学原因者，感光线、热冷、气压、电气之触迫也。化学原因者，害身体化学性之毒物。寄生体原因者，寄生人体内外吸气养分之活物也。

器械原因。皮下或黏膜下之组织，因受钝力之毁损、轻度之刺激、异物之侵入而来之创伤。身体中之诸组织，因被打扑之震荡、电震等之反撞、惊怖之失气、运动之变向，而受剧度之压迫，皆机械之原因也。

理学原因。光线之作用于动物，能催进新陈代谢，鼓励神经机能，又能促有机物分解，使空气荡涤清净，抑制微生物之发育。温热寒冷两者，治疗上所惯用。温热之作用，温暖身体，弛缓血管及组织，亢进营养机。在寒冷则反是。然过度均可致害，例如日射病、火伤、热射病，皆温热过度之死也。冻伤冻死、感冒，俱寒冷过度之刺激也。

化学原因。凡能害身体之化学性物质，皆谓之毒物，其作用曰中毒。或于接触时，直害局所，或吸入血中，贻害全身。其所以起中毒之理由，不外乎物质与身体之成分，引起化学分解及化合也。

寄生体原因。寄存人体之内外，吸取养分而生存之活物，谓之寄生体。其寄存于皮肤黏膜面者，谓之外寄生体。寄存于内部者，谓之内寄生体。大抵寄生体之传染于人体，以空气、饮食等为媒介。

第三节　六淫七情论

六　淫

中医以身体外之种种物质，为触发疾病之原因者，归重于风寒暑湿燥火。此六者本属天地之正气，因其能淫泆病人，故名六淫。亦以其为六气之失其正规现象，故又称邪气。兹以交错致病之理，分别详之。

风能致病之理。空气蒸热，或含多量之水蒸气，空气之体量因而变轻，此时气压力大减，人身外界之空气与体内之空气，其气压不相平均。体内之空气，欲向外膨胀，人当此时，身体感受不适。适反之大风一起，气压平均，即觉舒畅。此风之益处也。风中挟有寒气，或湿气，或燥气，或温热之气，人从口鼻与毛孔吸收入里，则发生风寒、风湿、风燥、风热等病。风之变化不常，全随冷热燥湿之变动，昔人谓风能燥湿，仅就片面而言。夫冷热燥湿能致病，而以风为之先导，则人不能片刻离空气，空气之流动为得令人不病，特其所以病者，实根于四气耳。

寒能致病之理。春温夏热秋凉冬寒，乃四时之正气，人受之而不病者，以人体之构造生成有调节机能也，调节机能之最要者为皮肤。皮肤感寒，本有抗拒之能力。其所以病者，由于非时之暴寒，与昼夜之温度陡然升降，须赖衣被保障，倘专恃皮肤抵抗，则开放之毛孔不具骤阖之灵机也。

暑能致病之理。六七月盛暑之时，人体本非必病。如遇阴寒，乃生灾害。于此可见避暑乘凉、形寒饮冷未必为防免暑病之良法。又观农人操作町畦，汗滴禾土，绝少伤暑、中暑、伏暑证候。只有腹中空虚，努力行远，缺少饮食，补助元气，最易中暑。其余病暑之人，俱以畏热避暑者为多。外则凉风，遏住暑汗，内则冰果，任意恣啖，虽属暑天，实即伤寒之类耳，故有阴暑之名。

湿致病之理。湿之成分，原属诸水，惟水之所在，有形有质。湿则有质无形，因从水质变为水蒸气，饱和在空气中也。其中于人，恒在汗液畅泄之后，不知不觉乘隙而入，不比伸手入水，即时感觉，或有湿气与水，相提并论，不知一属液体，一属气体，迥然不同。

燥能致病之理。燥与湿两相对待。湿是热气熏蒸而成，燥为凉气凝缩而致，医籍上因均谓燥在秋分后冬至前，夫秋分以前，尚是暑湿当令，忽转秋凉，立刻反应，皮肤毛孔感凉而收缩，汗液既不蒸发，淋巴管里多淋巴液，不从汗腺而出，亦已下降为尿，此盖从湿令已过之候，陡起之反应。故暑天天气亢旱，虽燥不病，冬天河冰地坼，寒极而燥，亦不病也。

火能致病之理。人身外界之火，以太阳为最烈，在太阳下用凸透镜将通过之光线收聚成焦点，即能燃物，因其巨大之热力，故能变换空气。春应温而热，秋应凉而热，冬应寒而热，酿成春温、秋温、冬温诸病，此总因之热，在六气中名之曰火。

六气之来，虽随时令变化，亦不能拘定时令，如夏日有伤风寒证，不可拘于夏令遂认为暑，应注意及之。

七　情

内因之发生以七情为最。七情者，喜怒忧思惊恐悲，皆属精神之变动，变动之极，乃生内伤，其结果与气有连带之关系，兹亦分述如下。

喜之病理。喜之来也，如草木逢春，本不能病人，惟心中怀有特殊希望，与万难必得之恐怖，一旦遂其心意，或得之意外，则不免因而生惊，惊喜交集，遂成日夜不休之笑病。若寻常之喜，足以使人愉快，决不发病。

怒之病理。喜为和缓之气，怒则为刚暴之气。当其怒时，能尽量发泄而出，可以无病。若怀怒于中，怒气未消，勉强进食，则不免于病矣。因人怒时牵动胃气，纵然纳食入胃，胃气尚未平复，断难继续工作消化食物，多成停食与积聚等病，此发于情之正者也。又有根于素禀肝火旺盛，因火性上炎，气从而逆，遇事易怒，怒均失当，此不发于情而根于肝者也，根于情者，怒犹有理。根于肝者，怒多无理，其结果皆能致病。而在治疗上，则平肝较易，移易情志为难。

忧思之病理。忧与思各有个别的原因，而在事实上，每多相因而生。如人怀不可必得之情欲，于是乎忧，不可得而求所以必得，于是乎因忧而生思，怀有求必得之希望，本属于思，转一念又以为不可必得，于是又因思以生忧，转辗循环，纠结不解。忧则气沉而结，融成一片，呼吸因之而微，食量因之不振，当其深沉之时，直举视觉听觉一时俱失。

惊恐之病理。惊则气乱，恐则气下。惊由外界暴来之刺激，恐为内部常存之畏怖。然畏怖之因，亦多由外界之刺激。故畏怖之情状，多对外界之防备。是惊与恐有连带之关系焉。惟因惊成病，其来也猝，其发也暴，因恐成病，其蓄也久，其发也缓。

悲之病理。悲则气消缓而轻，则食欲减少，渐见精神萎靡，形体消瘦，急而重，则恒至于自杀。夫七情发生，虽然原因个别，却有过去、现在、未来三境界。怒与惊为对于现在之感触。忧与思对于将来之想望。究竟结果，殊无一定。惟有悲之一种，对于过去之失败，结果已定，故其极端，往往厌世。

喜乐惊恐，多能耗散正气，成为怔忡、失志、精伤、痿厥等不足之病。悲怒忧思，多能蕴结邪气，成为癫狂、噎膈、肿胀、疼痛等有余之疾。在治疗上，无论其有余不足，皆要属情志内伤，称为难治。

第四节　内经之脏腑病理

肝

肝气虚则恐，实则怒。有所堕坠，恶血留内，若有所大怒，气上而不下，积于胁则伤肝。

悲怒气逆则伤肝。

肝悲哀动中则伤魂，魂伤则狂妄不精。

诸风掉眩，皆属于肝。

诸暴强直，皆属于风。

心

心气虚则悲，实则笑不休。

心怵惕思虑则伤神，神伤则恐惧自失。

诸疮痛痒，皆属于心。

诸禁鼓栗，如丧神守，皆属于火。

诸逆冲上，皆属于火。

诸痿喘呕，皆属于火。

脾

脾气虚则四肢不用，五脏不安。

有所击仆，若醉入房，汗出当风，则伤脾。

脾愁忧而不解则伤意，意伤则悗乱。

饮食劳倦则伤脾。

诸湿肿满，皆属于脾。

诸胀腹大，皆属于热。

肺

肺气虚则鼻塞不利少气，实则喘呕，胸盈仰息。

形寒饮冷则伤肺。

肺喜乐无极则伤魄，魄伤则狂，狂者意不存人。

诸气膹郁皆属于肺。

诸病有声，按之如鼓，皆属于热。

肾

肾气虚则厥，实则胀。

有所用力举重，若入房过度，汗出浴水，则伤肾。

久坐湿地，强力入房，则伤肾。

诸寒收引，皆属于肾。

诸病水液澄澈清冷，皆属于寒。

肾盛怒而不止则伤志，志伤则善忘其前言，腰脊不可俯仰屈伸。

胃

水谷之海不足，则饥不受谷食，有余则腹满。

头痛耳鸣，九窍不利，胃肠之所生也。

诸躁狂越皆属于火。

胃为气逆，为哕，为恐。

胆

诸呕吐酸，暴注下迫，皆属于热。

胆气郁为怒。

小 肠

寒气客于小肠，小肠不得成聚，故便泄腹痛矣。

诸转反戾，水液浑浊，皆属于热。

大小肠为泄。

大 肠

诸病胕肿，疼酸惊骇，皆属于火。

三 焦

诸热瞀瘛，皆属于火。

下焦溢为水肿。

膀 胱

诸痉项强，皆属于湿。

膀胱不利为癃，不约为遗尿。

小便黄者，少腹中有热也。

第五节　巢氏病源提要

时 气 候

时行病者是春时应暖而反寒，夏时应热而反冷，秋时应凉而反热，冬时应寒而反温。此非其时而有其气，是以一岁之中，病无长少，率相似者，此则时行之气也。从春分后其中暴大寒不冰雪，而人有壮热为病者，此则属春时阳气发于冬时，伏寒变为温病也。从春分以后至秋分节前，天有暴寒者，皆为时行寒疫也，一名时行伤寒。此是节候有寒伤于人，非触冒之过也。若三月、四月有暴寒，其时阳气尚弱，为寒所折，病热犹小轻也；五月、六月阳气已盛，为寒所折，病热则重也；七月、八月阳气已衰，为寒所折，病热亦小微也，其病与温及暑病相似，但治有殊耳。

温 病 候

经言，春气温和，夏气暑热，秋气清凉，冬气冰寒，此四时正气之序也。冬时严寒，万类深藏，君子固密，则不伤于寒。触冒之者，乃为伤耳。其伤于四时之气，皆能为病。而以伤寒为毒者，以其最为杀厉之气焉，即病者为伤寒，不即病者为寒毒藏于肌骨中，至春变为温病。是以辛苦之人，春夏必有温病者，皆由其冬时触冒之所致也。凡病伤寒而成温者，先夏至日者为病温，后夏至日者为病暑。其冬复有非节之暖，名为冬温，与伤寒大异也。

伤 寒 候

伤寒病者，起自风寒，入于腠理，与精气交争，荣卫否隔，周行不通，病一日至二日，气在孔窍皮肤之间，故病者头痛、恶寒、腰背强重，此邪气在表，洗浴发汗即愈。病三日以上，气浮在上部，胸心填塞，故头痛、胸中满闷，当吐之则愈。病五日以上，气深结在脏，故腹胀、身重、骨节烦疼，当下之则愈。

中 风 候

中风者，风气中于人也。风是四时之气，分布八方，主长养万物，从其乡来者人中少死病，不从乡来者人中多死病。其为病者藏于皮肤之间，内不得通，外不得泄。

其入经脉行于五脏者，各随脏腑而生病焉。

霍 乱 候

霍乱由人温凉不调，阴阳清浊二气，有相干乱之时。其乱在于肠胃之间者，因遇饮食而变，发则心腹绞痛。其有先心痛者则先吐，先腹痛者则先利，心腹并痛者，则吐利俱发。挟风而实者，身发热、头疼、体痛而复吐利，虚者但吐利、心腹刺痛而已。亦有饮酒食肉腥脍生冷过度，因居处不节，或露卧湿地，或当风取凉，而风冷之气，归于三焦，传于脾胃，脾胃得冷则不磨，不磨则水谷不消化，亦令清浊二气相干脾胃，虚弱则吐利水谷，不消则心腹胀满，皆成霍乱。霍乱有三名，一曰胃反，言其胃气虚逆，反吐饮食也；二曰霍乱，言其病挥霍之间便至缭乱也；三曰走哺，言其哺食变逆者也。

痎 疟 候

夫痎疟者，夏伤于暑也，其病秋则寒甚，冬则寒轻，春则恶风，夏则多汗。然均蓄作有时，以疟之始发，先起于毫末，伸欠乃作，寒栗鼓颔，腰脊痛。寒去则内外皆热，头痛而渴欲饮，此阴阳上下交争，虚实更作，阴阳相移也。阳并于阴则阴实阳虚，阳明虚则寒栗鼓颔，巨阳虚则腰背头项痛，三阳俱虚阴气胜，胜则骨寒而痛，寒生于内，故中外皆寒。阳盛则外热，阴盛则内热，内外皆热，则喘而渴欲饮，此得之夏伤于暑，热气盛藏之于皮肤之间，肠胃之外，此荣气之所舍，此令汗出空疏，腠理开因得秋气，汗出遇风乃得之。及以浴，水气舍于皮肤之内，与卫气并居，卫气者昼日行阳，此气得阳而外出，得阴而内薄，是以日作，其间日而作者，谓其气之舍深，内薄于阴，阳气独发，阴邪内著，阴与阳争不得出，是以间日而作。

癫 狂 候

癫者卒发仆地，吐涎沫，口歪目急，手足缭戾，无所觉知，良久乃苏。狂者或言语倒错，或自高贤，或骂詈不避亲疏，亦有自定之时。皆由血气虚，受风邪所为。人禀阴阳之气而生，风邪入并于阴则为癫，入并于阳则为狂。阴之与阳，更有虚有实，随其虚时为邪所并则发，故发癫又发狂。又在胎之时其母卒大惊动，精气并居，亦令子发癫，此则小儿而发癫者，是非关长因血气虚损受风邪所为。又有五癫，一曰阳癫，二曰阴癫，三曰风癫，四曰湿癫，五曰劳癫，此盖随其感处之由立名。又有牛马猪鸡狗之癫，皆死。其癫发之时，声形状似牛马等，故以为名也。

黄 病 候

黄病者一身尽疼发热，面色洞黄，七八日后壮热，口里有血，当下之。发如豚肝状，其人少腹内急。若其热，眼睛涩疼，鼻骨疼，两膊及项强腰背急，即是患黄，多大便涩，但令得小便快，即不虑死。不用大便多，多即心腹胀不存，此由寒湿在表，则热蓄于脾胃，腠理不开，瘀热与宿谷相搏，烦郁不得消，则大小便不通，故身体面目皆变黄色。

痰 饮 候

痰饮者由气脉闭塞，津液不通，水饮气停在胸腑，结而成痰。又其人素盛今瘦，水走肠间，辘辘有声，谓之痰饮。其病也胸胁胀满，水谷不消，结在腹内两肋，水入肠胃，动作有声，体重多唾，短气好眠，胸背痛，甚则上气咳逆倚息短气不能卧，其形如肿是也。脉偏弦为痰，浮而滑为饮。

吐 血 候

夫吐血者，皆由大虚损及饮酒劳损所致也。但肺者五脏之盖也，心肝又俱主于血，上焦有邪则伤诸脏，脏伤血下入于胃，胃得血则闷满气逆，气逆故吐血也。但吐血有三种，一曰内衄，二曰肺疽，三曰伤胃。内衄者出血如鼻衄，但不从鼻孔出，是近心肺间，血出还流入胃内，或如豆汁，或如衄血，凝停胃表，因即满闷便吐，或去数升乃至一斛是也。肺疽者是饮酒之后，毒满便吐，吐已后有一合二合或半升一升是也。伤胃者是饮食大饱之后，胃内冷不能消化，则便烦闷强呕吐之，所食之物与气共上冲蹙，因伤损胃口便吐，血色鲜正赤是也。凡吐血之后，体恒俺俺然，心里烦躁闷乱，纷纷颠倒不安。

上气候

夫百病皆生于气，故怒则气上，喜则气缓，悲则气消，恐则气下，寒则气收聚，热则腠理开而气泄，忧则气乱，劳则气耗，思则气结，九气不同。怒则气逆，甚则呕血及食而气逆上也。喜则气和，荣卫行通利，故气缓焉。悲则心系急，肺布叶举，使上焦不通，荣卫不散，热气在内，故气消也。恐则精郤，精郤则上焦闭，闭则气还，还则下焦胀，故气不行。寒则经络涘涩，故气收聚也。热则腠理开窍，荣卫通，故汗大泄也。忧则心无所寄，神无所归，虑无所定，故气乱矣。劳则喘且汗外内泄，故气耗矣。思则身心有所止，气留不行，故气结矣。

虚劳候

夫虚劳者，五劳、六极、七伤是也。五劳者，一曰志劳，二曰思劳，三曰心劳，四曰忧劳，五曰瘦劳。又，肺劳者短气而面肿，鼻不闻香臭。肝劳者，面目干黑，口苦，精神不守，恐畏不能独卧，目视不明。心劳者，忽忽喜忘，大便苦难，或时鸭溏，口内生疮。脾劳者，舌本苦直，不得咽唾。肾劳者，背难以俯仰，小便不利，色赤黄而有余沥，茎内痛，阴湿，囊生疮，小腹满急。

六极者，一曰气极，令人内虚，五脏不足，邪气多，正气少，不欲言。二曰血极，令人无颜色，眉发堕落，忽忽喜忘。三曰筋极，令人数转筋，十指爪甲皆痛苦，倦不能久立。四曰骨极，令人酸削，齿苦痛，手足烦疼，不可以立，不欲行动。五曰肌极，令人羸瘦无润泽，饮食不生肌肤。六曰精极，令人少气嗡嗡然，内虚五脏气不足，发毛落，悲伤喜忘。

七伤者，一曰阴寒，二曰阴痿，三曰里急，四曰精寒，五曰精少阴下湿，六曰精清，七曰小便苦数，临事不举。又，一曰大饱伤脾，脾伤善噫，欲卧面黄。二曰大怒气逆伤肝，肝伤少血目暗。三曰强力举重，久坐湿地伤肾，肾伤，少精，腰背痛，厥逆下冷。四曰形寒寒饮伤肺，肺伤少气咳嗽鼻鸣。五曰忧愁思虑伤心，心伤，苦惊，喜忘善怒。六曰风雨寒暑伤形，形伤发肤枯夭。七曰大恐惧，不节伤志，志伤，恍惚不乐。

男子平人脉大为劳，极虚亦为劳。男子劳之为病，其脉浮大手足烦，春夏剧，秋冬瘥，阴寒精自出。

癥瘕候

癥瘕者皆由寒温不调，饮食不化，与脏气相搏结所生也。其病不动者直名为癥，若病随有结癥而可推移者，名为癥瘕。瘕者假也，谓虚假可动也，候其人发语声嘶，中声浊而后语之，气拖舌语而不出，此人食结在腹病寒，口里常水出，四体辘辘，常如发疟，饮食不能，常自闷闷而痛，此食癥病也。诊其脉沉而中散者，寒食癥也，脉弦紧而细，癥也。

诸 疝 候

诸疝者阴气积于内，复者寒气所加，使荣卫不调，血气虚弱，故风冷入其腹内而成疝也。疝者痛也，或少腹痛，不得大小便，或手足厥冷绕膝痛，自汗出，或冷气逆上抢心腹，令心痛或里急而腹痛。此诸候非一，故云诸疝也。

水 肿 候

肾者主水，脾胃俱主土，土性克水，脾与胃合，相为表里，胃为水谷之海，今胃虚不能传化水气渗溢经络，浸渍腑脏，脾得水湿之气加之则病。脾病则不能治水，故水气独归于肾，三焦不泻，经脉闭塞，故水气溢于皮肤而令肿也，其状目裹上微肿，如新卧起之状，颈脉动时咳，股间冷，以手按肿处，随手而起，如物裹水之状，口苦舌干，不得正偃，偃则咳清水不得卧，卧则惊，惊则咳甚，小便黄涩是也。水病有五不可治，第一唇黑伤肝，第二缺盆平伤心，第三脐出伤脾，第四足下平满伤肾，第五背平伤肺，凡此五伤不可治。

九 虫 候

九虫者，一曰伏虫，长四分；二曰蛔虫，长一尺；三曰白虫，长一寸；四曰肉虫，状如烂杏；五曰肺虫，状如蚕；六曰胃虫，状如虾蟆；七曰弱虫，状如瓜瓣；八曰赤虫，状如生肉；九曰蛲虫，至细微形如菜虫。

伏虫，群虫之主也。蛔虫贯心则杀人，白虫相生，子孙转多，其母转大，长至四五尺，亦能杀人。肉虫，令人烦满。肺虫令人咳嗽。胃虫，令人呕逆喜哕。弱虫又名膈虫，令人多唾。赤虫令人肠鸣。蛲虫居肛肠，多则为痔，极则为癞，因人疮处以生诸痈疽癣瘘疥龋虫，无所不为，人亦不必尽有，有亦不必尽多，或偏无者。此诸虫依肠胃之间，若腑脏气实则不为害，若虚则能侵蚀随其虫之动而能变成诸患也。

湿 䘌 候

湿病，由脾胃虚弱，为水湿所乘，腹内虫动侵蚀成䘌也，多因下利不止，或时病后，客热结腹内所为。其状，不能饮食，忽忽喜睡，绵绵微热，骨节沉重，齿无色，舌上尽白，细疮如粟，若上唇生疮，是虫食五脏，则心烦懊，若下唇生疮，是虫食下部，则肛门烂开，甚者腑脏皆被食，齿下上龂悉生疮，齿色紫黑，利血而湿，由水气也。脾与胃合，俱象土，胃为水谷之海，脾气磨而消之，水谷之精化为血气，以养腑脏。若脾胃和，则土气强盛，水湿不能侵之，脾胃虚弱则土气衰微，或受于冷，乍伤于热，使水谷不消化，糟粕不俟实，则成下利，翻为水湿所伤。若时病之后，肠胃虚热，皆令三尸九虫因虚动作，侵食五脏，上出唇口，下至肛门。胃虚气逆则变呕哕，虫食腑脏伤败利出瘀血。如此死者，因脾胃虚微，土气衰弱，为水湿所侵，虫动成，故名湿䘌也。

诸 淋 候

诸淋者，由肾虚而膀胱热故也。膀胱与肾为表里，俱主水，水入小肠，下于胞，行于阴，为溲便也。肾气通于阴，阴，津液下流之道也。若饮食不节，喜怒不时，虚实不调，则腑脏不和，致肾虚而膀胱热也。膀胱，津液之府，热则津液内溢而流于睾，水道不通，水不上不下，停积于胞，肾虚则小便数，膀胱热则水下涩，数而且涩，则淋沥不宣，故谓之为淋，其状，小便出少而数，小腹弦急，痛引于脐。

赤白痢候

凡痢皆由荣卫不足，肠胃虚弱，冷热之气，乘虚入客于肠间，肠虚则泄，故为痢也。然其痢而赤白者，是热乘于血，血渗肠内则赤也。冷气入肠，搏于肠间，津液凝滞则白也。冷热相交，故赤白相杂。重者，状如脓涕而血杂之，轻者，白脓上有赤脉薄血，状如鱼脂脑，世谓之鱼脑痢也。

小 便 候

小便利多者，由膀胱虚寒，胞滑故也。肾为脏，膀胱肾之腑也，共为表里，俱主水。肾气下通于阴，腑既虚寒，不能温其脏，故小便白而多，其至夜尿偏甚者，则内阴气生是也。小便不通，由膀胱与肾俱有热故也。肾主水，膀胱为津液之腑，此二经为表里。而水行于小肠，入胞者为小便，肾与膀胱既热，热入于胞，热气大盛，故结涩，令小便不通，小腹胀满气急，甚者，水气上逆，令心急腹满，乃至于死。

大 便 候

大便不通者，由三焦五脏不和，冷热之气不调，热气偏入肠胃，津液竭燥，故令糟粕痞结，壅塞不通也。大便失禁者，由大肠与肛门虚冷滑故也。肛门，大肠之候也，俱主行糟粕，既虚弱冷滑，气不能温制，故使大便失禁。

第六节　先哲之病理学说

徐　大　椿

七情所病，谓之内伤。六淫所侵，谓之外感。自《内经》《难经》、唐宋众书，无不言之深切著明矣。二者之病，有病形同而病因异者，亦有病因同而病形异者，又有全乎外感、全乎内伤者，更有内伤兼外感、外感兼内伤者。则因与病又互相出入，参错杂乱，治品迥殊。盖内伤由于神志，外感起于经络，轻重浅深，先后缓急，或分或合，一或有误为害匪轻。能熟于《内经》及仲景诸书，细心体认，则虽其病万殊，其中条理井然，毫无疑似，出入变化无有不效，否则彷徨疑虑，杂药乱投，全无法纪，屡试不验，更无把握，不咎己之审病不明，反咎药之治病不应，如此死者，医杀之耳。

天下有同此一病，而治此则效，治彼则不效，且不惟无效而反有大害者，何也，则以病同而人异也。夫七情六淫之感不殊，而受感之人各殊，或体气有强弱，质性有阴阳，生长有南北，性情有刚柔，筋骨有坚脆，肢体有劳逸，年力有老少，奉养有膏粱藜藿之殊，处境有忧劳和乐之别，更加天时有寒暖之不同，受病有深浅之各异，一概施治，则病情虽中，而于人之气体，迥乎相反，则利害亦相反矣。故医者必细审其人之种种不同，而后轻重缓急、大小先后之法，因之而定，《内经》言之极详，即针灸及外科之治法尽然。故凡治病者，皆当如是审察也。凡人之所苦谓之病，所以致此病者谓之因，如同一身热也，有风，有寒，有痰，有食，有阴虚火升，有郁怒忧思，劳怯虫痊，此谓之因。知其因则不得专以寒凉治热病矣，盖热痛而所以致热者不同，而药亦迥异。凡病之因不同，而治各别者尽然。则一病而治法多端矣，而病又非止一症，必有兼症焉，如身热而腹痛，则腹又为一症，而腹痛之因又复不同，有与身热相合者，有与身热各别者，如感寒而身热，其腹亦因寒而痛，此相合者也。如身热为寒，其腹痛又为伤食，则各别者也，又必审其食为何食，则以何药消之。其立方之法，又必切中二者之病源而后定方，则一药而两病俱安矣。若不问其本病之何因，及兼病之何因，而徒曰某病以某方治之，其偶中者则投之或愈，再以治他人，则不但不愈，而反增病，必自疑曰，何以治彼效而治此不效，并前此之何以愈，亦不知之。则幸中者甚少，而误治者甚多，终身治病而终身不悟，将历症愈多而愈惑矣。

程 钟 龄

或问曰，医道至繁，何以得其要领，而执简以驭繁也。余曰，病不在人身之外，而在人身之中。子试静坐内观，从头面推想，自胸至足，从足跟推想，自背至头，从皮肉推思，内至筋骨脏腑，则全书之目录在其中矣。凡病之来，不过内伤外感，与不内外伤三者而已。内伤者，气病、血病、伤食，以及喜怒忧思悲恐惊是也。外感者，风寒暑湿燥火是也。不内外伤者，跌打伤损五绝之类是也。病有三因，不外此矣，至于变症百端，不过寒热虚实表里阴阳八字尽之，则变而不变矣。论治法，不过七方与十剂。七方者，大小缓急奇偶复。十剂者，宣通补泻轻重滑涩燥湿也。精乎此，则投治得宜矣。又外感之邪，自外而入，宜泻不宜补。内伤之邪，自内而出，宜补不宜泻。然而泻之中有补，补之中有泻，此皆治法之权衡也。又有似症，如火似水，水似火，金似木，木似金，虚似实，实似虚，不可以不辨，明乎此，则病无遁情矣。学者读书之余，闭目凝神，时刻将此数语，细加领会，自应一旦豁然，融会贯通，彻始彻终，了无疑义，以之司命，奚愧焉。

人身之病，不离乎内伤外感，而内伤外感中，只一十九字尽之矣。如风、寒、暑、湿、燥、火，外感也，喜怒忧思悲恐惊，与夫阳虚、阴虚、伤食，内伤也，总计之共一十九字，而千变万化之病，于以出焉，然病即变化，要不离乎一十九字。一十九字，总之一内伤外感而已。所为知其要者，一言而终，不知其要者，流散无穷，必须提纲挈领，然后施救有方也。

莫 枚 士

百病之因有八，一邪气，二水湿，三鬼神，四虫兽，五器物，六饮食，七药石，八人事。前五者在身外，后三者在身内。而八纲之中，各有数目，邪气之属，有风日雾瘴，有寒暑水湿之属。有露雨，有水鬼神之属。有冲击，有丧尸，有精魅，有祸祟虫兽之属。有咬螫，有影射，有遗毒，有触气器物之属。有金镞，有打压，有触伤，有汤火饮食之属。有禁忌，有过多，有五味所伤，有中毒药石之属。有服药过剂，有药误食毒鸦片，人事之属。有喜忧恚恐，有行立坐卧举重闪挫堕坠跌仆，总计其目二十有余。

陆 九 芝

人身之阴阳，得其平则不病，偏胜则病，故有阴虚之病，其甚者火且旺，有阳虚之病，其甚者水且泛，有阴盛之病，其甚者且格阳，有阳盛之病，其盛者且格阴。人之言曰，阴虚者补阴而阴不虚，阳虚者补阳而阳不虚，阴盛者补阳而阴不盛,阳盛者补阴而阳不盛。阴阳有对待之观,治阴阳者自当作平列之势。余则以为阴虚而致火旺,阳虚而致水泛,自应平列其治。独至阴盛阳盛两证,则其势有不能平列者,盖阴盛之病,阴不能自为病也。凡阴所见病之处,比其阳所不到之处,故阴盛无消阴之法,而但有补阳以破阴之法,补其阳始足以敌其阴也。若于阳盛之病,则有不能补阴以敌阳者矣,盖阳而伤阴,必先令阳退而阴乃保。凡在补阴之药,无不腻滞而满中,滋阴则不足,助阳则有余,故阳盛无补阴之法,而但有伐阳以保阴之法,伐其阳始足以存其阴也,于何微之,微之于仲景方而已。仲景之治阴盛也,有真武四逆之姜附焉,仲景之治阳盛也,有白虎承气膏黄焉。试观一百十三方,何绝无养阴以退阳者,乃即以仲景之不养阴而退阳,而别制仲景法外之剂,岂知仲景于少厥之阳盛,尚有承气白虎之法,而况其为阳明之阳盛乎。推原其故,则以世之目为阳盛者,乃阴盛而格阳,看似阳盛,实是阴盛。又其所谓补阴而阳不盛者,乃阴虚而阳亢,看似阳盛,实是阴虚。至以阴盛阴虚两证,皆目之为阳盛。而遇真是阳盛之病,遂皆作阴盛阳虚观,且置阴盛不言,而但作阴虚观矣。故欲明阳盛之治,必先将阴虚阳亢、阴盛格阳之近似乎阳盛者,别而出之,然后阳盛之真面目乃见。见得阳盛之真面目,而尚疑阳盛之亦可补阴,养阴之亦可退阳者,未之有也。阴阳偏胜,其治法之不同,有如此者。

再以阴虚阳亢、阴盛格阳两证观之。而歧之中又有歧焉,阳之亢,阳之格,从其外而观之,不知者方以为皆是阳病,知其者亦仅谓皆是阴病。然其病也,一由阴虚而来,一由阴盛而来,阴虽同而阴之虚盛则相反。故凡阴盛格阳之病,仍作阴虚阳亢治之,不补阳而反补阴,鲜不殁者。若更以阴气作阳盛,更以阴盛作阳盛,尚足与论阴阳哉。况复指阴作血,不证阴阳皆以气言。所以补阴之药大半皆补血之药。因更以补血之药,认作可以退阳之药。口中言阴,意中实是血也。医者言血病者,实是气也。如之何,如之何至于何等药是养阴,何等药可以退阳,何等病可讲养阴,何等病必先退阳者,则惟问仲景可耳。

第三章　诊断学

第一节　切诊

浮　脉

　　脉者气血之先也，其变化之形，综得二十八种，今为之缕析而详辨焉。浮在皮毛，如水漂木，举之有余，按之不足，得之主病在表。寸浮伤风，左关浮风在中焦，右关浮风痰在膈，尺部浮风客下焦。又无力表虚，有力表实。浮紧伤寒，浮缓中风，浮数风热，浮迟风湿，浮芤失血，浮短气病，浮洪虚热，浮虚伤暑，浮涩伤血，浮濡气败，皆为浮之兼脉主病也。若浮而盛大为洪，浮而软大为虚，浮而柔细为涩，浮而弦芤为革，浮而无根为散，浮而中空为芤。疑似之间，相去千里，不可不细心体认也。

沉　脉

　　沉行筋骨，如水投石，按之有余，举之不足，得之主病在里。寸沉短气而胸痛引胁，或为痰饮。关沉中寒痛结，或为满闷吞酸筋急。尺部沉腰膝背痛，或阴下湿痒，或淋浊痢泄。又无力里虚，有力里实。沉迟痼冷，沉数内热，沉滑痰饮，沉涩血结，沉弱虚衰，沉牢坚积，沉紧冷疼，沉缓寒湿，皆为沉之兼脉主病也。弱沉而细软为弱脉，若沉而弦劲为牢脉，沉而着骨为伏脉，刚柔浅深之间，当宜熟玩。

迟　脉

　　迟脉为阴，象为不足，往来迟慢，三至一息，得之主病在脏寒冷。寸迟上寒，或心痛停凝。关迟中寒，或癥瘕挛筋。尺迟火衰，小便不禁，或腰足疝痛牵阴。又有力积冷，无力虚寒。浮迟表冷，沉迟里寒，迟涩血少，迟缓湿寒，迟滑胀满，迟微难安，皆为迟之兼脉主病也。夫脉一息四至为和平，若一息三至，则迟而不及矣。阴性多滞，故阴寒之证，脉必见迟。迟而不流利则为涩脉，迟而有歇止则为结脉，迟而浮大且软，则为虚脉。至于缓脉，绝不相类。缓以脉形之宽缓得名，迟以至数之不及为义。故缓脉四至，宽缓和平，脉迟三至，迟滞不前，二者迥别也。

数 脉

数脉属阳，象为太过，一息六至，往来越度，得之主病在腑燥热。寸数喘咳，或口疮肺痈。关数胃热。尺部数相火内动，或遗浊淋癃。又有力实火，无力虚火。浮数表热，沉数里热。右数火亢，左数阴戕。皆为数之兼脉主病也。夫一呼脉再动气行三寸，一吸脉再动气行三寸，呼吸定息，气行六寸。若一息六至，越常度矣。火性急速，故阳盛之证，脉来必数。数而弦急，则为紧脉。数而流利，则为滑脉。数而中止，则为促脉。数而过极，则为疾脉。数如豆粒，则为动脉。相类之间，非深思莫辨也。

滑 脉

滑脉替替，往来流利，盘珠之形，荷露之义，得之主病多痰。寸滑咳嗽，或胸满吐逆。关滑胃热，或壅气伤食。尺滑病淋或痢积，男子尿血，女子经郁。又浮滑风痰，沉滑痰食，滑数痰火，滑短气壅，滑而浮大，阴茎尿痛，滑而浮散，中风瘫痪，滑而冲和则妊娠之兆，皆为滑之兼脉主病也。夫气血有余，故脉来流利如水，兼浮者毗于阴，世以或寒或热，古无定称，不知衡之以浮沉耳。

涩 脉

涩脉蹇滞，如刀刮竹，迟细而短，三象俱足，得之主病血少精伤。寸涩心痛，或怔忡。关涩阴虚中热，右关上热，左关胁胀。尺涩遗淋或血痢，孕为胎病，无孕血竭。又涩而坚大，为实热。涩而虚软为虚火，皆为涩之兼脉主病是也。若极细极软，似有若无，为微脉。浮而且细且软，为濡脉。沉而且细且软为弱脉，三者皆指下模糊而不清，实有区别也。不问男女，凡尺中沉涩者必难于嗣，正血少精伤之证。如怀子而得涩脉，则血不足以养胎。无孕而得涩脉，将有阴衰髓竭之忧矣。

虚 脉

虚合四形，浮大迟软，及乎寻按，几不可见，得之主病血虚或伤暑。左寸虚，惊悸怔忡。右寸虚，自汗气怯。左关虚，血不荣筋。右关虚，食不消化。左尺虚，腰膝痿痹。右尺虚，火衰沉寒。虚之为义，中空不足之象，专以软而无力得名，其异于散脉者。虚脉按之虽软，犹可见。散脉按之绝无，不可见。异于濡脉者，虚则迟大而无力，濡则细小而无力。异于芤脉者，虚则愈按而愈虚，芤则重按而仍见。

实　脉

实脉有力，长大而坚，应指幅幅，三候皆然。得之主病血实热结。左寸实，舌强气涌。右寸实，呕逆咽疼。左关实，肝火胁痛。右关实，中满气疼。左尺实，便闭腹痛。右尺实，相火亢逆。实之为义，劲坚有余之象也。又实而紧寒积稽留，实而滑痰浊凝聚，皆实之兼脉主病也。夫实脉必有大而且长，更浮中沉三候皆有力，其异于紧脉者，紧脉但弦急如切绳而左右弹人手，实则且大且长，紧脉者热为寒束，故其象绷急而不宽舒，实脉者邪为火迫，故其象坚满而不和柔。

长　脉

长脉迢迢，首尾俱端，直上直下，如循长竿。得之主病有余。左寸长，君火旺。右寸长，胸满逆。左关长，木实。右关长，土郁。左尺长，奔豚。右尺长，相火。长之为义，首尾端直也。凡实、牢、弦、紧四者，俱兼长脉。或以过于本位为长，不知寸而上过则为溢脉，寸而下过则为关脉，关而上过，即为寸脉，关而下过，即为尺脉，尺而上过，即为关脉，尺而下过，即为复脉。安得以过于本位言乎。

短　脉

短脉涩小，首尾俱俯，中间突起，不能满部。得之主病不及。左寸短，心神不足。右寸短，肺虚头痛。左关短，肝气损伤。右关短，膈间窒塞。左尺短，少腹疼。右尺短，真火衰。短之为义，两端沉下而中间独浮也，或以为两端断绝，不知上下不贯通，则为阳绝，下不贯通，则为阴绝，俱为必死之脉，安有断绝之理，特两端稍沉，而气自贯通也。

洪　脉

洪脉极大，状如洪水，来盛去衰，滔滔满指。得之主病气壅火亢。左寸洪，心烦舌破。右寸洪，胸满气逆。左关洪，肝横逆。右关洪，脾胀热。左尺洪，水枯便难。右尺洪，龙火燔灼。洪之为义，喻其盛满之象也，大抵洪脉只是根脚阔大，却非坚硬，若使大而坚硬，则为实脉矣。

微　脉

微脉极细，而又极软，似有若无，欲绝非绝。得之主病气血大衰。左寸微，惊怯。右寸微，气促。左关微，寒挛。右关微，胃冷。左尺微，髓竭精枯。右尺微，阳衰命绝。微之为义，软而无力，细而难见，轻取之如无，故主阳气衰，重按之欲绝，故主阴气竭，大抵久病得之，多不可救，以真气将次灭绝也，卒病得之，犹或可生，以邪气不至深重也。

细　脉

细脉直软，累累萦萦，状如丝线，较显于微。得之主病诸虚劳损。左寸细，怔忡不寐。右寸细，呕吐气怯。左关细，肝阴枯竭。右关细，胃虚胀满。左尺细，泄痢遗精。右尺细，下脘冷怠。细之为义，小之甚也，微则模糊而难见，细则显明而易见。故细比于微，稍稍较大，然俱为阳气衰残之候耳。大抵细而血少气衰，有此证则顺，无此证则逆，故吐利失血得沉细者生，忧劳过度之人，脉亦多细，春夏之令，少壮之人，俱忌细脉，以其不与时合，不与形和也。

濡　脉

濡脉细软，见于浮分，举之乃见，按之即空。得之主病髓竭阴伤。左寸濡，惊悸健忘惊悸。右寸濡，膝虚自汗。左关濡，血不营筋。右关濡，脾虚湿侵。左尺濡，精血枯损。右尺濡，命火衰微。濡之为义，软之类也，必在浮候，得见细软，若中候沉候，不可得而见也，夫濡脉之浮软，与虚脉相类，但虚脉形大，濡脉形小，濡脉之细小，与弱脉相类，但弱脉在沉分，濡脉在浮分。濡脉之无根，与散脉相类，但散脉从浮大而渐至于沉绝，濡脉从浮小而渐至于不见，从大而至无者，为全凶之象，从小而至无者，为吉凶相半之象，浮主气分，浮举之而可得，气犹未败，沉主血分，沉按之而全无，血已伤残，在久病老年之人见之，尚未见于必绝，脉证合也，若平人及少壮，并暴病之人见之，名为无根之脉，去死不远矣。

弱　脉

弱脉细小，见于沉分，举之则无，按之乃得。得之主病真气衰竭。左寸弱，健忘。右寸弱，自汗气短。左关弱，挛急。右关弱，泄泻。左尺弱，水涸。右尺弱，阳陷。弱之为义，沉而细小之候也，脉弱以滑，是有胃气，脉弱以涩，是为久病，以弱堪重按，阴犹未绝，若兼涩象，气血交败，生理灭绝矣。

紧　脉

紧脉有力，左右弹人，如绞转索，紧如切绳。得之主病寒邪及诸痛。左寸紧，心满急痛。右寸紧，伤寒喘嗽。左关紧，伤寒。右关紧，伤食。左尺紧，脐下痛。右尺紧，奔豚疝疾。紧者绷急而又绞转也，又浮紧伤寒，沉紧伤食，急而紧为遁尸，数而紧主鬼击，皆紧之兼脉主病也，凡中恶祟乘之脉，而得浮紧，乃邪方炽而脉无根，咳嗽虚损之脉而得沉紧，乃真已虚而邪仍固，咸在不治之例。

缓 脉

缓脉四至，来往和匀，微风轻飐，杨柳初春。得之主胃和无病。视其兼见，方可断证，如浮缓伤风，沉缓寒湿，缓大风虚，缓细湿痹，缓涩脾薄，缓弱气虚，左寸涩缓，血虚。右寸浮缓，风邪。左关浮缓，肝风内鼓。右关沉缓，土弱湿侵。左尺缓涩，精宫不及。右尺缓细，真阳皆衰，极缓之兼脉主病也，缓之为义，宽舒和缓也，与紧脉正相反，不浮不沉，不大不小，不疾不徐，难以名状，所谓胃气脉也。

弦 脉

弦如琴弦，轻虚而滑，端直以长，指下挺然，得之主病肝风痰饮及疟疟。左寸弦，心痛。右寸弦，胸痛。左关弦，疟疟癥瘕。右关弦，胃寒膈痛。左尺弦，下焦停饮。右尺弦，足挛疝痛。弦之为义，挺直而带长也，又浮弦支饮，沉弦悬饮，弦数多热，弦迟多寒，弦大主虚，弦细拘急，阳弦头痛，阴弦腹痛，单弦饮癖，双弦阴痼，皆弦之兼脉主病也，大抵弦而软，其病轻，弦而硬，其病重，更当细察焉。

动 脉

动脉有力，其形如豆，厥厥动摇，必兼滑数，得之主病痛惊。左寸动，惊悸。右寸动，自汗。左关动，惊悸拘挛。右关动，心脾疼痛。左尺动，亡精。右尺动，龙火迅奋。动之为义，动摇而急数也，两头俯下，中间突起，极与短脉相类，但短为阴，不数不硬不滑，动脉为阳，且数且硬且滑为别耳。

促 脉

促脉急促，数时一止，如趋而蹶，进则必死，得之主病火亢或停物。左寸促，心火炎炎。右寸促，肺鸣咯咯。左关促，血滞。右关促，食滞。左尺促，遗精。右尺促，灼热。促之为义，急促阳盛也，脏腑乖违，则稽凝泣阻其运行之机，因而歇止者，起止为重，然促脉之促，得之于脏气乖违者十之六七，得之于真元衰惫者十之二三。或因气滞，或因血凝，或因痰停，或因食壅，或外因六气，或内伤七情，皆能阻遏其运行之机，故虽当往来急数之时，忽见一止耳。

结 脉

结脉凝结缓时一止，徐行弗怠，颇得其旨。得之主病阴寒或凝积。左寸结，心痛。右寸结，气滞。左关结，疝瘕。右关结，痰滞。左尺结，痿躄。右尺结，阴寒。结之为义，迟滞阴盛也，热则流行，寒则停滞，少火衰弱，中气虚寒，失其乾健之运，则气血痰食互相纠缠，运行之机械不利，故脉应之而成结也。大抵结而有力者，方为积聚。结而无力，不过真气衰弱耳。

代 脉

代脉禅代，止有常数，不能自还，良久复动。得之主病脏衰危恶，脾脏败坏，中寒不食，吐利腹痛，两动一止，三四日死，四动一止，六七日死。代之为义，四时禅代之状也，结促之止，止无常数，代脉之止，止有常数，结促之止，一止即来，代脉之止，良久方至。大要伤寒心悸，怀胎三月，或七情太过，跌打重伤，及风家痛家，俱皆不忌代脉，未可断其必死，盖无病而羸瘦脉代者危候，有病而气血乍损，止为病脉，惟此以暴病言，若久病得代脉，则难为力矣。

革 脉

革脉弦急，浮取即得，按之乃坚，浑如鼓革，得之主病表寒或中虚。左寸革，心血虚痛。右寸革，肺虚气壅。左关革，疝瘕。右关革，脘痛。左尺革，精虚。右尺革，危殆。其在孕妇，半产漏下。革之为义，皮革之坚也。表邪有余，内则不足，恰如鼓皮之外急而中空，或以为即牢脉，不知革浮牢沉，革虚牢实，形证俱异也。

牢 脉

牢脉沉分，大而弦实，浮中二候，了不可得。得之主病内有坚积。左寸牢，伏梁。右寸牢，息贲。左关牢，积血。右关牢，痞癖。左尺牢，奔豚。右尺牢，疝瘕。牢之为义，坚固牢实而深居也，夫似沉似伏，牢脉之位，实大弦长，牢脉之体，惟其沉分，故患属阴寒，亦惟弦实，故病多坚积，若失血亡精之人，则内虚而当得革脉，乃为正象，反得牢脉，脉证相反，可卜死期矣。

散 脉

散脉浮乱，有表无里，中候渐空，按之则绝。得之主病本伤危殆。左寸散，怔忡不卧。右寸散，自汗。左关散，胀满蛊坏。右关散，溢饮。左尺散，水竭。右尺散，阳消。散之为义，散乱而自有渐无也。故浮候之大，中候之顿觉无力，至沉候之则杳不可得矣。大抵心脉浮大而散，肺脉短涩而散，皆平脉也。心脉软散为怔忡，肺脉软散为汗出，肝脉软散为溢饮，脾脉软散为胕肿，皆病脉也，若肾脉软散，诸病脉代散，皆死脉也。

芤　脉

芤脉草名，绝类慈葱，浮沉俱有，中候独空。得之主病失血。左寸芤，丧血。右寸芤，阴亡。左关芤，肝血不藏。右关芤，脾血不摄。左尺芤，便红。右尺芤，精漏。芤之为义，旁实中空也，夫荣行脉中，脉以血为形，芤脉空中，正脱血之象也，惟必于大脱血后始见耳。

伏　脉

伏脉隐伏，更下于沉，推筋着骨，始得其形。得之主病深入。左寸伏，血郁。右寸伏，气郁。左关伏，肝血在腹。右关伏，水谷寒凝。右尺伏，疝瘕。左尺伏，火衰。伏之为义，隐伏而不见也，凡阴证伤寒，先有伏阴在内，而外复感冒寒邪，阴气壮盛，阳气衰微，每四肢厥逆，六脉沉伏，则必俟阳回，脉自复出也。

疾　脉

疾脉急疾，数之至极，七至八至，脉流搏疾。得之主病阳极阴绝。左寸疾，勿戢自焚。右寸疾，金被火乘。左关疾，肝阴绝。右关疾，脾阴消。左尺疾，涸辙难濡。右尺疾，赫曦过极。疾之为义，急速甚也，惟伤寒热极，方见此脉，非他疾所恒有，若痨瘵虚惫之人，亦或见之，则阴髓下竭，阳光上亢，可与之决死期矣，盖人之生死由乎气，气之聚散由乎血，凡残喘之尚延，只凭一线之气未绝，今一息八至，气已欲脱，安望有生哉。

怪　脉

二十八脉之外有怪脉，怪脉者来不伦，夭亡之兆也。一曰釜沸，脉在皮肤，有出无入，如汤涌沸，息数俱无，乃三阳数极无阴之候，朝见夕死，夕见朝死。二曰鱼翔，脉在皮肤，头定尾摇，浮浮泛泛，三阴数极，乃亡阳之征，当以死断。三曰弹石，脉来促坚，辟辟凑指。四曰解索，脉如解绳，散散无序。五曰屋漏，脉在筋肉，如溜之下，良久一滴，溅起无力，主七八日死。六曰虾游，脉在皮肤，如虾游波，杳然不见，忽又来急。七曰雀啄，脉在筋肉，连连凑指，忽然顿无，如雀啄食。八曰偃刀，脉如循刃，无进无退，其数无准，四日难疗。九曰转豆，脉来如豆，周旋辗转，并无息数，死可立待。十曰麻促，脉如麻子，细微至甚，轻者三日死，重者一日死，凡此皆不可治之候也。

第二节　问诊

寒　热

问法殊多，综之得九，先之以寒热，所以辨其在表在里也。伤于寒则病为热，故凡身热脉紧，头疼体痛，拘急无汗，而且得于暂者，必外感也，盖寒邪非素所有，而突然见此脉证，必有表证也。若无表证而身热不解，多属内伤，然必有内证相应。凡身热经旬或至月余不解，亦有仍属表证者，盖因初感寒邪，身热头痛，早用寒凉，以致邪不能散，或虽经解散，而药不及病，以致留蓄在经，其病必外证多而里证少，此非里也，仍当解散。凡内证发热者多属阴虚，或因积热必有内证相应，而其来也渐，盖阴虚者必伤精，伤精者必连脏，故其在上而连肺者，必为喘急咳嗽，在中而连脾者，或妨饮食，或生懊憹，或为燥烦焦渴，在下而连肾者，或精血遗淋，或二便失节，然必寒热往来，时作时止，或气怯声微，是皆阴虚证也。怒气七情，伤肝伤脏而为热者，总属真阴不足，所以邪火易炽，亦阴虚也。劳倦伤脾而发热者，以脾阴不足，故易于伤，伤则热生于肌肉之分，亦阴虚也，内伤积热者，在癥痞必有形证，在血气必有明征，或九窍热于上下，或脏腑热于三焦，若果因实热，凡火伤在形体而无涉于真元者，则其形气声色脉候，自然壮丽，无弗有可据而察者，此当以实火治之，凡寒证尤属显然，或外寒者阳亏于表，火内寒者，或衰于中，诸如前证，但热者多实，而虚热者最不可误，寒者多虚，而实寒者间亦有之，此寒热之不可不辨也。

汗

问汗者亦以察表里也，凡表邪盛者必无汗，有汗者邪随汗去，已无表邪，此理之自然故有邪尽而汗者，身凉热退，此邪去也，有邪在经而汗在皮毛者，此非真汗也，有得汗后，邪虽稍减，而未得全尽者，犹有余邪，又不可因汗而必谓其无表邪也，须因脉证而详察之，凡温暑等证，有因邪而作汗者，有虽汗而邪未去者，皆表证也，总之表邪未除者，在外则连经，故头身或有疼痛，在内则连脏，故胸膈或生躁烦，在表在里，有证可凭，或紧或数，有脉可辨，须察其真假虚实，孰微孰甚而治，凡全非表证，则或有阳虚而汗者，须实其气。阴虚而汗者，须益其精。火盛而汗者，凉之自愈。过饮而汗者，清之可宁。此汗证之不可不辨也。

头　身

问其头可察上下，问其身可察表里。头痛者邪居阳分，身痛者邪在诸经，前后左右，阴阳可辨。有热无热，内外可分。但属表邪，可散之而愈。凡火盛于内而为头痛者，必有内应之证，或在喉口，或在耳目，别无身热恶寒，在表等候者，此实盛于上，病在里也，察在何经，宜清宜降，高者抑之，此之谓也。若用轻扬散剂，则火必上升，而痛愈甚矣，阴虚过痛者，举发无时，是因酒色过度，或遇劳苦，或逢情欲，其发则甚，此为里证，或精或气，非补不可。头痛属里者，多因于火，此其常也，然亦有阴寒在上，阳虚不能上达而痛甚者，其证则恶寒呕恶，六脉沉微，或兼弦细，当温补之。凡云头风者，此世俗之混名，然必有所因，须求其本，辨而治之。眩晕或头重者，可因之以辨虚实，盖病中眩晕者，多因清阳不升，上虚而然。至于头重，尤属上虚，所谓上气不足，脑为不满，头为之苦倾也。凡身痛之甚者，亦当察其表里以分寒热。若感寒作痛者，或上或下，原无定所，随散而愈，此表邪也。若有定处而别无表证，乃痛痹之属，邪气虽亦在经，当以里证视之，但有寒热之异耳。若因火盛者，或肌肤灼热，或红肿不消，或内生烦渴，必有热证相应，治宜以清以寒。若并无热候而疼痛不止，多属阴寒，以致血气凝滞而然，所谓痛者寒气多也，有寒故痛也，必温其经，使血气流通，其邪自去矣。若劳损病剧而忽加身痛之甚者，以阴虚之极，不能滋养筋骨而然，营气惫矣，无能为也。

二　便

二便为一身之门户，无论内伤外感，皆当察此以辨其寒热虚实。盖前阴通膀胱之道，而其利与不利，热与不热，可察气化之强弱。凡患伤寒而小水利者，以太阳之气未剧，吉兆也。后阴开大肠之门，而其通与不通，结与不结，可察阳明之虚实。凡大便热结，而腹中坚满者，方属有余，通之可也。若新近得解而不甚干结，或旬日不解而全无胀意者，便非阳明实邪，所谓大便先硬后溏者不可攻，可见后溏者，虽有先硬，已非实热，矧夫纯溏而连日得后者，又可知也。若非真有坚燥痞满等证，则原非实邪，其不可攻明矣。凡小便但见其黄，便谓是火，而不知人逢劳倦小水即黄。焦思多虑，小水亦黄。泻痢无期，小水亦黄。酒色伤阴，小水亦黄。便非有或淋或痛热证相兼，不可因黄便谓之火，中气不足，溲便为之变，义可知也。若小水清利者，知里邪之未甚，而病亦不在气分，以津液由于气化，气病则小水不利也。大小皆为元气之关，必真见实邪，方可议通议下，否则最宜详察审慎，不可误攻，使非真实而妄逐之，导去元气，则邪之在表者，反乘虚而深陷，因内困者，必由泻而愈亏。所以凡病不足，慎勿强通，最喜者小便得气而自化，大便坚固者弥良，营卫既调，自将通达，即大肠秘结旬余，何虑之有，若滑泄不守，乃非虚弱者所宜当先为之防也。

饮 食

问饮食者，一可察胃口之清浊，二可察脏腑之阴阳，病由外感而食不断者，知其邪未及脏，而恶食不恶食者可知。病因内伤而食饮变常者，辨其味有喜恶，而爱冷爱热者可知。素欲温热者可知阴脏之宜暖，素好寒冷者知阳脏之可清，或口腹之失节，以致误伤，而一时之权变，可因以辨。故饮食之性情，所当详察，而药饵之宜否，可因以推也。凡诸病得食稍安者，必是虚证，得食更甚者，或虚或实皆有之，当辨而治之。

胸

问胸者，辨其膻中之间有邪无邪，及宜补宜泻也。凡胸腹胀满，不可用补。不胀不满，不可用攻。此为大法。然痞与满不同，当分轻重。重者胀塞中满，此实邪也，不得不攻。轻者但不欲食，不知饥饱，似胀非胀，中空物无，乃痞气耳，非真满也，此或邪陷胸中者有之，或脾虚不运者有之，病者不知其辨，但见胃气不开，饮食不进，问之亦曰饱闷，而实非真有胀满，此在疑虚疑实之间，若不察其真确，未免补泻倒施，必多致误，为害不小。今人病虚证者，极多，非补不可，但用补之法，不宜造次，欲察其可补不可补之机，则全在先察胸腹之宽否何如，然后以渐而进，如未及病，再为放胆用之，庶无所碍，此补之大法也。虚证势在危急，补剂难容少缓，亦必先问其胸宽者乃可骤进，若元气真虚，而胸腹又胀，是必虚不受补之证，若强进补剂，非惟无益，适足偾事，此胸腹之不可不察也。

聋

耳久聋者乃一经之闭，无足为怪。惟因病而聋者，不可不辨。伤寒三日，少阳受之，故为耳聋，此以寒邪在经气闭而然，然未有不因气虚而然者，所谓精脱者耳聋。又耳聋无闻者，阳气虚也。盖属气虚者十九，气闭者十一耳。耳聋有轻重，轻者病轻，重者病重，若随时渐轻，可察其病之渐退，进则病亦进矣。若病至聋极，甚至绝然无闻者，此诚精脱之证，皆主不治。

渴

问渴与不渴，可以察里证之寒热，而虚实之辨亦从以见。凡内热之甚，则大渴，喜冷水不绝，腑坚便结，脉实气壮，此阳证也。口虽渴而喜热不喜冷者，此非火证，中寒可知，既非火证，何以作渴，水亏故耳，凡病人问其渴否，则曰口渴，问其欲饮汤水否，则曰不欲。盖其内无邪火，所以不欲饮汤水，真阴内亏，所以口无津液，此口干也，非口渴也。不可以干作渴治，凡阳邪虽盛，而阴邪又虚者，不可因其火盛喜冷，便云实热。盖其内水不足，欲得外水以济水涸精亏，真阴枯也。必兼脉证细察之，此而略差，死生立判。

第三节　望诊

神　气

《内经》曰，得神者昌，失神者亡。神为死生之本，不可不察也。以脉言之，则脉贵中和。有力中不失和缓。柔软中不失有力。是谓脉中之神。若不及则微弱脱绝之无力也，若太过则弦强真脏之有力也，二者皆危候。以形证言之，则曰目光精彩，言语清亮，神思不乱，肌肉不削，气息如常，大小便不脱，若此虽其脉有可疑，尚无忧虑。以其形之神在也，若目暗睛迷，形羸色败，喘急异常，泄泻不已，或通身大肉已脱，或两手寻衣摸床，或无邪而言语失伦，或无病而虚中见鬼，或病胀满，而补泻皆不可施，或病寒热，而温凉皆不可用，或忽然暴病，即沉迷烦躁，昏不知人，或一时卒倒，即眼闭口开，手撒遗尿，若此者虽其脉无凶候，必死无疑，以形之神去也，再以治法言之，胃气竭者，药食入胃，不能施化，用寒不寒，用热不热，发其汗而表不应，行其滞而里不应，或虚不受补，实不可攻。有药食不能下，下咽即呕，若此者脏气元神尽矣，屏诸不治之例而已。

色

五色者气之华也。青色，见于太阴太阳，及鱼尾正面口角，如大青蓝叶怪恶之壮者，肝气绝主死。若如翠羽柏皮者，为肝邪，有风病、惊病、目病之属。红色见于口唇，及三阴三阳上下，如马肝之色，死血之状者，心气绝主死，若如橘红马尾色者，为心病，有怔忡，有惊悸，夜卧不宁。白色见于鼻准，及正面如枯骨及擦残汗粉者，为肺绝主死，若如腻粉梅花白绵者，为肺邪咳嗽之病。黄色见于鼻，干燥若土偶之形，为脾气绝主死，若如桂花杂以黑晕，为脾病，饮食不快，四肢倦怠是也，黑色见于耳，或轮廓内外，命如悬壁，若污水烟煤之状，为肾气绝主死，若如蜘蛛网眼鸟羽之泽者，为肾虚火邪乘水之病，大抵征其脉小色不夺者新病，脉不夺其色夺者久病，故暴病感客邪之症，不妨昏浊壅滞，病久气虚，只宜瘦削清臞，若病邪方锐，而清白少神，虚羸久困，而妩媚鲜泽，咸非正色，五色之中青黑黯惨，无论病之新旧，总属阳气不振，惟黄色见于面目，而不至索泽者，为向愈之候耳。

身

病人身轻，能自转侧者，易治。若身体沉重，不能转侧者，难治。盖阴证则身重，必足冷而倦卧，常好向壁卧，闭目不欲向明，懒见人，阴毒身如被杖之痛，身重如山，不能转倒。中湿风湿，皆主身重疼痛，不可转侧。要当辨之。阳证则身轻，手足和暖，开目欲见人，为可治。若头重视身，此天柱骨倒，元气败也。凡伤寒传变，循衣摸床，两手撮空，此神去而魂乱也。凡病人皮肤润泽者生，枯燥者死。经曰，脉浮而洪，身汗如油，喘而不休，形体不仁，乍静乍乱，此为命绝。

五　官

五官为五脏精气之所聚，察之尤宜详审。凡目睛明能识见者可治，睛昏不识人，或反目上视，或瞪目直视，或目睛正圆，或戴眼反折，或眼胞陷下，皆不治。开目欲见人者阳证也，闭目不欲见人者阴证也。目中不了了，睛不和，热甚于内也。目疼痛者，属阳明之热。目赤者，属肝胆之火。目瞑者，必将衄血。白睛黄者，身将发黄。凡病欲愈目皆黄，鼻准明，山根亮，以此为则可也。鼻则色青者腹中痛，若冷者死，微黑者水气，黄色者小便难，白色者为气虚，赤色者为肺热，鲜明者有留饮，鼻孔干燥者，必将衄血，鼻孔燥而黑如烟煤者，阳毒热深也，鼻孔冷滑而黑者，阴毒冷极也，鼻息鼾睡者，风温也，鼻塞浊涕者，风热也，鼻孔煽张者，为肺风，肺绝不治。耳则耳轮红润者生，或黄或白，或黑或青而枯燥者死，薄而白，薄而黑，皆为肾败。耳聋耳中疼皆可治，若耳聋舌卷唇青皆难治。至于口则凡口唇焦干为脾热，焦而红者吉，焦而黑者凶。唇口俱赤肿者热甚也，唇口俱青黑者冷极也。口苦者，胆热也。口中甜者，脾热也。口燥咽干者，肾热也。舌干口燥欲得饮水者，阳明之热也。口噤难言者，痓风也。上唇有疮为狐，虫食其脏。下唇有疮为惑，虫食其肛也。若唇青舌卷，唇吻反青，环口黧黑，口张气直，口如鱼口，口唇颤摇不止，气出不返，皆不治。

舌

脏腑有病，必见之于舌。舌以鲜红者吉，青为冷，青而紫为阴为寒，赤而紫者为阳为热，黑者亢之极为难治。凡舌上胎白而滑者，表有寒也，或丹田有热，胸中有寒也，胎黄而燥渴者，热盛也。胎黑而燥渴者，热甚而亢极也。若不燥渴，舌上黑胎而滑者，为寒为阴也。舌卷而焦，黑而燥者，阳毒热极也。舌青而胎滑者，阴毒冷极也。胎腻而厚者，湿邪混蒙也。又舌肿胀，舌上燥裂，舌生芒刺，皆热甚也。舌硬舌强，舌短缩，神气昏乱，语言不清者死。又阴阳易病，吐舌数寸者死。夫白胎见于太阳少阳外感为多，脾胃虚而湿滞，亦时见之。黄胎直至阳明热甚始有之。黑胎则表证所必无，与灰色胎同属寒邪直中阴经，或热传三阴久而发现，舌变虽繁，此其纲领也。

第四节　闻诊

虚实寒热

五脏者中之守也，各有正声，故听病人之呻吟于床第，可辨其虚实诸病也。大抵喘粗气热为有余，喘急气寒为不足，息高者心肺之邪有余，吸弱者肝肾之气不足，怒骂粗厉者，邪实内热也，怒骂微苦者，肝逆气虚也，鼻塞声重喷嚏，风寒未解也。言语轻迟气短，中气虚也。噫气者，脾内困也。嗳气者，胃中不宽也。嗳逆冷气者，胃之寒也。呕吐酸苦者，肝之火也。自言食者必虚也，喜言食者，胃有火也。干咳无痰者，胃中伏火也。痰作清白者，寒也。稠黄者，火也。谵语收财帛者，元气已竭也。狂言多与人者，邪方实也。气促喘息，不足以息者虚甚也。平人无寒热，短气不足以息者，多属痰火为实也。

杂　证

脉之呻者痛也，言迟者舌謇也，声如从室中言者，中气之湿也。攒眉呻吟，苦头痛也。叫喊以手捂心下，中脘痛也。呻吟不能转身，腰痛也。摇头以手扪腮，齿痛也。呻吟不能起行，腰脚痛也。诊时吁气，属郁结也。坐而气促，痰火哮喘也。独言独语，无首无尾，思虑伤神也。鼻塞声重，伤风也。卒口噤，背反张，痉病也。心下汨汨有声，先渴后呕，停水也。喉中辘辘有声，痰也。肠若雷鸣，寒气挟湿也。若杂病发喘，痨瘵声哑，危病也。诸如此者，随证体察，神乎其技矣。

附　小儿虎口脉纹诊法

部　位

幼科一道，自古为难，盖以小儿形质柔脆，易虚易实，调治少乖，则毫厘之失，遂致千里之谬，故初生小儿，气血未充，脉无定准，不可但以脉为主，须视虎口叉手处脉纹之形色，以决病之生死轻重。男先看左手，次指内侧。女先看右手，次指内侧。指之三节，初节曰风关，次节曰气关，三节曰命关。其纹色红黄相间，隐隐不见则为平安无病。

主　病

纹色紫属内热，红属伤寒，黄为伤脾，黑为中恶，青主惊风，白主疳症。纹在风关，主病轻。气关，主病重。若过命关，主病危难治。又当视其纹形大小弯曲，紫主伤食内热，青主人惊及禽兽惊，赤主水火飞禽所惊，黄主雷惊，黑主阴痫。流珠形，主饮食所伤，内热欲吐，或肠鸣自利，烦躁啼哭。环珠形，主脾虚停食，胸膈胀满，烦渴发热。长珠形，主脾伤，饮食积滞，肚腹作痛，寒热不食。来蛇形，主脾胃湿热，中脘不利，干呕不食，此疳邪内作也。去蛇形，主脾虚食积，吐泻烦渴，气短喘急，不食困睡。弓反里形，主感冒寒邪，哽气出气，惊悸倦怠，四肢稍冷，小便赤色，咳嗽吐涎。弓反外形，主痰热，心神恍惚，夹惊夹食，风痫痰盛。枪形，主风热，生痰发搐。鱼骨形，主惊痰发热。水字形，主惊风食积，胸膈烦躁，顿闷少食，或夜啼痰盛，口噤搐搦。针形，主心肝热极生风，惊悸顿闷，困倦不食，痰盛搐搦。透关射指形，主惊风，痰热聚于胸膈。透关射甲形，主脾风，按流珠仅一点红色，环珠差大，长珠圆长，以上非谓圈子，总皆红脉贯之。来蛇即是长珠散，一头大，一头尖。去蛇亦如此分上下朝，故曰来去。角弓反张，向里为顺，向外为逆，枪形直上，鱼骨分开。水字即三脉并行。针形即过关一二粒米许。射甲命脉向外，透指命脉曲里。亦有不专执其形脉而投剂者，盖但有是症即服是药，亦多有效。

第四章　药物学

第一节　宣剂

一、草部

桔　梗

〔性味〕味苦辛，性微温。有小毒。

〔主治〕清肺热以除痈痿，通鼻塞而利咽喉，排脓行血，下气消痰，定痢疾腹痛，止胸胁烦疼。

〔归经〕入肺、心二经，兼入胃经。为开发和解之品。

〔禁忌〕凡攻补下焦药中勿入，气逆上升，不得下降，及邪在下焦均忌。

〔炮制〕凡用须去头上坚硬二三分并去浮皮，泔浸微炒。

天　麻

〔性味〕味辛，性平。无毒。

〔主治〕风虚眩晕，麻痹不仁，语言謇涩，腰膝软疼，杀精魅蛊毒，理惊气风痫。

〔归经〕入肝经。为祛风之品。

〔禁忌〕风药多燥，风能胜湿故也。凡病人觉津液少，口干舌燥咽干，大便涩及火炎头晕，血虚头痛，南方似中风证均忌。

〔炮制〕凡用以明亮坚实者佳，湿纸包煨热，切片酒浸一宿焙。

秦　艽

〔性味〕味苦辛，性平。无毒。

〔主治〕祛风活络，养血舒筋，骨蒸黄疸，牙痛伤风。

〔归经〕入胃、大肠二经，兼入肝、胆二经。为泻散疏利之品。

〔禁忌〕下部虚寒人，及小便不禁者均忌。

〔炮制〕凡使以布拭去黄白毛，乃用还元汤浸一宿晒干用。

柴 胡

〔性味〕味苦，性平，一云微寒，无毒。

〔主治〕主伤寒疟疾，寒热往来，呕吐胁痛，口苦耳聋，痰实结胸，饮食积聚，心中烦热，热入血室，目赤头痛，湿痹水胀，肝劳骨蒸，五疳羸热。

〔归经〕入肝、胆、心包、三焦四经。为表散之品。

〔禁忌〕凡虚人气升呕吐，阴虚火炽炎上，法所同忌。疟非少阳经者勿入。

〔炮制〕外感生用，有汗咳者蜜水炒，内伤升气酒炒，下降用梢。

前 胡

〔性味〕味苦，一云甘辛，性微寒。无毒。

〔主治〕散结而消痰定喘，下气以消食安胎，辛解风寒，甘理胸腹，苦泄厥阴之热，寒散太阳之邪。

〔归经〕入肺、三焦二经，兼入脾、胃、大肠、肝、膀胱五经。为解散之品。

〔禁忌〕凡阴虚火炽，煎熬真阴，凝结为痰而嗽，真气虚而不归元以致胸胁逆满，头痛不因乎痰，而由阴血虚，内热心烦，外现寒热而非外感者，均忌。

防 风

〔性味〕味甘辛，性微温。无毒。

〔主治〕大风恶风，风邪周痹，头面游风，眼赤多泪，经络留湿，脊痛项强。

〔归经〕入肝、大肠、三焦三经。为表发疏散之品。

〔禁忌〕似中风产后血虚发痉诸病，血虚痉急，头痛不因风寒，溏泄不因寒湿。二便秘涩，小儿脾虚发搐，慢惊慢脾风，气升作呕，火升发嗽，阴虚盗汗，阳虚自汗，均忌。

独 活

〔性味〕味辛苦，性温。无毒。

〔主治〕风寒湿痹，筋骨挛疼，头旋掉眩，颈项难伸，风热齿痛称良，奔豚疝瘕并治。

〔归经〕入肾经。为搜风祛湿之品。

〔炮制〕凡使去皮或焙用，羌活同。

羌 活

〔性味〕同独活。

〔主治〕与独活同。

〔归经〕入膀胱经，兼入肝、肾二经，又入小肠经。为发表搜风胜湿之品。

〔禁忌〕凡血虚发痉，血虚头痛，及遍身疼痛骨痛，因而带寒热者，俱属内证，均忌。

延 胡 索

〔性味〕味辛苦，性温。无毒。

〔主治〕破血下气，止腹疼心痛，调经利产。主血晕崩淋，除风痹，通小便。

〔归经〕入肝经，兼入肺、脾、肾、心包四经。为利气活血以止痛之品。

〔禁忌〕此药性温味辛，能走而不能守。故经事无期，及一切血热为病，凡崩中淋漓，皆应补气血，凉血清热则愈，此均忌。

〔炮制〕凡使取根如半夏内黄小而坚者良，酒拌行血，醋炒止血，生用破血，炒用调血。

贝 母

〔性味〕味辛苦，性平。无毒。

〔主治〕消痰润肺，涤热清心。治喘咳红痰，解胸中郁结，乳难与风痉咸宜，疝瘕共喉痹兼要。

〔归经〕入心、肺二经。为散结泄热润肺清火之品。

〔禁忌〕寒湿痰食痰嗽，湿痰在胃，恶心欲吐，痰饮作寒热，脾胃湿痰作眩，及痰厥头痛，中恶呕吐，胃寒作泄。法宜辛温燥热药，如星、夏、苓、术之类者均忌。

〔炮制〕凡使擘去内米许大者心一颗拌糯米炒黄，去米用。

细 辛

〔性味〕味辛，性温。无毒。

〔主治〕风寒湿痹，头痛鼻塞，下气破痰，头面游风，百节拘挛，齿痛目泪。

〔归经〕入肾、小肠二经。为散风泄热之品。

〔禁忌〕此风药也，升燥发散。凡内热及火升炎上，上盛下虚，气虚有汗，血虚头痛，阴虚咳嗽均忌。

〔炮制〕凡使切去头，须拣去双叶者不用。

茅　根

〔性味〕味甘，性寒。无毒。

〔主治〕凉金定喘。治吐衄并血瘀，利水通淋，祛黄疸及痈壅。茅针溃痈。茅花止血。

〔归经〕入心、脾、胃三经。为清火治血之品。

〔禁忌〕因寒发哕，中寒呕吐，湿痰停饮发热，均忌。

川　芎

〔性味〕味辛，性温。无毒。

〔主治〕头痛面风，泪出多涕，寒痹筋挛，祛瘀生新，调经种子，长肉排脓。小者名抚芎，止利且开郁。

〔归经〕入肝经，兼入心包、胆二经。为补血润燥行气搜风之品。

〔禁忌〕虽为肝经药，若单服日久，则辛喜归肺，肺气偏胜，肝必受邪。

蛇 床 子

〔性味〕味辛苦，性温。无毒。

〔主治〕男子强阳事，妇人暖子宫。除风湿痹痒，擦疥癣多功。

〔归经〕入命门、三焦二经。为疏风祛湿之品。

〔炮制〕凡使百部浓汁浸一宿，晒干生地汁拌蒸半日，晒干用，浴汤生用。

藁　本

〔性味〕味辛苦，性温。无毒。

〔主治〕风家巅顶作痛，女人阴肿疝疼，脊强而厥可疗，胃风泄泻亦治。

〔归经〕入膀胱经。为专祛风寒湿邪之品。

〔禁忌〕温病头痛，发热口渴，或骨疼，及春夏伤寒阳证头疼，产后血虚火炎头痛，均忌。

白　芷

〔性味〕味甘，性温。无毒。

〔主治〕头风目泪，齿痛眉疼，肌肤瘙痒，呕吐不宁，女人赤白带下，疮家止痛排脓，阴肿消，血闭愈。

〔归经〕入肺、胃、大肠三经。为散风表汗除湿通窍之品。

〔禁忌〕呕吐因于火，漏下赤白，阴虚火炽，病由血热所致者，均忌。

木　香

〔性味〕味辛苦，性温。无毒。

〔主治〕平肝降气，郁可开而胎可安，健胃宽中，食可消而痢可止，何患鬼邪虫毒，无忧冷气心疼。

〔归经〕入三焦经。为行气之品。

〔禁忌〕肺虚有热，元气虚脱，及阴虚内热，诸病有热，心痛属火。均忌。

高 良 姜

〔性味〕味辛，性大温。无毒。

〔主治〕温胃去噎，善医心腹之疼，下气除邪，能攻岚瘴之疟。

〔归经〕入脾、胃二经。为温中散寒之品。

〔禁忌〕胃火作呕，暑霍乱大热，主泻心虚作痛均忌。

〔炮制〕宜同东壁土炒过入药。

白 豆 蔻

〔性味〕味辛，性大温。无毒。

〔主治〕温中除吐逆，开胃消饮食，疟证宜投，目翳莫缺。

〔归经〕入肺经，兼入胃经。为行气之品。

〔禁忌〕凡呕吐反胃，不因于寒，及由阳虚者，与火升作呕，因热腹痛者，均忌。

砂　仁

〔性味〕味辛，性温。无毒。

〔主治〕下气而止咳嗽奔豚，化食而理心疼呕吐，霍乱与泄痢均资，鬼疰，与安胎并效，复调中而快气，尤和胃而醒脾。

〔归经〕入肝、肾、脾、胃四经，兼入肺、大肠、心包三经。为行气调中之品。

〔禁忌〕本非肺经药，亦有咳逆用之者，通指寒邪郁肺致咳之病，若肺热咳逆，及一切病由于火炎暑热气虚湿热，均忌。

郁　金

〔性味〕味辛苦，性寒。无毒。

〔主治〕血积气壅，生肌定痛，定癫狂，凉心热，疗男子尿血诸症，治妇人经脉逆行。

〔归经〕入心、肝二经，兼入胃经。为行气解郁、凉血破瘀之品。

〔禁忌〕凡病属真阴虚极，阴分火炎，迫血妄行，溢出上窍，而非气分拂逆，肝气不平，以伤肝吐血者，均忌。

香 附

〔性味〕味甘，性微温。无毒。

〔主治〕开郁化气，发表消痰，腹痛胸热，胎产神良，疗痈疽疮疡，除痞满腹胀。

〔归经〕入肝经，兼入肺、三焦二经。为调气开郁之品。

〔禁忌〕月事先期血热也，法当凉血禁用此药，误犯则愈先期矣。

〔炮制〕生用上行胸膈，外达皮肤，熟用下走肝肾，外彻腰足，炒黑止血，童便浸炒，入血分而补虚，盐水浸炒，入血分而润燥，青盐炒补肾气，酒浸炒行经络，醋浸炒消积聚，姜汁炒化痰饮。

藿 香

〔性味〕味辛，微温。无毒。

〔主治〕温中开胃，行气止呕，霍乱吐泻必需，心腹绞痛宜用。

〔归经〕入肺、脾二经，兼入胃经。为清上治中之品。

〔禁忌〕凡阴虚火旺，胃弱作呕，中焦火盛热极，温病热病，胃家邪实，作呕作胀，均忌。

兰 草

〔性味〕味辛，性平。无毒。

〔主治〕蛊毒不祥，胸中痰癖，止渴利水，开胃解郁。

〔归经〕入肺、胃二经。为消痰除恶散郁结解结之品。

荆 芥

〔性味〕味辛，性温。无毒。

〔主治〕瘰疬结聚，瘀血湿痹，散风热，清头目，利咽喉，消疮毒，能发汗而愈痉，祛寒热于少阳。

〔归经〕入肝经，兼入胆、胃二经。为发表祛风理血之品。

〔禁忌〕凡表虚有汗，血虚寒热，阴虚火炎面赤，因而头痛者均忌。

〔炮制〕茎穗并用，或独用穗，以穗在巅，善升发也，治血须炒黑用。

薄 荷

〔性味〕味辛苦，性温。无毒。

〔主治〕祛风热，通关节，清头目，定霍乱，消食下气，猫咬蛇伤，伤寒舌苔，和蜜擦之。

〔归经〕入心、肺二经。为解散风热之品。

〔禁忌〕凡虚人不宜多服，令人汗出不止。

紫 苏

〔性味〕味辛，性温。无毒。

〔主治〕温中达表，解散风寒，更能下气安胎，子可消痰定喘，消饮食而辟口臭，祛邪毒而解恶气。

〔归经〕入心、肺、胃三经。为发表散寒之品。

〔禁忌〕凡阴虚因发寒热，或恶寒头痛者，宜敛宜补，不可用此，火升作呕者亦忌，惟可用子。

菊 花

〔性味〕味苦甘，性平。无毒。

〔主治〕主胸中热，祛头面风，死肌湿痹，目泪头疼。

〔归经〕入心、肝、脾、肺、胆、胃、大肠、小肠八经。为祛风明目之品。

豨 莶 草

〔性味〕味苦辛，性生寒，炮温。无毒。

〔主治〕肢节不利，肌体不利，肌体麻痹，脚膝软痛缠绵风气。

〔归经〕入肝经，兼入肾经。为祛风除湿之品。

〔禁忌〕痹痛由脾肾两虚，阴血不足，不由风湿而得者忌服。以此为风药，凡风药皆能燥血也。

〔炮制〕凡使去粗皮，留枝叶花实，酒拌蒸晒九次，蜜丸甚益元气。若非九次，阴浊之气未尽，则不能透骨搜风而却病也。捣汁熬膏或甘草地黄煎膏，炼蜜收三味膏，酒服尤效。

款 冬 花

〔性味〕味辛甘，性温。无毒。

〔主治〕化痰则喘嗽无忧，清肺则痈痿有赖，喉痹亦治，惊痫能除。

〔归经〕入肺经。为润肺泄热止嗽之品。

〔炮制〕凡使去蕊壳，但取净花，甘草浸一宿，晒干入丸，微焙用。

常　山

〔性味〕味辛苦，性寒。有毒。

〔主治〕疗痰饮有灵，截疟疾必效。

〔归经〕入肺、心、肝三经。为吐痰截疟行水之品。

〔禁忌〕凡真气虚者忌用。

〔炮制〕常山生用则吐，与甘草同用则不吐，若酒浸炒透用钱许，每见奇功，未必吐也，醋制亦可。

百　部

〔性味〕味甘，性微寒。无毒。

〔主治〕肺寒咳嗽，传尸骨蒸，杀蛔寸白，除蝇虱蛲虫。

〔归经〕入肺经。为润肺杀虫之品。

〔禁忌〕百部味苦，脾虚胃弱人，宜兼保脾安胃药同用，庶不伤胃气，凡用酒浸一宿，焙。

威 灵 仙

〔性味〕味微辛咸，性温。无毒。

〔主治〕宣五脏而疗痛风，祛冷滞而行痰水，积聚癥瘕可治，黄疸浮肿何虞。

〔归经〕入膀胱经。为行气祛风之品。

〔禁忌〕风药性升而燥，走而不守。凡病非风湿及阳盛火升，血虚有热，表虚有汗，疟疾口渴身热者均忌。

茜　草

〔性味〕味酸咸，性寒。无毒。

〔主治〕行血止血，消瘀通经，风痹与黄疸咸宜，扑损偕痔瘘悉治。

〔归经〕入心、肝、肾、心包四经。为凉血行血之品。

〔禁忌〕病人虽见血证，若加泄泻饮食不进者忌。

紫　草

〔性味〕味苦，性凉。无毒。

〔主治〕凉血和血，清解疮疡，宣发痘疹，通大小肠。治五疸以称善，利九窍而允脏。

〔归经〕入心、肝二经。为凉血止血之品。

〔禁忌〕紫草大苦大寒，虽治血热妄行神效，若脾胃俱虚，胃口薄弱，见食欲呕，及不时泄泻者，勿遂投之，当先理脾胃。

钩 藤

〔性味〕味甘，性微寒。无毒。

〔主治〕舒筋除眩，下气宽中，小儿惊痫，客忤胎风，祛肝风而不燥，清新热为最平。

〔归经〕入肝、心包二经。为息风静火之品。

〔炮制〕钩藤久煎则无力，纯用钩取其力锐也。

二、木部

马 勃

〔性味〕味辛苦，性平。无毒。

〔主治〕咳嗽喉痹，衄血失音莫缺，解热散血，涂传诸疮称良。

〔归经〕入肺经。为解热之品。

辛 夷

〔性味〕味辛，性温。无毒。

〔主治〕辛温开窍，鼻塞与昏冒咸宜，清阳解肌，壮热与憎寒并选，亦愈头风，脑痛，并祛面鼾目眩。

〔归经〕入肺、胃二经。为辛香走窜之品。

〔禁忌〕凡气虚人忌，偶感风寒鼻塞亦忌，头脑痛，属血虚火炽者，齿痛属胃火者忌。

檀 香

〔性味〕味辛，性温。无毒。

〔主治〕辟鬼杀虫，开胃进食，疗噎嗝之吐，止心腹之痛。

〔归经〕入肺、肾二经。兼入胃经为开发之品。

乌 药

〔性味〕味辛，性温。无毒。

〔主治〕主膀胱冷气攻冲，疗胸腹积停为痛，天行疫瘴宜投。鬼犯虫伤莫废。

〔归经〕入胃、肾二经，兼入肺经。为顺气止痛之品。

〔禁忌〕辛温散气，病属虚气者忌，世多同香附治辅仁一切气病，不知气有虚实，有寒热冷气暴气固宜，热气必有害，故妇人月事先期，小便短数及咳嗽内热，口渴舌苦不卧，一切阴虚内热之病均忌。

〔炮制〕凡使酒浸一宿用，亦有煅研者。

乳　香

〔性味〕味苦辛，性微温。无毒。

〔主治〕定诸经之痛。解诸疮之毒，活血舒筋和中治痢，生肌调气，托里护心。

〔归经〕入心、脾二经，兼入肝经。为活血伸筋之品。

〔禁忌〕痈疽已溃不宜服，诸疮脓多时未宜遽用。

没　药

〔性味〕味苦辛，性平。无毒。

〔主治〕宣血气之滞，医疮腐之疼，可攻目翳，堪坠胎儿。

〔归经〕入肝经。为散血消肿定痛生肌之品。

〔禁忌〕凡骨节痛，胸腹胁肋痛，非由血瘀而由血虚者，产后恶露去多，腹中虚痛者，痈疽已溃者，目赤翳非血热甚者，均忌。

龙 脑 香

〔性味〕味辛苦，性微寒。无毒。

〔主治〕开通关窍，驱逐鬼邪，善消风而化湿，使耳聪而目明，散郁火以治惊痫痰迷，施外科而愈三虫五痔。

〔归经〕入肝经，兼入心、脾二经。为散火通窍之品。

〔禁忌〕凡中风非由外来，风邪气血虚，小儿吐泻后称慢脾惊，亦虚寒，非若急惊实热均忌。目昏暗由肝肾虚，不宜入点药。

海 桐 皮

〔性味〕味苦辛，性平。无毒。

〔主治〕除风湿之害，理腰膝之疼，可除疥癣，亦治牙痛。

〔归经〕入脾、胃二经。为祛风逐湿之品。

〔禁忌〕腰疼非由风湿者忌。

〔炮制〕此出广南皮白坚韧，可作绳索，入水不烂。

皂　荚

〔性味〕味辛咸，性温。无毒。

〔主治〕开窍通关，宣壅导滞，搜风逐痰，辟邪杀鬼，搐之治噤口中风，服之则除湿去垢，涂之而散肿消毒，焚之辟疫除瘟。

〔归经〕入肺、大肠二经。为通窍搜风之品。

〔禁忌〕似中风证，由阴虚煎熬成痰，热极生风，至猝然仆蹶，不可遂用稀涎散，耗其津液，致经络无以荣养，为拘挛偏废之病，孕妇亦忌。

〔炮制〕凡用皂荚有蜜炙、酥炙、绞汁、烧灰之异，各依方用。

西　河　柳

〔性味〕味甘咸，性温。无毒。

〔主治〕消痞解酒，解诸毒而发瘄疹，利小便而疗诸风。

〔归经〕入心、肺、胃三经。为开发升散之品。

芜　荑

〔性味〕味辛，性平。无毒。

〔主治〕除疳积之要品，杀诸虫之神剂，能燥湿而化食，治癥痛与聚瘕。

〔归经〕入脾、胃二经。为散风除湿消积杀虫之品。

〔炮制〕凡使芜荑以气膻者良，乃山榆仁也。

五　加　皮

〔性味〕味辛苦，性温。无毒。

〔主治〕明目舒筋，益精缩便。风湿宜求，疝家必选。疗妇人之阴蚀，健小儿之难行。

〔归经〕入肝、肾二经。为祛风湿壮筋骨之品。

〔禁忌〕下部无寒湿邪而有火，及肝肾虚而有火均忌。

蔓　荆　子

〔性味〕味苦辛，性微寒。无毒。

〔主治〕头风连于眼目，搜散无余，湿痹甚而拘挛展舒有效。通利九窍，除去白虫。

〔归经〕入肝、膀胱二经，兼入胃经，为搜风凉血之品。

〔禁忌〕头目不因风邪而由血虚有火者忌之。胃虚人不可服，恐生痰疾。

〔炮制〕凡使去蒂子下白膜，酒浸一日蒸之，晒干用。

密 蒙 花

〔性味〕味甘，性平、微寒。无毒。

〔主治〕养荣和血，退翳开光，大人皆泪羞明，小儿痘疮攻眼。

〔归经〕入肝经。为平润之品。

川 椒

〔性味〕味辛，性温。无毒。

〔主治〕温脾土，而击三焦之冷滞，补元阳，荡六腑之沉寒、饮癖气症和水肿，累建奇功，杀虫止呕及肠虚，恒收速效，通血脉则痿痹消除，行肢节则机关健运。

〔归经〕入脾、肾二经，兼入心包络经。为散寒逐湿补火之品。

〔禁忌〕肺胃素热，大肠积热，一切阴虚阳盛，火热上冲者均忌。

〔炮制〕凡使微炒使出汗，乘热入竹筒中，捣去里面黄壳取红用，未尽再捣用，花椒亦然。

椒 目

〔性味〕味苦，性寒。无毒。

〔主治〕善消水肿，可塞耳聋。

〔归经〕入脾、膀胱二经。为利水之品。

三、谷部

谷 芽

〔性味〕味甘，性温。无毒。

〔主治〕消食和中，下气除热。

〔归经〕入脾、胃二经。为健脾开胃和中消食之品。

酒

〔性味〕味苦甘辛，性热。有毒。

〔主治〕通血脉而破结厚肠胃而润肌，宣心气以忘忧，助胆经以发怒，善行药势，可御风寒。

〔归经〕入十二经。为开发宣通之品。

秫 米

〔性味〕味甘，性微寒。无毒。

〔主治〕治肺疟利大肠，或阴盛阳虚夜不能寐，或食鹅鸭而成癥，或下黄汁而妊娠。

〔归经〕入肺经。为宣畅之品。

〔禁忌〕能壅五脏气，动风，人不可多食，又黏滞易成黄积病，小儿不宜多食。

麦　芽

〔性味〕味甘咸，性温。无毒。

〔主治〕熟腐五谷，消导而无停，运行三焦，宣通而不滞，疗腹鸣与痰饮，亦催生而堕胎。

〔归经〕入脾、胃二经。为健土化积之品。

〔禁忌〕能消米面诸果食积，无积滞脾胃者忌用。

神　曲

〔性味〕味甘辛，性温。无毒。

〔主治〕健脾消谷，食停腹痛无虞。下气行痰，泄痢胃反有藉。

〔归经〕入脾，胃二经。为消导之品。

〔禁忌〕脾阴虚，胃火盛者，均忌。能落胎，孕妇少食。

红　曲

〔性味〕味甘辛，性温。无毒。

〔主治〕入营而破血，燥胃而消食。赤白下痢，产后恶露亦治。

〔归经〕入脾、胃、大肠三经。为破血消食之品。

豆　豉

〔性味〕味苦，性寒。无毒。

〔主治〕解肌发汗，头疼与寒热同除，下气清烦，满闷与温斑并妙，疫瘴可用，痢疟宜之。

〔归经〕入肺经，兼入胃经。为解表除烦之品。

〔禁忌〕伤寒传入阴经与直中三阴者皆不宜用，热结胸中，烦闷不安，此欲成结胸，法当下，不宜再汗，均忌。

四、菜部

葱　白

〔性味〕味辛，性平。无毒。

〔主治〕通中发汗。头疼风湿蠲除，利便开关，脚气奔豚解散，跌打金疮出血，砂糖研敷，气停虫积为殃，铅粉丸吞。专攻喉痹，亦可安胎。

〔归经〕入肺、肝、胃三经。为解散之品。

〔禁忌〕葱同蜜食杀人，同枣食令人痢，表虚易汗者勿食，病已得汗勿再进。

白 芥 子

〔性味〕味辛，性温。无毒。

〔主治〕解肌发汗，利气疏痰，温中而冷滞消，辟邪而祟魔遁，酒服则反胃易痊，醋涂则痈毒可散。

〔归经〕入肺经。为利气豁痰、发汗散寒、除肿止痛之品。

〔禁忌〕肺经有热，及阴虚火炎生痰者均忌。

莱 菔 子

〔性味〕味辛甘，性平。无毒。

〔主治〕下气定喘，消食除膨，生研堪吐风痰，醋调能消肿毒。

〔归经〕入肺、脾二经。为行气消痰之品。

〔禁忌〕虚弱人大忌。

生　姜

〔性味〕味辛，性温。无毒。

〔主治〕生能发表，熟可温中，开胃有奇功，止呕为圣剂，气胀腹痛俱妙，痰凝血滞皆良，刮下姜皮，胀家必用。

〔归经〕入肺、心、脾、胃四经。为发散之品。

干　姜

〔性味〕味辛，性大热。无毒。

〔主治〕破血消痰。腹痛胃翻可服，温中下气，癥瘕积胀能除，开胃扶脾，消食去滞，生用则发汗有灵，炮黑则止血颇验，风湿之痹可逐肠癖下痢亦良。

〔归经〕入心、肺、脾、胃、肾、大肠六经。为除寒散结、回阳通脉之品。

〔禁忌〕生姜、炮姜、干姜禁忌略同。大约久服伤阴损目，误服亦然。凡阴虚内热，阴虚咳嗽吐血，表虚有热，汗出自汗盗汗，藏毒下血因热呕恶，火热胀痛，均忌。

五、果部

枇 杷 叶

〔性味〕味苦，性平。无毒。

〔主治〕走阳明则止呕下气，入太阴则定咳消痰。

〔归经〕入肺、胃二经。为下气之品。

〔炮制〕粗布拭去毛，甘草汤浸一遍，用棉再拭干，每一两以酥二钱半，涂上炙用，若治胃病姜汁涂炙，治肺病蜜水涂炙。

荔 枝 核

〔性味〕味甘，性温。无毒。

〔主治〕胃脘作痛，痘出不快，散滞气，避寒邪，妇人则血气刺痛以瘳，男子则卵肿癫疝以治。

〔归经〕入肝、肾二经。为散寒祛湿之品。

橄 榄

〔性味〕味酸甘，性平。无毒。

〔主治〕清咽喉而止渴，厚肠胃而止泻，消酒称奇，解毒更异。

〔归经〕入肺、胃二经。为清解之品。

甜 瓜 蒂

〔性味〕味苦，性寒。有小毒。

〔主治〕理上脘之疴，或水停，或食积，祛胸中之邪，或痞鞕，或懊憹，水泛皮中，得吐而痊，湿家头痛，嗝鼻而愈。

〔归经〕入肺、胃、脾三经。为涌吐之品。

〔禁忌〕瓜蒂极苦而性上壅，能损胃伤血，耗气散神。凡胸中无寒，胃家无食，皮中无水，头面无湿，及胃虚气弱，诸亡血，诸产后，似中风倒仆，心虚有热，癫痫女劳谷疸，元气尫羸，脾虚浮肿，切勿轻用。

六、金石部

铜　青

〔性味〕味酸，性平。无毒。

〔主治〕女科理血气之疼，眼科主风热之痛，内科吐风痰之聚，外科止金疮之血，杀虫有效，疳证亦宜。

〔归经〕入肝、胆二经。为专祛风痰之品。

〔禁忌〕凡目痛肤翳，不由风热外侵，而由肝虚血少者，忌用。

硼　砂

〔性味〕味咸甘，性凉。无毒。

〔主治〕退障除昏开弩肉，消痰止嗽且生津，癥瘕噎膈俱瘥，鲫家骨鲠咸宜。

〔归经〕入肺经。为生津祛痰泻热之品。

〔禁忌〕硼砂剋削为用，消散为能，宜攻有余，难施不足，此暂用之药，不可久服。

七、禽兽部

五 灵 脂

〔性味〕味甘，性温。无毒。

〔主治〕止血气之痛，行冷滞之瘀。

〔归经〕入肝经。为行血止痛之品。

〔禁忌〕血虚腹痛，血虚经闭，产妇去血过多发晕，心虚有火作痛，血虚无瘀滞者均忌。

〔炮制〕凡使研细，酒飞去沙石，晒干收用。

虎　骨

〔性味〕味辛，性微热。无毒。

〔主治〕壮筋骨，而痿软可起，搜毒风，而挛痛堪除。虎肚主翻胃有功。虎爪主辟邪杀鬼。

〔归经〕入肾经，兼入肝经。为搜风健骨之品。

〔禁忌〕凡血不足以养筋，而筋骨疼痛者宜少用。

〔炮制〕凡使虎骨锤碎，去髓涂酥，或酒或醋，炙黄凡使虎睛取真者，以生羊血浸一宿，漉出微火焙干捣粉用。

麝 脐 香

〔性味〕味辛，性温。无毒。

〔主治〕开窍通经，穿经透骨，治惊痫而理客忤，杀虫蛊而祛风痰，辟邪杀鬼，催生堕胎，蚀溃疮之脓，消瓜果之积。

〔归经〕入脾经，通十二经。为开关利窍之品。

〔禁忌〕凡病之属于虚者，法当补益，概勿施用。

八、鳞虫部

穿 山 甲

〔性味〕味咸，性寒。有毒。

〔主治〕搜风逐痰，破血开气，疗蚁瘘绝灵，截疟疾至妙。治肿毒未成即消，已成即溃，理痛痹在上则升，在下则降。

〔归经〕入肝经，兼入大肠二经。为走窜之品。

〔禁忌〕痈疽已消禁服，痘疮元气不足不能起发亦忌。

〔炮制〕凡使，或炮，或烧，或酥炙，或童便炙，或油煎，或土炒，或蛤粉炒，各随本方。总未有生用者。

蛇 蜕

〔性味〕味咸甘，性平。有小毒。

〔主治〕其性灵，能辟邪，故治鬼魅虫毒。其性窜而祛风，故治惊痫重舌。性能杀虫，故治疥癣恶疮、疔肿痔漏。惟善蜕，故治产难，目翳，皮肤疮疡。

〔归经〕入肝经。为走窜之品。

〔禁忌〕小儿惊痫疾非外邪客忤，而由心肝虚者不效。

白 花 蛇

〔性味〕味甘咸，性温。有毒。

〔主治〕主手足瘫痪，及肢节软疼，疗口眼歪斜，及筋脉挛急，厉风与破伤同宝，急惊与慢惊共诊。

〔归经〕入肺、肝二经。为祛风除湿之品。

〔禁忌〕头尾并骨俱有大毒，不可下咽，须尽去之。

〔炮制〕凡用春秋酒浸三宿，夏一宿，冬五宿，取出炭火焙干，如此三次，以砂瓶盛埋地中一宿，出火气，去皮骨，单取肉用。

乌鲗鱼骨

〔性味〕味咸，性微温。无毒。

〔主治〕止吐衄肠风，涩久虚泻痢。外科燥脓收水。眼科去翳清烦。

〔归经〕入肝、肾二经。为通经络祛寒湿之品。

〔禁忌〕其气味咸温，血病多热者勿用。

〔炮制〕凡使以鱼卤浸炙黄用。

露 蜂 房

〔性味〕味甘咸，性平。有毒。

〔主治〕拔疔疮附骨之根，止风虫牙齿之痛，起阴痿而止遗尿，洗乳痈而涂瘰疬。

〔归经〕入胃经。为祛风杀虫之品。

〔禁忌〕凡病属气血虚，无外邪者，与痈疽溃后元气乏绝者，均忌。

白 僵 蚕

〔性味〕味咸辛，性平。无毒。

〔主治〕治中风失音，祛皮肤风痒，化风痰，消瘰疬，拔疔毒，灭瘢痕，男子阴痒，女人崩淋，愈小儿惊痫夜啼，去人身之三虫黠。

〔归经〕入肺、肝、三焦经。为祛风化痰之品。

〔禁忌〕凡本经所治诸病，非由风寒外邪客入者，均忌。

蝎

〔性味〕味辛，性平。有毒。

〔主治〕善逐肝风深透筋骨，中风恒收，惊痫亦赖。

〔归经〕入肝经。为驱风逐邪之品。

〔禁忌〕似中风及小儿慢脾病属于虚者，均忌。

〔炮制〕凡使全用去足焙。或用尾，尾力尤紧，名蝎梢。

第二节 通剂

一、草部

木 通

〔性味〕味辛，性平。无毒。

〔主治〕治五淋宣九窍，杀三虫，利关节，通血脉，开关格，行经下乳，催生堕胎，治恶虫之滋生，除脾胃之寒热。

〔归经〕入心、肾、膀胱、小肠四经。为通利之品。

〔禁忌〕凡精滑不梦自遗，及阳虚气弱内无湿热者，均忌。妊娠尤忌。

白 鲜 皮

〔性味〕味苦咸，性寒。无毒。

〔主治〕主筋挛死肌，化湿热毒疮，风痹要药，利窍称良。治黄疸、咳逆、淋沥，愈女子阴中肿痛。

〔归经〕入脾、胃二经，兼膀胱、小肠二经。为祛风除湿之品。

〔禁忌〕下部寒虚之人，虽有湿证勿用。

〔炮制〕凡使取根黄白而心实者，取皮用。

泽 兰

〔性味〕味苦甘，性微温。无毒。

〔主治〕和血有消痰之能，利水有消蛊之效，产后血凝腰痛，妇女称良，金疮痈肿疮脓，外科奏效。

〔归经〕入肝、脾二经。为行血消水之品。

〔炮制〕此能破血，通九积须细剉，盛悬屋南畔角上，令干用。

香 薷

〔性味〕味辛，微温。无毒。

〔主治〕主霍乱水肿，理暑气腹疼，性宣通而利湿散蒸热于皮肤。

〔归经〕入心、脾、胃三经。为清暑利湿之品。

〔炮制〕凡使去根用叶，勿令犯火，晒干用。

泽　泻

〔性味〕味甘咸，性寒。无毒。

〔主治〕主水道不通，淋沥肿胀，能止泄精，善祛痰饮，风寒湿痹可愈，消渴泻痢亦良。

〔归经〕入肾、膀胱二经。为渗湿利窍之品。

〔禁忌〕凡病人无湿无饮而阴虚，及肾气乏绝阳衰，精自流出，肾气不固，精滑目痛，虚寒作泄等候，均忌。

〔炮制〕凡使盐水拌，或酒或酒浸晒干用。

菖　蒲

〔性味〕味辛，性温。无毒。

〔主治〕宣五脏耳聪目明，通九窍心开智长，风寒湿痹宜求，咳逆上气莫缺，止小便利，理脓窠疮，能治疮痈，并温肠胃。

〔归经〕入心、脾二经。为开通之品。

〔炮制〕凡使采石上生根条嫩黄紧硬，一寸九节者，铜刀刮出黄黑皮硬节，同嫩蒸去桑枝剉用。若常用，但去毛微炒。

茵　陈　蒿

〔性味〕味苦，性平、微寒。无毒。

〔主治〕理黄疸而除湿热，佐五苓而利小肠，妇人之瘕疝可愈，狂热举瘴疟孔臧。

〔归经〕入膀胱经。为除湿祛疸之品。

〔禁忌〕蓄血发黄者忌用。

〔炮制〕凡使取叶有八角者去根，阴干，细剉，勿犯火。

益　母　草

〔性味〕味辛苦，性寒。无毒。

〔主治〕明血益精，行血除水。子名茺蔚，功用相当。

〔归经〕入肝、心包二经。为祛瘀生新之品。

〔禁忌〕血崩及瞳子散大均忌。惟热血欲贯瞳仁者，可与凉血药同用。

红　花

〔性味〕味辛甘，性温。无毒。

〔主治〕产后血晕急需，胎死腹中必用。可消肿而止痛，亦活血而破瘀。

〔归经〕入肝经。为行血之品。

〔禁忌〕红花本行血药，血晕解，留滞行即止。过用能使血行不止而毙，世人所不知者。

大 蓟

〔性味〕味苦，性寒。无毒。

〔主治〕崩中吐衄，瘀血痈毒。

〔归经〕入肝经。为凉血消肿之品。

〔禁忌〕其性下行，不利于胃弱泄泻及血虚极，脾胃弱不思饮食之症。

地 肤 子

〔性味〕味苦，性寒。无毒。

〔主治〕利膀胱，散恶疮。皮肤风热，可作浴汤。

〔归经〕入肾、膀胱二经。为利水滋阴之品。

瞿 麦

〔性味〕味苦辛，性寒。无毒。

〔主治〕利水破血，出刺堕胎，消肿决痈，明目去翳，降心火，利小肠，疏瘤结而治淋，逐膀胱之邪热。

〔归经〕入小肠，心二经。为利水破血之品。

〔禁忌〕瞿麦性猛利，善下逐，凡肾气虚，小肠无大热，胎前产后，一切虚人，患小水不利及水肿蛊胀，脾虚者均忌。

〔炮制〕凡使只用蕊壳，不用茎叶。若同使即空心令人气噎，小便不禁也。用时以篁竹沥浸一伏时，晒干。

王不留行

〔性味〕味苦甘，性平。无毒。

〔主治〕行血通乳止衄，消疔祛风去痹，定痛利便。

〔归经〕入肝、肾二经。为行血之品。

〔禁忌〕孕妇勿用。

〔炮制〕凡使苗子皆可用。拌湿蒸半日，浆水浸一宿焙用。

车 前 子

〔性味〕味甘咸，性寒。无毒。

〔主治〕利水止泻，解热催生，益精明目，开窍通淋。用其根叶行血多灵。

〔归经〕入肾经，兼入肝、小肠二经。为行水泻热之品。

〔禁忌〕内伤劳倦，阳气下陷者忌，肾气虚脱者忌。与淡渗药同用。

〔炮制〕凡使洗去泥沙晒干，入汤剂炒用。入丸散酒浸一夜，蒸熟研烂作饼，晒干焙用。

刺蒺藜

〔性味〕味辛苦，性温。无毒。

〔主治〕散肝风，泻肺气，胜湿破血，催生堕胎。能愈乳难喉痹，何虑癥瘕积聚。

〔归经〕入肝经。为疏散肝风之品。

〔炮制〕凡使春令刺尽，捡净砂土蒸半日晒干用。备要曰，不计丸散。并去刺用。

海 金 沙

〔性味〕味甘，性寒。无毒。

〔主治〕除湿热，消肿满，清血分，利水道，通五淋，疗茎痛。

〔归经〕入小肠、膀胱二经。为通利之品。

〔禁忌〕性淡渗而无补益。小便不利及诸淋由于肾虚，真阴不足者，均忌。

甘 遂

〔性味〕味甘苦，性温。有毒。

〔主治〕逐留饮水胀，攻痞热疝瘕。治癫痫之疴，利水谷之道。

〔归经〕入肺、脾、肾三经。为行水之品。

〔禁忌〕元气虚人。除伤寒水结胸不得不用外，其余水肿蛊胀慎用之。

芫 花

〔性味〕味苦，性温。有大毒。

〔主治〕主痰癖饮癖，行蛊水胀。咳逆上气宜用，疝瘕痈肿亦良。

〔归经〕入肺、脾、肾三经。为行水之品。

〔炮制〕凡使取陈久者醋煮十数沸，去醋水浸一宿，晒干则毒减，醋炒者次之。

萆 薢

〔性味〕味苦甘，性平。无毒。

〔主治〕风寒湿痹，腰膝作疼，即除膀胱宿水，又止失尿便频，疗热气与恶疮，治阴茎痛之遗浊。

〔归经〕入肝、胃、肾三经。为祛风湿理下焦之品。

〔禁忌〕下部无湿，肾虚腰痛，及阴虚火炽均忌。

土 茯 苓

〔性味〕味甘淡，性平。无毒。

〔主治〕利关节而疗筋骨拘挛，祛湿热以治杨梅疮毒。

〔归经〕入胃、大肠二经。为除湿清热之品。

防 己

〔性味〕味辛甘，性寒。无毒。

〔主治〕祛下焦之湿，泻血分之热，理水肿脚气，通二便闭结。风寒湿痹宜，需膀胱火邪可泄。

〔归经〕入膀胱经。为祛风行水之品。

〔禁忌〕凡肾虚阴虚，自汗盗汗，口舌苦干，肾虚小水不利，及产前后血虚虽有下焦湿热均忌。

〔炮制〕凡使去皮剉，酒洗晒干用。

二、木部

猪 苓

〔性味〕味甘苦，性平。无毒。

〔主治〕分消水肿，淡渗湿痰，泻痢、疟疟宜投，淋浊管痛莫缺。

〔归经〕入肾、膀胱二经。为行水之品。

〔炮制〕凡使去其行湿。生用更佳。

茯 苓

〔性味〕味甘，性平。无毒。

〔主治〕利脾胃而利小便，水湿都消，止呕吐而定泄泻，气机咸利，下行伐肾，水泛之痰随降，中守镇心，忧惊之气难侵，保肺定咳嗽，安胎止消渴。茯神安神独掌。苓皮行水偏长。

〔归经〕入心、肺、脾、肾、胃五经。为补利兼优之品。

〔禁忌〕病人肾虚，小水自利，或不禁，或虚寒精清滑，均忌。

〔炮制〕入补药乳蒸晒焙用。入利水药生用。

琥 珀

〔性味〕味甘，性平。无毒。

〔主治〕安神而鬼魅不侵，清肺而小便自利，新血止而瘀血消，翳障除而光明复，合金疮而生肌肉，通膀胱而治五淋。

〔归经〕入心、肝、小肠三经。为行水散瘀安神之品。

〔禁忌〕凡阴虚内热，火炎水涸，小便因少而不利者忌服。

〔炮制〕凡使用柏子仁末，入瓦锅内同煮半日捣末用。

三、果部

赤 小 豆

〔性味〕味辛，性平。无毒。

〔主治〕去虫利水。一味磨吞，散血排脓，研末醋敷，止渴行津液，清气涤烦蒸，通乳汁，下胞衣，产科须要，除痢疾，止呕吐，脾胃相宜。

〔归经〕入心经，兼入小肠经。为行水散血之品。

〔禁忌〕久服则降，令太过。津血渗泄，令人肌瘦身重。

大豆黄卷

〔性味〕味甘，性平。无毒。

〔主治〕祛胀满而破妇人之恶血，疗湿痹而愈筋牵与膝痛。

〔归经〕入胃经。为除陈去积之品。

薏 苡 仁

〔性味〕味甘淡，性微寒。无毒。

〔主治〕祛风湿，理脚气拘挛，保肺金，治痿痹咳嗽，泻痢莫废水胀宜施。

〔归经〕入肺、肝、脾、胃、大肠五经。除湿行水之品。

〔禁忌〕大便燥结，因寒转筋，及孕妇均忌。

四、虫部

䗪虫

〔性味〕味咸，性寒。有毒。

〔主治〕祛血积搜剔至周，主折伤补接称妙，煎含而木舌旋消，水服而乳浆立至。

〔归经〕入肝经。为软坚破结之品。

〔禁忌〕无瘀血停留者忌用。

第三节 补剂

一、草部

人 参

〔性味〕味甘微苦，性微寒。无毒。

〔主治〕补气安神，除邪益智，疗心腹虚痛，除胸胁逆满，止消渴，破坚积，气壮而胃自开，气和而食自化。

〔归经〕入肺经。通行十二经，为大益元气之品。

〔禁忌〕凡肺家有热诸证，及阴虚火动之候，与痘疹初发，身虽热而斑点未形，与伤寒始作，形未定而邪热炽，均忌。

甘 草

〔性味〕味甘，性平。无毒。

〔主治〕补脾和中，润肺疗痿，止泻退热，坚筋长肌，解一切毒，和一切药。梢止茎中作痛。节医肿毒诸疮。

〔归经〕入肝、脾二经。通行十二经。为调和之品。

〔禁忌〕凡中满人呕家酒家，诸湿肿满，及胀满病均忌。

〔炮制〕生用补脾胃不足而泻心火，炙用补三焦元气而解表寒。炙法用长流水蘸湿炙之至熟，去赤皮，须选大而结者。

黄 芪

〔性味〕味甘，性微温。无毒。

〔主治〕补气而实皮毛，敛汗托疮，解渴定喘，益胃气而祛肤热，止泻生肌，补虚治劳风癫急需，痘疡莫缺，疗五痔，散鼠瘘，小儿百病咸宜。久败疮疮尤要。

〔归经〕入肺、大肠二经。为实表助气泻火之品。

〔禁忌〕黄芪功能实表，有表邪者忌，又能助气，气实者忌，又能塞补不足，胸膈气闭闷，肠胃有积滞者忌，又能补阳，阳盛阴虚者忌。与夫上焦热盛，下焦虚寒，及病人多怒，肝气不和，并痘疮，血分热盛者，均忌。

沙　参

〔性味〕味甘苦，性微寒。无毒。

〔主治〕寒热咳嗽，胸痹头痛，定心内惊烦，退皮间邪热。治火亢血结之恙，擅补中益肺之功。

〔归经〕入肺经，兼入脾、肾二经。为补阴泻火之品。

〔禁忌〕脏腑无实热，肺虚寒客作嗽者，均忌。

丹　参

〔性味〕味苦，性微寒。无毒。

〔主治〕安神散结，益气养阴，祛瘀血，生新血，安生胎，落死胎，胎前产后，带下崩中，并破癥而除瘕，亦止烦而愈满。

〔归经〕入心、肝、肾三经。为祛瘀生新之品。禁品，孕妇无故忌。

玉　竹

〔性味〕味甘，性温。无毒。

〔主治〕润肺而止嗽痰，补脾而祛湿热，养肝而理眦伤泪出，益肾而去腰痛茎寒。治中风暴热，不能动摇，疗结肉跌筋，臻于和润。

〔归经〕入肺、脾、肝、肾四经。为益阴退热之品。

〔炮制〕竹刀刮去皮节洗净，蜜水浸泡一宿，蒸焙干用。

白　术

〔性味〕味甘，性温。无毒。

〔主治〕健脾进食，消谷补中，化胃经痰水，理心下急满，利腰脐血结，祛周身湿痹。君枳实以消痞，佐黄芩以安胎。

〔归经〕入脾、胃二经。为安土除痹之品。

〔炮制〕糯米泔浸，脾病陈壁土炒，或蜜水乳汁润炒。

狗　脊

〔性味〕味苦甘，性微温。无毒。

〔主治〕强筋最奇，壮骨独异，男子脚软疼，女人关节不利。

〔归经〕入肾经，兼入肝经。为补而能走之品。

〔禁忌〕肾虚有热，小水不利或短涩黄赤，口苦舌干均忌。

〔炮制〕凡使火燎去毛，细剉酒浸一夜，蒸半日晒干用。

远 志

〔性味〕味甘，性温。无毒。

〔主治〕定心气，止惊益智，补肾气强智益精，治皮肤中热，令耳目聪明，疗咳逆而愈伤中，补不足以除邪气。

〔归经〕入心、肾二经。为水火并补之品。

〔禁忌〕凡心经有实火，为心家实热，应用黄连生地者，禁与参术等助阳气药同用。

〔炮制〕凡使去心，否则令人烦闷。甘草汤浸一夜，焙用。

巴 戟 天

〔性味〕味辛甘，性微温。无毒。

〔主治〕安五脏以益精，强筋骨而起阴，起五劳与七伤，能补中而益气。

〔归经〕入肾经。为强阴益精之品。

〔禁忌〕凡相火炽，思欲不得，便赤口苦，目昏目痛，烦躁口渴，大便燥急者忌。

〔炮制〕凡使杞子汤浸一宿，待软酒浸一伏时沥出，同菊花炒焦黄，去菊以布拭干用。

淫 羊 藿

〔性味〕味辛甘，性温。无毒。

〔主治〕强筋骨起阳事衰，利小便除茎中痛，补命门之真火，愈四肢之不仁。

〔归经〕入命门、肾，兼入肝经，通入大肠、三焦经。为助阳益精之品。

〔禁忌〕凡阳虚易举，梦遗不止，便赤口干，强阳不痿，均忌。

〔炮制〕凡使夹去叶花枝，每斤用羊脂四两，拌炒。

当 归

〔性味〕味甘辛，性温。无毒。

〔主治〕祛瘀生新，舒筋润肠，温中止心腹之痛，营养疗肢节止疼，外科排脓止痛，女科沥血崩中。煮汁允良。种子宜用。

〔归经〕入心、肝、脾三经。为养血润燥之品。

〔禁忌〕此性辛温终是行走至性，故致滑肠，又其气与胃气不相宜，故肠胃薄弱，泄泻溏薄及一切脾胃病，恶食，不思食，食不消，均忌。即在产后胎前，亦不得入。

石 斛

〔性味〕味甘，性平。无毒。

〔主治〕清胃生肌，逐皮肤虚热，强肾益精，疗脚膝痹弱，厚肠止泻，安神定惊，益阴而愈伤中，清肺则能下气。

〔归经〕入胃、肾二经。为除热益阴之品。

〔炮制〕去根头，酒浸一宿，酥拌蒸半日，焙用。入补药乃效。

骨 碎 补

〔性味〕味苦，性温。无毒。

〔主治〕主骨碎折伤，耳响牙痛，肾虚泄泻，祛瘀生新。

〔归经〕入肾经。为补益之品。

〔禁忌〕不宜与风燥药同用。

〔炮制〕铜刀刮去黄毛，细切，蜜拌蒸一日，晒干用。若急用，不蒸只焙干，亦得也。

续 断

〔性味〕味苦辛，性微温。无毒。

〔主治〕补劳伤，续筋骨，破瘀结，利关节，缩小便，止遗泄，痈毒宜收，胎产莫缺，通妇人之乳滞，散经络之伤寒。

〔归经〕入肝、肾二经。为专益筋骨之品。

〔禁忌〕禁与苦寒药治血病，及大辛热药用于胎前。

〔炮制〕取根横切，又去肉里硬筋，酒浸一伏时，焙用。备要曰，川产者良。状如鸡脚皮黄皱，节节断者真。

生 地 黄

〔性味〕味甘，性微寒。无毒。

〔主治〕凉血补阴，祛瘀生新，养筋骨，益气力，理胎产，主劳伤，通二便，治烦渴，心病而掌中热痛，脾病而痿躄贪眠。熟则滋肾水封填骨髓，利血脉补益真阴。

〔归经〕入心、肝、肾三经。为清火凉血滋阴之品。

〔禁忌〕凡病人脾胃弱大便泄，产后不食或泻，及胸膈多痰，气道不利者均忌。

〔炮制〕生地凉血。胃气弱者恐妨食。熟地补血，痰饮多者腻膈。或生地酒炒则不妨胃。熟地姜汁则不腻膈。此真得用地黄之精微者也。

牛 膝

〔性味〕味苦酸，性平。无毒。

〔主治〕壮筋骨，利腰膝，除寒湿，解拘挛，益精强阴，通经堕胎，理膀胱气化迟难，引诸药下行甚捷，热伤以愈，火烂能完。

〔归经〕入肝、肾二经。为走血能补之品。

〔禁忌〕误用必伤胎。经闭未久，疑似有妊娠者忌用。上焦药中勿用。血崩不止，亦忌。备要曰，性下行而滑窍，梦遗失经及脾虚下陷，因而腿膝肿痛者，禁用。

麦 冬

〔性味〕味甘，性微寒。无毒。

〔主治〕退肺中伏火，止渴益精，清心气惊烦，定血疗咳，心腹结气，伤中伤饱，是之取尔，胃络脉绝，羸瘦短气，无不宜焉。

〔归经〕入心、肺二经，兼入胃经。为清润之品。

〔禁忌〕麦冬性寒，虽主脾胃，而虚寒泄泻，及痘疮虚寒作泄，产后虚寒作泄均忌。入补药，酒浸擂之良。

沙苑蒺藜

〔性味〕味甘，性温，一云微腥。无毒。

〔主治〕补肾强阴，益精明目，泄精虚劳称要药，腰痛带下有奇功。

〔归经〕入肾经，兼入肝经。为平补之品。

〔禁忌〕沙蒺藜性能固精，命门火炽，阳道数举交媾精不易出者，均忌。

菟 丝 子

〔性味〕味辛甘，性温。无毒。

〔主治〕续绝伤，益气力，强阴茎，坚筋骨，尿有余沥，寒精自出，口苦燥渴，寒血为积。

〔归经〕入肝、肾二经，兼入脾经。为补助三阴之品。

〔禁忌〕肾家多火阳强不痿，及大便燥急者，均忌。

使 君 子

〔性味〕味甘，性温。无毒。

〔主治〕杀诸虫，治疳积为泻痢之所需，乃儿科之要药。

〔归经〕入脾、胃二经。为消积杀虫之品。

〔炮制〕勿用油黑者，亦可煨食，忌饮热茶，犯之作泻。

天　冬

〔性味〕味苦甘，性平。一云寒无毒。

〔主治〕定喘定嗽，肺痿肺痈，是润燥之力也。益精益髓，消血消痰，非补阴之力，善杀三虫。能通二便，治伏尸以奏效。祛风湿而有功。

〔归经〕入肺、肾二经。为除湿热润燥痰之品。

〔禁忌〕胃虚无热，及泻者，均忌。

〔炮制〕凡使酒蒸晒干，或烘干用。

何　首　乌

〔性味〕味苦涩，性微温。无毒。

〔主治〕补真阴而理虚劳，益精髓而能续嗣，强筋壮骨，黑发悦颜，消诸种痈疮，疗阴伤久虐，治崩中带下，调产后胎前。

〔归经〕入肝、肾二经。为益气祛风之品。

〔禁忌〕首乌为益血之品，忌与附桂等诸燥热药同用。

二、木部

侧　柏　叶

〔性味〕味苦涩，性微寒。无毒。

〔主治〕止吐衄痰红，定崩淋下血，历节风痛可愈，周身湿痹能安，止肠风，清血痢。捣用涂汤火之伤，灸用罨冻疮之痛。

〔归经〕入肝、肾二经。为益阴凉血之品。

〔炮制〕凡使柏叶或炒或生用。

柏　子　仁

〔性味〕味甘，性平。无毒。

〔主治〕安神定悸，壮水强阳，润血而容颜美少，补虚而耳目聪明。

〔归经〕入心经，兼入肝、肾二经。为滋肾之品。

〔禁忌〕肠滑作泻，膈间多痰，阳道数举，身家有热，暑湿作泻者，均忌。

〔炮制〕酒浸一宿，晒干炒研去油用。油透者，勿用。

血　竭

〔性味〕味甘咸，性微温。有小毒。

〔主治〕走南方兼达东方，遂作阴经之主，和新血且推陈血，真为止痛之君。

〔归经〕入肝、心包二经。为和血之品。

〔禁忌〕凡血病无瘀积者忌。

〔炮制〕先研粉筛过，入丸散中。若同众药则捣作尘飞。

桑 寄 生

〔性味〕味苦甘，性平。无毒。

〔主治〕和血脉，充肌肤，而齿发坚长，舒筋络利关节，而痹痛捐除，安胎宜用，崩漏征医。

〔归经〕入肝、肾二经。为益血之品。

杜 仲

〔性味〕味辛甘，性温。无毒。

〔主治〕强筋壮骨，益肾添精，腰膝之疼痛皆痊，遍体之机关总利。

〔归经〕入肾、肝二经。为助益腰膝之品。

〔禁忌〕肾虚火炽者忌。即用，当与知柏同用。

枣 仁

〔性味〕味酸，性平。无毒。

〔主治〕酸收而心守其液，乃固表虚有汗，肝旺而气归其经，用疗彻夜无眠。

〔归经〕入心、脾、肝、胆四经。为宁心敛汗之品。

〔禁忌〕凡肝胆心脾又实邪热者，禁用。用以收敛故也。

山 茱 萸

〔性味〕味辛酸，性温。无毒。

〔主治〕补肾助阳事，腰膝之疴，不必虑也，闭精缩小便，遗泄之证，宁足患乎，月事多而可以止，耳鸣响而还其聪。

〔归经〕入肝、肾二经。为收涩补助之品。

〔禁忌〕命门火燥强阳不痿者，膀胱热结，小便不利者，均忌。阴虚血热，不宜用。即用，当与黄柏同用。

〔炮制〕酒润去核，取皮，暖火焙干用。核能滑精，不可服。

女 贞 子

〔性味〕味苦，性平。无毒。

〔主治〕补中黑须发，明目养精神，强腰膝以补风虚，益肝肾而安五脏。

〔归经〕入肾经。为除热益精之品。

〔禁忌〕此气味俱阴，老人当入保脾胃药，及椒红温暖之剂，不然，恐有腹痛作泄之患。

地 骨 皮

〔性味〕味苦甘，性寒。无毒。

〔主治〕治在表无定之风邪，主传尸有汗之骨蒸，降肝火而治消渴咳嗽，平肝热而疗胁痛头风。子名枸杞，性属微平，补肾而填精，止渴去烦，益肝以养阴，强筋明目。

〔归经〕入肝、肾二经，兼入肺经。为除热益精之品。

〔禁忌〕肠滑者忌枸杞子，中寒者忌地骨皮。

〔炮制〕凡使地骨皮东流水浸刷去土，捶去心，甘草汤浸一宿，焙干用，凡使枸杞拣净枝梗取鲜明者，酒浸一宿，捣烂入药。

三、谷部

小 麦

〔性味〕味甘，性平。无毒。

〔主治〕虚汗盗汗无虞，劳热骨蒸可愈。

〔归经〕入心经。为滋养之品。

黑 稽 豆

〔性味〕味甘，性平。无毒。

〔主治〕活血散风，除热解毒。能消水肿，可稀痘疮。生研则痈肿可涂，饮汁而痈毒可解。

〔归经〕入肾。经为助元之品。

白 扁 豆

〔性味〕味甘，性微温。无毒。

〔主治〕处脾胃而止吐泻，疗霍乱而清湿热。解诸毒大良，治带下颇验。

〔归经〕入脾经，兼入胃经。为专治中宫，除湿消暑之品。

〔禁忌〕伤寒寒热，外邪方炽者忌。

四、菜部

薯蓣

〔性味〕味甘，性温、平。无毒。

〔主治〕益气长肌，安神退热，补脾除泻痢，补肾止遗精。

〔归经〕入脾、肺二经，兼入心、肾二经。为补益之品。

〔禁忌〕不宜与面同食。

百合

〔性味〕味甘，性平。无毒。

〔主治〕保肺止咳，驱邪定惊，止涕泪多，利大小便。腹胀心痛可治，补中益气尤谐。

〔归经〕入肺、大肠二经，兼入心经。为清凉退热之品。

〔禁忌〕中寒者勿服。

五、果部

枣

〔性味〕味甘，性温、平。无毒。

〔主治〕调和脾胃，具生津止泻之功，润养肺经，操助脉强神之用，助诸经而和百药，调营卫而悦容颜。

〔归经〕入心、脾二经。为补中益气之品。

〔禁忌〕凡中气虚，气不归元者，忌与耗气药同用，胃虚有大呕吐，忌与温热香燥药同用，阴虚咳嗽生痰，忌与半夏、南星等同用。疟非寒甚者亦忌。

胡桃

〔性味〕味甘，性温、平。无毒。

〔主治〕佐补骨脂而治痿强阴，益胡粉而拔白变黑，久服润肠胃，恒用悦肌肤，通命门而理三焦，治腰脚与心腹痛。

〔归经〕入肺、肝、肾三经。为固补之品。

〔禁忌〕肺家有痰热，命门火炽，阴虚吐衄等均忌。

龙　眼

〔性味〕味甘，性平。无毒。

〔主治〕补心虚而长智，悦胃气以培脾，除健忘与怔忡，能安神而熟睡。血不归脾莫缺，思虑过度者宜。

〔归经〕入心、脾二经。为资益之品。

〔禁忌〕甘能作胀，凡中满气膈之证，均忌。

莲　藕

〔性味〕味甘，性温、平。无毒。

〔主治〕生用则涤热除烦，散瘀而还为新血。熟用则补中利胃，消食而变化精微。

〔归经〕入心、肝、脾、胃四经。为祛瘀生新之品。

莲　子

〔性味〕味甘涩，性平涩。无毒。

〔主治〕心肾交而君相之火邪俱清，肠胃厚而泻痢之滑脱均收，频用能止精，多服令人喜，养神而气力长。治血而崩带瘳。

〔归经〕入心、肾、脾、胃四经。为资养后天元气之品。

〔炮制〕甘平无毒。于诸疾并无所连，第生者食之过多，微动冷气胀人。

莲　须

〔性味〕味甘涩，性平。无毒。

〔主治〕清心而诸窍出血可止，固肾而丹田之精气无遗，须发变黑，泻痢能除。

〔归经〕入肾经，兼入心经。为固真涩精之品。

〔炮制〕凡使花开时，采取阴干。忌见火。

六、人部

人　发

〔性味〕味苦，性温。无毒。

〔主治〕祛瘀血补真阴。父发与鸡子同煮，免婴儿惊悸。己发与川椒共煅，令本体乌头。吐血衄红取效，肠风崩带宜求。

〔归经〕入心、肝、肾三经。为益阴泄热之品。

〔禁忌〕发灰气味不佳。胃弱者勿服。

〔炮制〕以皂荚水洗净晒干，入罐固封煅存性。胎发尤良。

人　乳

〔性味〕味甘咸，性平。无毒。

〔主治〕大补真阴，最清烦热，补虚劳，润噎膈，大方之玉液也，祛膜赤，止泪流，眼症止金浆也。

〔归经〕入心、脾、肝、肾四经，为补虚润泽之品。

〔禁忌〕性凉滋润燥渴。枯涸者宜之。若脏气虚寒，滑泄不禁，及胃弱不思食，脾虚不磨食，均忌。

秋　石

〔性味〕味咸，性温。无毒。

〔主治〕觇性质之咸平，治虚劳之咳嗽，养丹田而安五脏，滋肾水而润三焦，去漏精白浊之虞，为降火滋阴之品。

〔归经〕入肺、肾二经。为滋阴降火之品。

〔禁忌〕若煎炼失道，多服误服反生燥渴之疾。

紫 河 车

〔性味〕味甘咸，性温。无毒。

〔主治〕补心除惊悸，滋肾理虚劳。

〔归经〕入肝、肾二经。为益血添精助气之品。

〔禁忌〕凡精虚阴涸水不胜火，发为咳嗽，吐血骨蒸盗汗等症，此属阳盛阴虚，法当壮水之主，以镇阳光，不宜服此并补之剂，以耗将竭之阴，胃火齿痛亦忌。

七、禽兽部

乌 骨 鸡

〔性味〕味甘，性平。无毒。

〔主治〕益肝肾而治虚劳，愈消渴而疗噤痢，产中急取，崩带多求。肶皮去烦热，通二肠。屎白利小便，治鼓胀。

〔归经〕入肾、脾、胃、大肠、膀胱五经。为益阴止烦治水消胀之品。

鹿 茸

〔性味〕味甘咸，性温。无毒。

〔主治〕健骨而生齿，强志而益气，去肢体酸疼，除腰脊软痛，虚劳圣剂，崩漏神丹。角则补肾生精髓，强骨壮腰膝，止崩中与吐衄，除腹痛而安胎。

〔归经〕入肾经，兼入心、肝、心包三经。为竣补下元真阳之品。

〔禁忌〕凡上焦有痰热，胃家有火，吐血属阴虚火旺者均忌。

羊 肉

〔性味〕味苦甘，性大热。无毒。

〔主治〕补中益气，安心止惊，宣通风气，起发毒疮。角堪明目杀虫。肝能清眼去翳。肾可助阳。胲治翻胃。

〔归经〕入脾、肾二经。为助元阳益虚劳之品。

〔禁忌〕孕妇食之，令子多热骨蒸疟疾，热痢与痈肿疮疡，消渴吐血，嘈杂易饥，一切火证均忌。不可用铜器煮，令男子损子阳，女子暴下。物性之异如此，不可不知。

牛 乳

〔性味〕味甘，性微寒。无毒。

〔主治〕润肠胃而解热毒。治噎膈而补虚劳。

〔归经〕入心、肺二经。为润泽生津之品。

阿 胶

〔性味〕味甘，性平。无毒。

〔主治〕止血兮兼能祛瘀，疏风也又且补虚。西归金腑，化痰止咳除痈痿。东走肝垣，强筋养血理风淫。安胎始终并用，治痢新久皆宜。

〔归经〕入肺、肝、肾三经。为肾阴清热之品。

〔禁忌〕气味虽平和然性黏腻，胃弱作呕吐，脾虚食不消者，均忌。入调经丸中，宜入醋重汤顿化和药。

〔炮制〕凡用祛痰蛤粉炒，止血蒲黄炒，或面炒，或酒化，或水化，或童便和用，各从本方。

腽 肭 脐

〔性味〕味咸，性大热。无毒。

〔主治〕阴痿精寒，瞬息起经年之恙，鬼交尸疰，纤微消沉顿之疴。

〔归经〕入肾经。为专助元阳之品。

〔禁忌〕性热助元阳，凡阴虚火炽强阳不倒，或阳事易举，及骨蒸劳咳等证，均忌。

〔炮制〕凡用酒浸一日，纸里炙香剉捣，或于银器中以酒煎熟合药。

八、鳞虫部

龟　甲

〔性味〕味甘咸，性平。无毒。

〔主治〕补肾退骨蒸，养心增智慧，固大肠而止泻痢，除崩漏而截疟疾，小儿囟门不合，臁疮朽臭难闻。治软弱之四肢，愈赤白之带下。

〔归经〕入肾经，兼入心、肝、脾三经。为益阴滋血之品。

〔禁忌〕妊娠及病人虚而无热者均忌。

〔炮制〕凡用锯去四边，或酥炙，或醋炙，或酒炙，或猪胆炙，俱可。凡使须研极细，不尔，留滞肠胃，能变癥瘕。鳖甲亦然。

鳖　甲

〔性味〕味咸，性平。无毒。

〔主治〕解骨间蒸热，消心腹癥瘕，妇人漏下五色，小儿胁下坚疼，痞疾息肉何虞，阴蚀痔核宜用。

〔归经〕入肝经，兼入肺、脾二经。为益阴除热散结之品。

〔禁忌〕妊娠及阴虚胃弱，阴虚泄泻，产后泄泻，产后饮食不消，不思饮食，及呕恶等证，均忌。

〔炮制〕凡用须生取甲，剔去肉者为佳。

蜂　蜜

〔性味〕味甘，性平。无毒。

〔主治〕和百药而解诸毒，安五脏而补诸虚，润大肠而悦颜色，调脾胃而除心烦。同姜汁行初成之痢，同薤白涂汤火之疮。

〔归经〕入心、脾二经。为和甘滑润之品。

〔禁忌〕蜜性甘滑。中满与泄泻者均忌。

桑螵蛸

〔性味〕味咸甘，性平。无毒。

〔主治〕起阳事而痿弱何忧，益精气而多男可冀。主伤中而五淋亦治，散癥瘕而血闭兼通。

〔归经〕入肝、命门、膀胱三经。为固肾益精之品。

〔炮制〕凡使炙黄，或醋煮，或酒炒，或汤泡煨用。

雄原蚕蛾

〔性味〕味咸，性温。有小毒。

〔主治〕止血收遗泄，强阳益精气。

〔归经〕入肾经。为助阳之品。

〔禁忌〕少年阴虚由于失志者，及阴虚有火者均忌。

第四节　泻剂

一、草部

葶　苈　子

〔性味〕味辛苦，性大寒。无毒。

〔主治〕疏肺下气，喘逆安平，消痰利水，理胀通经。

〔归经〕入肺、大肠、膀胱三经。为下气行水之品。

〔禁忌〕肿满由脾虚不能制水，小便不通，由膀胱虚无气以化者，均忌。盖不利于脾胃虚弱真阴不足之人也。

〔炮制〕凡使同糯米微焙，待米熟，去米捣用。

大　黄

〔性味〕味大苦，性大寒。无毒。

〔主治〕瘀血积聚，留饮宿食，痰实结热，水肿痢疾，荡肠涤胃，推陈致新，腹痛里急，发热谵频。

〔归经〕入肝、脾、胃三经，兼入心包、大肠二经。为大泻血分实热，尽下有形积滞之品。

〔禁忌〕凡气分病，及胃寒血虚，妊娠产后，均忌。

〔炮制〕凡使有蒸，有生，有熟，不得一概用之。酒浸入脾经，酒洗入胃经，余经俱不用酒。

知　母

〔性味〕味苦，性寒。无毒。

〔主治〕清肺热而消痰蠲嗽，泻肾火而利水滑肠。肢体浮肿为上剂，伤寒烦热号神良，补寒水于不充，益五脏之阴气。

〔归经〕入肺、肾二经。为泻火滋水之品。

〔禁忌〕阳痿，及易举易痿，泄泻，脾弱饮食不消化，胃虚不思食，肾虚溏泄，均忌。

〔炮制〕凡使欲引经上行，酒浸焙，欲下行，盐水润焙。

元 参

〔性味〕味苦咸，性微寒，无毒。

〔主治〕补肾益精，退热明目，伤寒瘢毒，劳证骨蒸，解烦渴，利咽喉，外科瘰疬痈疽，女科产乳余疾。

〔归经〕入肾经。为壮水制火之品。

〔禁忌〕凡血少目昏，停饮支满，血虚腹痛，脾虚泄泻，均忌。

〔炮制〕凡使蒸过晒干焙用。

白 头 翁

〔性味〕味辛苦，性寒。无毒。

〔主治〕苦坚肾，寒凉血，入阳明血分，治热痢时行，温疟寒热，瘰疬疝瘕，金疮秃疮，腹痛齿痛，并血痔而咸治，目明而疣消。

〔归经〕入胃、大肠二经。为泻热凉血之品。

〔禁忌〕滞下胃虚不思食，及完谷不化，泄泻由虚寒，寒热而不由湿毒者，均忌。

三 七

〔性味〕味甘微苦，性温。无毒。

〔主治〕甘苦微温，散瘀定痛，愈血痢，止血崩，祛目赤，消痈肿，金疮杖疮称要药，吐血嗽血着奇功。

〔归经〕入肝、胃二经。为散瘀定痛之品。

黄 连

〔性味〕味苦，性寒。无毒。

〔主治〕泻心除痞满，明目理疮疡，痢疾腹痛，心痛惊烦，杀虫安蛔，利水厚肠。

〔归经〕入心经，兼入肝、胆、脾、胃、大肠五经。为清火除湿之品。

〔禁忌〕血少气虚，致惊悸烦躁，小儿痘疮，阳虚作泄，行浆后泄泻，老人脾胃虚寒泻，阴虚人肾泻，真阴不足内热，均忌。

〔炮制〕黄连入心经，为治火之主药。治本脏火则生用，治肝胆实火，猪胆汁浸炒。治肝胆虚火，醋浸炒。治上焦火，酒炒。治中焦火，姜汁炒。治下焦火，盐水或朴硝炒。治气分湿热火，吴萸汤浸炒。治血分块中伏火，干漆水炒。治食积火，黄土炒。诸法不独为之引导，盖辛热制其苦寒，咸寒制其燥性，在用者详酌之。

胡 黄 连

〔性味〕味苦，性寒。无毒。

〔主治〕主虚家骨蒸久痢，医小儿疳积惊痫。

〔归经〕入肝、胃二经。为清湿除热之品。

〔禁忌〕凡阴血太虚，真精耗竭，胃气脾阴俱弱者，虽见如上证，亦忌。即用，亦须佐以健脾安胃药。

黄 芩

〔性味〕味苦，性平。无毒。

〔主治〕中枯而大者，清肺部而止嗽化痰，并理目赤疔痫。坚实而细者，泻大肠而除湿治痢，兼可安胎利水，黄疸与血闭均宜，疳蚀暨火疡莫缺。

〔归经〕入心、肺、大肠、小肠四经，兼入胆经。为除湿清火之品。

〔禁忌〕过服损胃，血虚寒中者，忌用。

苦 参

〔性味〕味苦，性寒。无毒。

〔主治〕除热祛湿，利水固齿，痈肿疮疡，肠澼下血。主心腹结气，亦明目止泪。

〔归经〕入肾经。为燥湿胜热之品。

〔禁忌〕久服损肾气。肝肾虚而无大热者忌。

〔炮制〕凡使糯米泔浸一夜，其腥秽气并浮在水面上，须重重淘过，即蒸半日晒，切用。

龙 胆 草

〔性味〕味苦涩，性大寒。无毒。

〔主治〕主肝胆热邪，清下焦湿火，肠中小蛊肿胀，婴儿客忤惊痫。

〔归经〕入肝、胆、胃三经。为涤火邪、除湿热之品。

〔禁忌〕胃虚血少，脾胃两虚作泻，病虚有热，均忌。

白 薇

〔性味〕味苦咸，性平。无毒。

〔主治〕味苦咸而性寒，入阳明与冲任。中风而身热，胸满不知人，血厥与温疟热淋，寒热酸痛，妇人则伤中淋露，产虚烦呕，治无不宜，投之悉当。

〔归经〕入胃经。为清虚火除湿热之品。

〔禁忌〕凡汗多亡阳，或内虚不思食，食不消，及下后内虚，腹中觉冷，或因下太甚，泄泻不止，均忌。

〔炮制〕去须，糯米泔浸一宿，细剉，蒸拌日晒干用。

白 前

〔性味〕味甘，性微温。无毒。

〔主治〕疗喉间喘呼欲绝，宽胸中气满难舒。能止嗽而下痰，亦泻肺而降气。

〔归经〕入肺经。为泻肺下气降痰之品。

〔炮制〕生甘草水浸一伏时，去头须，焙干用。

丹 皮

〔性味〕味辛苦，性微寒。无毒。

〔主治〕通关腠血脉，消仆损血瘀。营热可清，客热得解。

〔归经〕入心、肝、肾、心包四经。为清伏火退血热之品。

〔禁忌〕牡丹皮本入血凉血之药，然能行血。凡女子血崩及经行过期不尽，均忌。与行血药同用。

姜 黄

〔性味〕味辛苦，性热。无毒。

〔主治〕破血下气，散肿消痈，除风可也，气胀宜之。

〔归经〕入脾经，兼入肝经。为破血行气之品。

〔禁忌〕凡血虚臂痛，血虚腹痛，而非瘀血凝滞，气逆上壅作胀者，均忌。若误用则愈伤血分，令病转剧。

蓬 莪 术

〔性味〕味苦辛，性温。无毒。

〔主治〕积聚作痛，中恶鬼疰，妇人血气，丈夫奔豚。

〔归经〕入肝经。为行气破血清积之品。

〔禁忌〕凡气血两虚，脾胃素弱而无积滞者，均忌。

〔炮制〕于沙盆中醋令尽，火畔烘干，筛用。此物极坚，必于火灰中煨令透，乘热捣之，即碎如粉。今人多以醋炒，或煮熟入药，取其引入血分也。

荆 三 棱

〔性味〕味苦，性平。无毒。

〔主治〕下血积有神，化坚癖为水。消肿止痛，通乳堕胎。

〔归经〕入肝经，兼入脾经。为散血行气消积之品。

〔禁忌〕三棱能泻真气，真气虚者忌。

海 藻

〔性味〕味咸，性寒。无毒。

〔主治〕消瘰疬瘿瘤、癥瘕痛肿。

〔归经〕入胃经，通入十二经。为除热软坚润下之品。

〔禁忌〕脾家有湿热者忌。以白酒洗去咸味，焙干用。

昆 布

〔性味〕味咸，性寒。无毒。

〔主治〕顽痰结气，积聚瘿瘤。

〔归经〕入胃经。为软坚润下、除热散结之品。

蒲 公 英

〔性味〕味甘，性平。无毒。

〔主治〕苦甘寒，化热毒，食毒解，肿核消。专去疔疮乳痈，亦为通淋妙品。

〔归经〕入肾经，兼入脾、胃二经。为解毒散结之品。

青 蒿

〔性味〕味苦，性寒。无毒。

〔主治〕去骨间伏热，杀鬼疰传尸，虚烦盗汗，风毒热黄，久疟久痢，疥瘙疮疡。明目称要，清暑尤良。

〔归经〕入肝、胆二经。为除热补劳之品。

〔禁忌〕产后气虚，内寒作泻，及饮食停滞泄泻者，均忌。凡产后脾胃薄弱，忌与归地同用。

夏 枯 草

〔性味〕味苦辛，性寒。无毒。

〔主治〕瘰疬鼠瘘，目痛羞明。疗乳痈而消乳岩，清肝火而散结气。

〔归经〕入肝、胆二经。为散结解热之品。

刘 寄 奴

〔性味〕味苦，性温。无毒。

〔主治〕味苦性温，通经破血，能除癥瘕，亦止金疮。

〔归经〕入肝经。为破血止血之品。

〔禁忌〕病人气血虚，脾胃弱，易作泄者，勿用。

〔炮制〕凡使去叶用子良，以布拭去薄壳，酒蒸晒干用。

旋 覆 花

〔性味〕味咸，性温。无毒。

〔主治〕老痰坚硬，结气留饮，风气湿痹。利肠通脉，其甘也能补中，其降也除噫气。

〔归经〕入肺、大肠二经。为下气消痰之品。

〔禁忌〕病人涉虚者忌多服。冷利大肠，虚寒人，禁用。

青 葙 子

〔性味〕味苦，性微寒。无毒。

〔主治〕青盲内障，医膜遮睛，赤肿眐烂，泪出羞明。

〔归经〕入肝经。为泻肝明目之品。

苎 麻 根

〔性味〕味苦，性寒。无毒。

〔主治〕性甘寒，利小便，疗淋血，止脱肛。痰哮宜求，安胎尤要。

〔归经〕入肝经。为解热除瘀之品。

〔禁忌〕病人胃弱泄泻，及诸病不由血热者，均忌。

牛 蒡 子

〔性味〕味苦，性平。无毒。

〔主治〕宣肺气，理痘疹，清咽喉，散痈肿。有泻热散结之能，疏腰膝凝滞之气。

〔归经〕入肺、胃二经。为散风除热解毒之品。

〔禁忌〕疮家气虚色白，大便泄泻者忌。痧疹不忌泄泻，故用之无妨。痈疽已溃，非便闭不宜服。以性冷滑利也。

大 青 叶

〔性味〕味苦微咸，性大寒。无毒。

〔主治〕质苦咸而大寒，解心胃之热毒，是以时疾热狂，阳毒发斑莫虑，亦治黄疸热痢，喉痹丹毒无虞。

〔归经〕入心、胃二经。为解散热毒之品。

〔禁忌〕此乃阴寒之物，止用以天行热病，不可施之虚寒脾弱之人。

青 黛

〔性味〕味咸，性寒。无毒。

〔主治〕清肝火，解郁结。幼稚惊疳，大方吐血，伤寒发斑，下焦毒热。

〔归经〕入肝经。为除热解毒之品。

〔禁忌〕凡血证非血分实热，而由阴虚内热，阳无所附，火气因空上炎，发为唾咯吐血诸症，切不可用青黛等。盖血得寒则凝，凝则寒热交作，胸膈或痛，愈增其病矣。

萹 蓄

〔性味〕味苦，性寒。无毒。

〔主治〕利水治窿淋，杀虫理疮疾，蛔咬腹痛可用，妇人阴蚀尤良。

〔归经〕入胃、膀胱二经。为泄热下行之品。

芦 根

〔性味〕味甘，性平。口无毒。

〔主治〕噎膈胃反之司，消渴呕逆之疗。可清烦热，能利小肠。

〔归经〕入肺、脾、肾三经。为清热止呕之品。

〔禁忌〕因寒霍乱作胀，因寒呕吐，均忌。

紫 菀

〔性味〕味苦辛，性平。无毒。

〔主治〕主痰喘上气，尸疰劳伤，咳吐脓血，通利水便。治胸中寒热之结气，去蛊毒痿蹙以安脏。

〔归经〕入肺经，兼入胃经。为清金泄火之品。

〔禁忌〕肺病咳逆喘嗽，皆阴虚肺热也，忌独用多用。即用亦须与二冬、百部、桑皮等苦寒参用，方无害，以其性温也。

紫花地丁

〔性味〕味辛苦，性寒。无毒。

〔主治〕辛苦而寒，泻热解毒。发背与痈疽莫缺，疔疮并瘰疬咸宜。

〔归经〕入肝、脾二经。为除热解毒之品。

射　干

〔性味〕味苦，性平。有毒。

〔主治〕清咳逆热气，治喉痹咽疼，血散肿消，镇肝明目。祛积痰而散结气，通经闭而利大肠。

〔归经〕入心、心包、三焦三经，兼入肺、肝、脾三经。为清火解毒、散血消痰之品。

〔禁忌〕性不益阴，凡脾胃弱，脏寒，气血虚，病无实热，均忌。

马　兜　铃

〔性味〕味苦，性寒。无毒。

〔主治〕清金有平咳之能，涤痰有定喘之效。

〔归经〕入肺经。为清热下气之品。

〔禁忌〕肺虚寒咳嗽，或寒痰作喘者，均忌。

〔炮制〕凡使取净子焙用。

天　花　粉

〔性味〕味苦，性寒。无毒。

〔主治〕止渴退烦热，消痰通月经，排脓散肿，利膈清心。实名栝楼，主疗结胸。其子润肺，主化燥痰。

〔归经〕入肺经。为润肺降气之品。

〔禁忌〕脾胃虚寒作泄者忌。

山　豆　根

〔性味〕味苦，性寒。无毒。

〔主治〕主咽痛虫毒，消诸种疮疡，泻心火以保肺金，平喘满而清热咳，喉痈喉风治之愈，腹痛下痢服之良。

〔归经〕入心、肺、大肠三经，为清热解毒之品。

〔禁忌〕病人寒者勿服。

金 银 花

〔性味〕味甘，性寒，无毒。

〔主治〕解热消痛，止痢宽筐，养血治渴，补虚疗风，除热而肠澼血痢可疗，解毒则杨梅恶疮无效。

〔归经〕入肺经，为散热解毒之品。

〔禁忌〕虚热作泄者忌用。

二、木部

降 真 香

〔性味〕味苦，性温。无毒。

〔主治〕行瘀滞之血如神，止金疮之血至验，理肝脉吐血胜似郁金。治刀伤出血，过于花蕊。

〔归经〕入肝经，通入十二经。为散邪之品。

阿 魏

〔性味〕味辛，性平。无毒。

〔主治〕杀诸虫，破癥积，除邪气，化蛊毒。

〔归经〕入脾、胃二经。为消结杀蛊之品。

〔炮制〕凡使用钵研细热酒器上，过入药。

芦 荟

〔性味〕味苦，性大寒。无毒。

〔主治〕主祛热明目，理幼稚惊风，养疗五痔，能杀三虫。

〔归经〕入肝、心包二经。为涤热杀虫之品。

黄 柏

〔性味〕味苦，性寒。无毒。

〔主治〕泻相火而救水，利膀胱以燥湿，佐以苍术。理足膝之痹痛，渍以蜜水。漱口舌之生疮，清五脏之积热，黄疸热痢，肠风痔血可疗。治女子之诸疴，漏下赤白，阴伤湿疮亦愈。

〔归经〕入肾、膀胱二经。为除热益阴之品。

〔禁忌〕阴阳两虚，脾胃薄弱者，均忌。

〔炮制〕黄柏性寒而沉，生用则降实火，熟用则不伤胃，酒制则治上，蜜制则治中，盐制则治下。

厚 朴

〔性味〕味苦辛，性温。无毒。

〔主治〕辛能散风邪，温可解寒气，下气消痰，去实满而宽膨，温胃和中，调胸腹而止痛，吐利交资，惊烦共主，疗气血之痹，去三虫之患。

〔归经〕入脾、胃二经。为下实散满之品。

〔炮制〕凡使去粗皮，姜汁炙或浸炒用。

苦 楝 子

〔性味〕味苦，性寒。有小毒。

〔主治〕杀三虫，利小便，愈疝气，疗疥疮。肝厥腹痛以疗，伤寒里热亦愈。

〔归经〕入肝、心包、小肠、膀胱四经，兼入肺、脾、胃三经。为泄热之品。

〔禁忌〕脾胃虚寒者忌用。

〔炮制〕凡使酒拌合透，蒸待皮软，去皮去核，取肉用，凡用肉不用核，用核不用肉，如用肉锤碎，浆水煮一伏时晒干。

槐 花

〔性味〕味苦，性平。无毒。

〔主治〕止便血，除血痢，咸借清肠之力，疗五痔，明眼目，皆资涤热之功。子名槐角，用颇相同。兼行血以降气，亦催生而堕胎。枝主阴囊湿痒。叶医疥癣疔疮。

〔归经〕入肝、大肠二经。为凉血清热之品。

〔禁忌〕病人虚寒作泄，及阴虚血热而非实热者，均忌。

〔炮制〕凡使槐花须未开时采取，亦名槐米，陈久炒用。凡使槐实，去单子及五子者打碎，牛乳经一宿。蒸过用。

苏 木

〔性味〕味甘咸，性平。无毒。

〔主治〕宣表里之风邪，除新旧之瘀血。宜产后之胀满，治痈肿与扑伤。

〔归经〕入肝、脾、肾三经，兼入心、胃二经。为散表行血之品。

〔禁忌〕产后恶露已尽，有血虚腹痛者，不宜用。

巴　豆

〔性味〕味辛，性温。有毒。

〔主治〕荡五脏，涤六腑，几于渐肠刮胃，攻坚积，破痰癖。直可斩关夺门，气血与食，一攻而殆尽，痰虫及水，倾倒而无遗，胎儿立堕，疔毒旋抽。

〔归经〕入胃、大肠二经。为斩关夺门之品。

〔禁忌〕凡一概汤散丸剂，切勿轻投，即不得已急症，亦须炒熟，压令油极净。入分许即止，不得多用。

桑根白皮

〔性味〕味甘辛，性寒。无毒。

〔主治〕泻肺经之有余，止喘定嗽，疏小肠之闭滞，逐水宽膨，降气散瘀血，止渴消燥痰。

〔归经〕入肺经。为清金之品。

〔禁忌〕凡肺虚无火，因寒袭之而咳嗽者，勿用。

枳　实

〔性味〕味苦，性寒。无毒。

〔主治〕破积，有雷厉风行之势，泻痰有冲墙倒壁之威，解伤寒结胸，除心下急痞。

〔归经〕入脾、胃二经。为破气行痰之品。

枳　壳

〔性味〕味苦咸，性微寒。无毒。

〔主治〕破至高之气，除咳逆停痰，助传导之官，消水留胀满。

〔归经〕入肺、胃二经。为散结逐滞之品。

〔禁忌〕肺气虚弱，脾胃虚，中气不运，而痰壅气急，咳嗽不因风寒入肺，气壅，及咳嗽阴虚火炎，与一概胎前产后，均忌。

山 栀 子

〔性味〕味苦，性寒。无毒。

〔主治〕治胸中懊恼，而眠卧不宁，疏脐下血滞而小便不利，清太阴肺，轻飘而上达，泻三焦火，屈曲而下行，清胃脘则吐衄与崩淋俱效，祛心火则疮疡与面赤无虞。

〔归经〕入心、肺、胃三经。为泄火之品。

〔禁忌〕凡脾胃虚弱，血虚发热，心肺无邪热，小便闭，由膀胱气虚，均忌。

〔炮制〕治上中二焦，连壳用。治下焦，去壳洗去黄浆炒用。治血病炒黑用，祛心胸中热用仁，祛肌表间热用皮。

郁李仁

〔性味〕味苦辛酸，性平。无毒。

〔主治〕润达幽门，而关格有转输之妙，宣通火腑，而肿胀无壅遏之嗟。

〔归经〕入脾、大肠、小肠三经。为润燥泄气破血之品。

〔禁忌〕津液不足者忌。

大腹皮

〔性味〕味辛，性温。无毒。

〔主治〕开心腹之气，逐皮肤之水，和脾泄肺，通大小肠，肺气痃胀胥宜，痰膈瘴疟亦治。

〔归经〕入脾、胃二经。为下气行水之品。

〔禁忌〕病涉虚弱者忌。

〔炮制〕鸩鸟多集此树，宜以酒洗清，再大豆汁洗晒干用。

竹叶

〔性味〕味辛甘，性寒。无毒。

〔主治〕清心涤烦热，止嗽化痰涎，定小儿之惊痫，治吐血与呕哕。

〔归经〕入心、胃二经。为涤热之品。

〔禁忌〕竹茹，凡胃寒呕吐，感寒挟食作呕，忌用。竹沥，凡寒痰湿痰及饮食生痰，忌用。

天竺黄

〔性味〕味甘，性寒。无毒。

〔主治〕祛痰解风热，镇心安五脏，大人中风不语，小儿天吊惊痫。

〔归经〕入心经。为除热豁痰定惊之品。

雷丸

〔性味〕味苦咸，性微寒。无毒。

〔主治〕杀脏腑诸虫，除婴儿百病，毒气可逐，胃热亦清。

〔归经〕入胃、大肠二经。为消积杀虫之品。

〔炮制〕入药炮用。此竹之苓也，乃竹之余气所结，大小如粟，生土中而无苗叶。

三、谷部

绿　豆

〔性味〕味甘，性寒。无毒。

〔主治〕解热毒而止渴，去肌风而润肤，利小便以治胀，厚肠胃以和脾。

〔归经〕入胃经，兼入心经。为清热解毒之品。

〔禁忌〕脾胃虚寒滑泄者忌。

四、菜部

冬　瓜

〔性味〕味甘，性微寒。无毒。

〔主治〕寒泻热，甘益脾，利二便，治消渴。多食而水肿以消，用子则补肝明目。

〔归经〕入脾、胃、大肠、小肠四经。为除热益脾之品。

〔禁忌〕冬瓜性冷利，脏腑有热者宜之。体虚肾冷，久病滑泄者忌。

五、果部

杏　仁

〔性味〕味甘，性温。有小毒。

〔主治〕散上焦之风，除心下之热，利胸中气逆而喘嗽，润大肠气闭而难通。解锡毒有效，消狗肉如神，时行头痛，行痰解肌。

〔归经〕入肺、大肠二经。为泻肺解寒、润燥下气之品。

〔禁忌〕凡阴虚咳嗽、肺家有虚热之痰者，均忌。双仁者不可用。

桃　仁

〔性味〕味苦甘，性平。无毒。

〔主治〕破诸经之血瘀，润大肠之血燥。肌有血凝，而燥痒堪除。热入血室，而谵言可止。可除厥癥瘕，何虞乎邪气。

〔归经〕入肝、心包二经。为破血润燥之品。

〔禁忌〕桃仁散而不收，泻而勿补，过用或不当，能使血下不止，损伤真阴。故凡经闭由于血枯，产后腹痛，由于血虚，大便闭涩，由于津液不足者，均忌。

山 楂

〔性味〕味甘酸，性温。无毒。

〔主治〕消肉食之积，行乳食之停，疝气为殃，茴香助之取效。儿枕作痛，砂糖调服成功。发小儿痘疹，理下血肠风。

〔归经〕入脾经。为破气消积、散瘀化痰之品。

〔禁忌〕脾虚不运，及胃家无食积，均忌。如脾胃虚，兼有积滞，当与补药同施，亦不宜过用。

青 皮

〔性味〕味苦、辛，性寒。无毒。

〔主治〕破滞气愈攻愈效，削坚积愈下愈良。引诸药至厥阴之分，下饮食入太阴之仓。郁积与发汗咸治，疝痛与乳肿宜投。其核也主膀胱疝气，其叶也治乳痈肺痈。

〔归经〕入肝、胆二经。为猛锐之品。

〔禁忌〕削坚破滞，性最酷烈，误服立损真气，必与参、术、芍药等补脾药同行，必不可单行。肝脾气虚者，均忌。

槟 榔

〔性味〕味辛涩，性温。无毒。

〔主治〕降至高之气，似石投水，疏厚重之急，如骥追风。疟疾与痰癖皆收，脚气与杀虫并选。消谷可也，伏尸宜之。

〔归经〕入胃、大肠二经。为沉重下坠之品。

〔禁忌〕凡气虚，脾胃虚，阴阳两虚，中气不足者，均忌。

六、石部

海 浮 石

〔性味〕味甘咸，性平。无毒。

〔主治〕清金降火，止浊治淋。积块老痰逢便化，瘿瘤结核遇旋消。

〔归经〕入肺经。为消痰软坚之品。

食 盐

〔性味〕味甘辛咸，性平。无毒。

〔主治〕擦牙而止痛，洗目而祛风。二便闭结，纳导随通。心腹烦疼，服吐即愈，治疝与辟邪有益，痰停与霍乱无妨，软坚而结核积聚以除，清火则伤肠胃结热可治。

〔归经〕入肾经，兼入心、肺、胃三经。为除热润下之品。

七、人部

人 中 黄

〔性味〕味甘，性寒。无毒。

〔主治〕甘寒以入胃经，泻热而清痰火。治阳毒发狂之证，挽痘疮黑陷之虞。

〔归经〕入胃经。为大解热毒之品。

〔禁忌〕伤寒瘟疫非阳明实热，痘疮非大热郁滞，因而紫黑干陷倒靥者，均忌。以苦寒之极也。

八、禽兽部

夜 明 砂

〔性味〕味辛，性寒。无毒。

〔主治〕质秉辛寒，肝经血分，活血消积。目盲障翳称良，疟魃惊疳，干血气痛亦治。

〔归经〕入肝经。为散血明目之品。

〔炮制〕凡使淘去灰土恶臭，取细砂晒干焙用。

犀 角

〔性味〕味苦酸咸，性寒。无毒。

〔主治〕解烦热而心宁，惊悸狂邪都扫，散风毒而肝清，目昏痰壅皆消，血衄崩淋，投之辄止。痈疽发背，用以消除解毒，高于甘草，祛邪过于牛黄，迷惑与魇寐不侵，蛊疰共鬼邪却退。

〔归经〕入心、肝二经，兼入胃经。为彻上彻下、散邪清热、凉血解毒之品。

〔禁忌〕治消胎气，孕妇忌服，痘疮气虚无大热，伤寒阴证发躁，脉沉细，足冷，渴而饮不多，且复吐出者，均忌。

羚 羊 角

〔性味〕味苦咸，性寒。无毒。

〔主治〕直达东方理热毒，而昏冒无虞。专趋血海散瘀结，而真阴有赖。清心明目，辟邪定惊，肠风痢血宜加用，瘰疬痈疽不可无。

〔归经〕入心、肝、肺三经。为散邪清热之品。

〔禁忌〕心肝二经，虚而有热者均忌宜。若虚而无热忌用。

熊 胆

〔性味〕味苦，性寒。无毒。

〔主治〕杀虫治五疳，止痢除黄疸，去目障至效，涂痔漏如神。

〔归经〕入心、胃、心包三经，兼入肝、脾、大肠三经。为除热祛邪之品。

〔禁忌〕小儿不因疳证而目生障翳，及痘后蒙蔽者，均忌。

刺 猬 皮

〔性味〕味苦，性平。有小毒。

〔主治〕性苦平，治胃逆，消五痔，愈肠风，阴蚀共阴肿之疴，酒煮与末敷胥当。

〔归经〕入胃经。为凉血之品。

〔炮制〕煅黑存性，一云细到炒黑用。

九、鳞虫部

龙 齿

〔性味〕味涩，性寒。无毒。

〔主治〕性凉味涩，镇心安魂，大人之痫癫无虞，小儿之五惊咸愈。

〔归经〕入心、肝二经。为镇心安魂、除烦清热之品。

〔禁忌〕龙齿禁忌约与骨相似。

珍 珠

〔性味〕味甘咸，性寒。无毒。

〔主治〕安魂定悸，止渴除蒸，收口生肌，点睛退翳，能坠痰而拔毒，治惊热与痘疗。

〔归经〕入心、肝二经。为泄热定惊之品。

〔禁忌〕凡并不由火热者忌。

海 蛤 粉

〔性味〕味咸,性寒。无毒。

〔主治〕味咸性寒,化痰定喘,治心痛而愈疝气,利小便而止遗精,积块与肿核齐消,白浊与带下并治。

〔归经〕入心、肺二经。为软坚润下之品。

〔禁忌〕虽善消痰积血块,然脾胃虚寒,宜少用。

瓦 楞 子

〔性味〕味咸,性平。无毒。

〔主治〕消老痰至效,破癥癖殊灵。

〔归经〕入肝经,兼入肺、脾二经。为软坚散结之品。

〔炮制〕取陈久者,火煅赤,米醋淬三度,出火毒,研粉。

水 蛭

〔性味〕味苦咸,性平。有毒。

〔主治〕恶血积聚,闭结坚牢,炒末调吞多效,赤白丹肿,痈毒初生,竹筒含咂有功。

〔归经〕入肺、膀胱二经。为破血泄结之品。

五 谷 虫

〔性味〕味苦咸,性寒。无毒。

〔主治〕治小儿疳疮积,疗时病谵妄语。

〔归经〕入脾、胃二经。为祛热疗疳之品。

〔炮制〕凡使漂极净,晒干或炒,或煅为末用。

虻 虫

〔性味〕味苦,性微寒。有毒。

〔主治〕攻血遍行经络,堕胎只在须臾。祛寒热与癥瘕,通血脉及九窍。

〔归经〕入肝经,兼入三焦经。为破血泄结之品。

蟾 蜍

〔性味〕味辛,性寒。微毒。

〔主治〕发时疮之毒,理疳积之疴,消猘犬之毒,枯肠痔之根。

〔归经〕入胃经。为杀虫拔毒之品。

〔炮制〕凡使蟾酥，用人乳化开。切不可入人目，若误入，赤肿欲盲，急以紫草汁洗点即消。

第五节　轻剂

一、草部

麻　黄

〔性味〕味苦，性温。无毒。

〔主治〕专司冬令寒邪，头痛身热脊强，祛营中寒气，破癥坚积聚，太阳伤寒为要药，发表出汗有殊功。

〔归经〕入肺、膀胱二经，兼入心、大肠二经。为发汗之品。

〔禁忌〕诸虚有汗，肺虚痰嗽，气虚发喘，阴虚火炎眩晕，南方中风瘫痪，平日阳虚腠理不密之人，均忌。

〔炮制〕凡用发汗，取茎，去根结，煮十余沸，竹片掠去浮沫，或用醋汤略泡，或干晒，亦用蜜炒。若止汗，用根节。

葛　根

〔性味〕味辛甘，性平。无毒。

〔主治〕主消渴大热，呕吐头痛。生用能堕胎，蒸熟化酒毒。止血痢，散郁火，起阴气，散诸痹，鼓胃气以上行，开腠理而发汗。

〔归经〕入胃、膀胱二经，兼入脾经。为解肌升阳散火之品。

〔禁忌〕多用反伤胃气，升散太过也。

升　麻

〔性味〕味甘苦，性平。无毒。

〔主治〕解百毒，杀精鬼，辟疫瘴，止喉痛、头痛、齿痛，口疮斑疹，散阳明风邪，升胃中清气，蛊毒能吐，腹痛亦除。

〔归经〕入脾、胃二经。为升阳散毒之品。

〔禁忌〕凡吐衄咳多痰，阴虚火动，肾经不足，及气逆呕吐，惊悸怔忡，癫狂等证，若误用，多致危殆。

木　贼　草

〔性味〕味甘微苦，性温。无毒。

〔主治〕迎风流泪，翳膜遮睛。去节著发散之功，中空有升散之效。

〔归经〕入肝、胆二经。为退翳发汗之品。

〔禁忌〕目疾由于怒气及暑热伤血、暴赤肿痛者，均忌。

灯 心 草

〔性味〕味甘，性寒。无毒。

〔主治〕清心必用，利水偏宜。烧灰吹喉痹，涂乳治夜啼。

〔归经〕入心、肺、小肠三经。为清热行水之品。

〔禁忌〕性专通利，虚脱人不宜用。

连 翘

〔性味〕味苦、辛，性寒。无毒。

〔主治〕除心经客热，散诸经血结。通经利水，固肌热之所需，消肿排脓，为疮家之要药。

〔归经〕入胆、大肠、三焦三经，兼入心、心包二经。为散结清火之品。

〔禁忌〕此清而无补之药也。痈疽已溃，及火热由于虚，与脾胃薄弱作泄者，均忌。

谷 精 草

〔性味〕味辛甘，性微温。无毒。

〔主治〕头风翳膜遮睛，喉痹牙痛疥痒。

〔归经〕入肝经，兼入胃经。为清热明目之品。

二、土部

百 草 霜

〔性味〕味辛，性温。无毒。

〔主治〕清咽治痢，解热定血，阳毒发狂之症，愈口舌白秃诸疮。

〔归经〕入肝、脾、胃三经。为救标之药。

〔禁忌〕虽能止血，无益肠胃。救标则可，治本则非。忌多服。

〔炮制〕此乃灶额及烟炉中墨烟也，其质轻细，故曰霜。若深村久灶额上墨，尤佳。止血为最要之药。研细用。

墨

〔性味〕味辛，性温。无毒。

〔主治〕止血以苦酒送下，消痈用猪胆调涂，磨浓点入目之飞丝，和酒治胞胎之不下。

〔归经〕入心、肝二经。为清凉之品。

三、虫部

蝉 蜕

〔性味〕味咸甘，性寒。无毒。

〔主治〕快痘疹之毒，宣皮肤之风，小儿惊痫夜啼，目疾昏花障翳。

〔归经〕入肝经。为驱风散热之品。

第六节 重剂

一、木部

沉 香

〔性味〕味辛苦，性微温。无毒。

〔主治〕调和中气，破积滞而胃开，温补下焦，壮元阳而肾暖，疗脾家痰涎之逆邪，大肠虚闭宜投，小便气淋须用。

〔归经〕入脾、胃、肾三经，兼入心、肝二经。为下气补阳之品。

〔禁忌〕治冷气、逆气、气郁结，殊为要药。然中气虚，气不归元者忌之。心经有实邪者忌之，非命门真火衰，不宜入下焦药中用。

〔炮制〕须要不枯色黑，沉水下者为上。半沉者次之。不可见火。入汤剂磨汁冲服，入丸散，纸里置怀中待燥研之或水磨晒干亦可。

二、金石部

金 箔

〔性味〕味辛，性平。有毒。

〔主治〕安镇灵台，神魂免于飘荡，辟除恶祟，脏腑搜其伏邪。

〔归经〕入心、肝二经。为镇心安神之品。

〔禁忌〕金性坚刚重坠，与血肉之体不相宜，故往往服之致死。凡病只因心气虚，以致神魂不定，并无惊邪外人者，当以补心安神为急，而非金箔所能定矣。盖惟有外邪侵犯者，乃可借为镇心安神之用也。

自 然 铜

〔性味〕味辛，性平。有毒。

〔主治〕续筋接骨，折伤复旧，消瘀破滞，疼痛消除。

〔归经〕入肝经。为散瘀破积之品。

〔禁忌〕凡使中病即已，切不可过服，以其有火金之毒，走散太甚。

〔炮制〕凡使火煅醋淬七次，研细水飞用。

青 铅

〔性味〕味甘，性寒。有毒。

〔主治〕甘寒属肾，解毒坠痰，安神明目，杀虫乌须。

〔归经〕入肝经，兼入肾经。为坠痰解毒之品。

黄 丹

〔性味〕味辛，性微寒。无毒。

〔主治〕止痛生肌，宜于外传，镇心安魂，可作丸吞。下痰杀虫，截疟止痢，平吐逆而疗反胃，治癫疾以愈惊痫。

〔归经〕入肝、脾二经。为清积解毒之品。

密 陀 僧

〔性味〕味辛，性平。有小毒。

〔主治〕镇心主，灭癞点，五痔金疮同偕重，疟家痢证共寻求。

〔归经〕入肝经。为镇怯之品。

〔禁忌〕密陀僧大都可外敷不可内服。此药无真者销银炉底，乃铅铜之气所结，能烂一切物，故不宜轻用。

朱 砂

〔性味〕味甘，性微寒。无毒。

〔主治〕镇心而定癫狂，辟邪而杀鬼祟，解胎热痘毒，疗目痛牙疼，养精神而通神明，治五脏兼能化汞。

〔归经〕入心经。为安神定魄之品。

〔禁忌〕朱砂但宜生使，火炼则有毒，若饵服，常杀人。

雄 黄

〔性味〕味辛苦，性温。微毒。

〔主治〕杨梅疔毒，疥癣痔疡，血瘀风淫，鬼魔尸疰，化涎痰之实，涂蛇虺之伤。

〔归经〕入肝、胃二经。为解毒杀虫之品。

〔禁忌〕雄黄性热有毒，外用易见长，内服难免害。凡服之中病即止，无过剂也。

石　膏

〔性味〕味甘辛，性寒。无毒。

〔主治〕营卫伤于风寒，青龙收佐使之勋。相传因于火热，白虎定为君之剂，头痛齿痛肌肤热，入胃而搜逐，消渴阳狂逆气起，入肺以驱除，口干舌焦是之取尔，中暑自汗，又何患焉。

〔归经〕入胃经，兼入肺、三焦二经。为泻热解肌之品。

阳 起 石

〔性味〕味辛咸，性寒。无毒。

〔主治〕固精而壮元阳，益气而止崩带，回子宫之虚冷，消结气与癥瘕。

〔归经〕入命门。为温补之品。

〔禁忌〕凡阴虚火旺及阳痿属于失志，以致火气闭密，不得发越而然，与崩漏由于火盛，而非虚寒者均忌。

〔炮制〕凡使火煅醋淬七次，研细水飞用。

磁　石

〔性味〕味辛咸，性寒。无毒。

〔主治〕治肾虚之恐怯，镇心脏之怔忡，疗肢节中痛，则风湿以除，清大热烦满，而耳聋亦治。

〔归经〕入肝、胃二经。为冲和之品。

〔禁忌〕凡石药皆有毒，独磁石冲和，无悍猛之气，又能补肾益精，然体重，渍酒优于丸散。

〔炮制〕凡使火煅醋淬，研末水飞，或醋煮三日夜用。

青 礞 石

〔性味〕味甘咸，性平。无毒。

〔主治〕化顽痰癖结行食积停留，色青因以平肝，体重则能下气。

〔归经〕入肝经。为治惊消痰之品。

〔禁忌〕凡积滞癥结，脾胃壮实者可用，虚弱者忌，小儿惊痰食积实热，初发者可用，虚寒久病者忌。

〔炮制〕须坚细青黑，打开中有白星点者，无星点者不入药，煅后则星点如麸金，制法：礞石四两打碎，入硝石四两拌匀，放大坩锅内，炭火十五斤，簇定煅至硝尽，其石色如金为度，取出研末水飞去硝毒，晒干用。

代 赭 石

〔性味〕味苦甘，性寒。无毒。

〔主治〕健脾养血，治五脏血脉中热，镇气定逆，疗小肠疝气内痛，老人肾虚痰喘，哮呷具平，妇科经病带多，胎产亦治。

〔归经〕入肝、心包二经。为镇虚逆养阴血之品。

〔禁忌〕下部虚寒，及阳虚阴痿者，均忌之。

〔炮制〕凡使火煅赤，醋淬三次或五七次，研细水飞用。

三、土部

伏 龙 肝

〔性味〕味辛咸，性温。无毒。

〔主治〕女人崩中带下，丈夫尿血遗精，催生下胎，脐疮丹毒，咳逆反胃治之效，燥湿消肿投之宜。

〔归经〕入肝经。为调中止血、燥湿消肿之品。

〔禁忌〕阴虚吐血者忌用，以其中有火气，痈肿盛者忌独用。

第七节　滑剂

一、草部

冬 葵 子

〔性味〕味甘，性寒。无毒。

〔主治〕能催生通乳，疏便闭诸淋，脏腑之寒热可解，营卫与关格胥通。

〔归经〕入大肠、小肠二经。为润燥利窍之品。

肉 苁 蓉

〔性味〕味甘酸咸，性温。无毒。

〔主治〕益精壮阳事，补肾润大肠，男子血沥遗精，女子阴疼带下，益腰膝而愈冷痛，起劳伤而除癥瘕。

〔归经〕入心包、命门二经。为滋肾益精滑肠之品。

〔禁忌〕凡泄泻，肾中有热，强阳易举而不固者，均忌。

〔炮制〕凡命名清酒浸一宿，刷去沙土浮甲，劈破中心，去白膜一重，有此能隔人心，前气不散令人上气，蒸半日，酥炙。

锁 阳

〔性味〕味甘，性温。无毒。

〔主治〕强阳补精，润肠壮骨。

〔归经〕入肾经。为大补元阳之品。

蒲 黄

〔性味〕味甘辛，性平。无毒。

〔主治〕熟用止血，生用行血，通经脉利小便，祛心腹膀胱之热，疗伤疮扑疠之痂。

〔归经〕入肝、心包二经。为凉血活血、散结除热之品。

〔禁忌〕一切劳伤，发热阴虚内热，无瘀血者，均忌。

二、谷部

胡 麻

〔性味〕味甘，性平。无毒。

〔主治〕养血润肠，燥结焦烦诚易退，补中益气，风淫瘫痪岂难除，坚筋骨，明耳目，轻身不老，长肌肤，填髓脑，辟谷延年。

〔归经〕入脾经，兼入肝、肺、肾三经。为补益滋润之品。

麻 油

〔性味〕味甘，微寒。无毒。

〔主治〕熟者利大肠，下胞衣。生者磨疮肿，生秃发。

〔归经〕入大肠经。为滋润之品。

大 麻 仁

〔性味〕味甘，性平。无毒。

〔主治〕润五脏，通大肠，宣风利关节，催生疗产难。

〔归经〕入脾、胃、大肠三经。为滑利之品。

三、果部

榧 子

〔性味〕味甘涩，性平。无毒。

〔主治〕杀百种之虫，疗五般之痔，消谷食而治咳，助筋骨而壮阳。

〔归经〕入肺经。为涤除肠胃邪恶之品。

四、石部

滑 石

〔性味〕味甘，性寒。无毒。

〔主治〕利小便，行积滞，宣九窍之闭，通六腑之结，身热可治，乳难亦宜。

〔归经〕入膀胱经，兼入心、胃、大肠、小肠四经。为通利下窍之品。

〔禁忌〕凡阴精不足，内热以致小水短少赤涩，或不利及口渴身热由于阴虚火炽水涸者，均忌。脾胃俱虚者，虽不作泄，亦忌。

第八节　涩剂

一、草部

地 榆

〔性味〕味苦、甘、酸，性微寒。无毒。

〔主治〕止血利肠风，除带下五漏，祛恶肉，疗金疮，止吐衄而愈崩中，入下焦而清血热。

〔归经〕入肝、肾、大肠三经，兼入胃经。为专理下焦血证湿热之品。

〔禁忌〕性寒下行，脾胃虚寒作泄，白痢久而胃弱，胎产虚寒泄泻，血崩脾虚作泄，均忌。

白 及

〔性味〕味苦、辛，性微寒。无毒。

〔主治〕肺伤吐血，痈肿排脓。

〔归经〕入肺经。为补肺逐瘀生新之品。

〔禁忌〕凡痈疽已溃。不宜同苦寒药服。

芍　药

〔性味〕味苦、酸，性平。无毒。

〔主治〕白芍敛肺而主胀逆喘咳，腠理不固。安脾而主中满腹痛，泻痢不和。治肝而主热血，目疾胁下作疼。气本苦平，功昭泄降，能治血痹坚积，腹痛胁痛，疝瘕坚积，服之瘥。经闭肠风，痈肿目赤，治之愈，何虞寒热疝瘕。赤芍专行恶血，兼利小肠泻肝火，治血痹。

〔归经〕入脾、肺、肝三经。为收敛之品。

〔禁忌〕白芍酸寒，凡中寒腹疼，中寒作泄，腹中冷痛，肠胃中觉冷等证，均忌。赤芍破血，凡一切血虚病，及泄泻产后，恶露已行，少腹痛已止，痈疽已溃，均忌。

五味子

〔性味〕味皮甘、酸，核辛、苦，都具咸味，性温。无毒。

〔主治〕滋肾精不足之水，强阴涩精，除热解渴，收肺金耗散之气，疗咳敛喘止汗固肠。

〔归经〕入肺、肾二经。为收敛滋润之品。

〔禁忌〕嗽初起脉数，有实火，及肝家有动气，肺气有实热，痧疹初发，及一切停饮，均忌。

〔炮制〕凡使以北产紫黑者良，入滋补药蜜浸蒸，入劳嗽药生用，具锤碎核。南产色红而枯，惟风寒在肺者宜之。

覆盆子

〔性味〕味甘、酸，性微温。无毒。

〔主治〕补虚续绝伤，强阴美颜色。男子有固精之妙，妇人著多孕之功。

〔归经〕入肝、肾二经。为补涩之品。

〔炮制〕凡使淘去黄叶皮蒂，酒蒸晒干用。

二、木部

椿樗白皮

〔性味〕香者名椿，臭者名樗。味苦，性寒。无毒。

〔主治〕涩血，止泻痢，杀虫，收产肠，祛肺胃之陈痰，治湿热之为病。

〔归经〕入胃、大肠二经。为固肠润燥湿之品。

〔禁忌〕凡脾胃虚寒者，崩带属肾家真阴虚者忌。以其徒燥也。滞下积渍未尽者亦忌。不入汤煎。

〔炮制〕凡使二皮，以东引者良。去粗皮，或醋炙，火蜜炙用。

秦 皮

〔性味〕味苦、涩，性寒。无毒。

〔主治〕苦寒色青，能治风湿泻热而疗目疾。洗服咸宜。性涩而止崩带，下痢亦治。

〔归经〕入肝、胆二经，兼入肾经。为收敛之品。

诃 黎 勒

〔性味〕味苦、酸、涩，性温。无毒。

〔主治〕固肠而泄痢咸安，敛肺而喘嗽俱止，利咽喉而通津液，下食积而除胀满。

〔归经〕入肺、大肠二经。为收敛之品。

〔禁忌〕凡气虚嗽痢初起者，均忌。

〔炮制〕凡使以六棱黑色肉厚者良。良酒浸蒸去核，取肉用。

棕 榈 皮

〔性味〕味苦、涩，性平。无毒。

〔主治〕吐血，鼻红，肠毒病，十全奇效，崩中，带下，赤白痢，一切神功。

〔归经〕入肝、脾二经。为止血之品。

〔禁忌〕凡血证初起及瘀血未尽者，均忌。

金 樱 子

〔性味〕味酸，性平。无毒。

〔主治〕扃钥元精，合闭蜇封藏之本，牢栓仓廪，赞传道变化之权。

〔归经〕入肾经，兼入膀胱、大肠二经。为固精秘气之品。

〔禁忌〕泄泻由火热暴注者，小便不禁及精气滑脱，由阴虚火炽而得者，均忌。

〔炮制〕凡使去核毛刺用。

三、谷部

醋

〔性味〕味酸，性温。无毒。

〔主治〕烧红碳而闻气。产妇房中常起死，涂痈疽而外治，疮科方内屡回生，消心腹之痛，癥积尽破，杀鱼肉之毒，日用恒宜。

〔归经〕入肝经。为收敛气血之品。

罂 粟 壳

〔性味〕味酸、涩，性微寒。无毒。

〔主治〕止泻痢而收脱肛，涩精气而固遗泄，劫虚劳之嗽。摄小便之多。

〔归经〕入肾经。为敛肺涩肠固肾之品。

四、果部

乌 梅

〔性味〕味酸，性平。无毒。

〔主治〕定喘定渴，止血止利，清音祛痰涎，安蛔理烦热，蚀恶肉而至速，消酒毒以清神。

〔归经〕入肺、脾二经。为敛肺涩肠涌痰消肿之品。

〔禁忌〕凡风寒初起，疟痢未久者，均忌。

木 瓜

〔性味〕味酸、涩，性温。无毒。

〔主治〕筋急者得之即舒，筋缓者遇之即利，湿痹可以兼攻，脚气惟兹最要。

〔归经〕入脾、胃、肺、肝四经。为利筋骨调荣卫之品。

〔禁忌〕下部腰膝无力，由精血虚，真阴不足，及伤食脾胃未虚，积滞多者，均忌。勿犯铁器。

芡 实

〔性味〕味甘，性平。无毒。

〔主治〕补肾固精，而遗浊有赖，益脾养气，而泄泻无虞，益耳目聪明，愈腰脊酸痛。

〔归经〕入脾、胃二经，兼入心、肾二经。为固本益精之品。

〔禁忌〕生食动气冷气，小儿不宜多食，以难化也。

五、石部

赤石脂

〔性味〕味甘、酸、辛，性大热。无毒。

〔主治〕主生长肌肉，可理痈疡。疗崩漏脱肛，能除肠澼。

〔归经〕入心、肾、大肠三经。为固敛之品。

〔禁忌〕凡火热暴注者，不宜用。滞下全是湿热，于法当利。自非的受寒邪，下利白积者，不宜用。崩中法当补阴清热，不可全仗收涩。带下本属湿热积滞，法当祛暑除积。止涩非宜。

禹余粮

〔性味〕味甘，性平。无毒。

〔主治〕甘寒重涩，固下最良。入手足阳明之血分，治咳逆寒热与烦满。血闭癥瘕可用，催生下痢亦宜。

〔归经〕入胃、大肠二经。为固下之品。

明矾

〔性味〕味酸，性寒。无毒。

〔主治〕消痰止痢，涤热祛风，收脱肛阴挺，理疥癣湿淫，疗阴蚀而愈恶疮，止目痛而坚骨齿。

〔归经〕入脾经。为燥湿坠痰之品。

六、鳞虫部

龙骨

〔性味〕味甘，性平。无毒。

〔主治〕滑精而遗泄能收，固肠而崩淋可止，缩小便而止自汗，生肌肉而收脱肛，癥瘕除，坚积散，鬼疰精物与老魅而咸驱，热气惊痫，治小儿而允当。

〔归经〕入肝、胆、肾三经，兼入心、大肠二经。为固敛浮越正气之品。

〔炮制〕酒浸一宿，焙干研粉，水飞三次用。如急用，以酒煮焙干。

牡　蛎

〔性味〕味咸，性微寒。无毒。

〔主治〕消胸中烦满，化痰凝之瘰疬，固精滑二便，止汗免崩淋，治虚劳烦热，愈妇人带下，伤寒而寒热宜求，温疟而惊恚莫缺。

〔归经〕入肝、胆、肾三经。为软肌利水固肠之品。

〔禁忌〕凡病虚而有寒者忌。肾虚而无火，寒精自出者，亦忌。

五 倍 子

〔性味〕味酸、咸，性平。无毒。

〔主治〕敛肺化痰，故止嗽有效。散热生津，故止渴相宜。上下之血皆止，阴阳之汗咸疗。泻痢久而能断，肿毒发而能消。口疮，须臾可食。洗脱肛，顷刻能收。染须发之白，治目烂之疴。

〔归经〕入肺经。为收敛之品。

〔禁忌〕凡嗽由外感，泻非虚脱者，忌。

第九节　燥剂

一、草部

苍　术

〔性味〕味苦，性温。无毒。

〔主治〕燥湿消痰，汗发解郁，除山峦瘴气，弭灾珍恶疾。

〔归经〕入脾、肺、胃、大肠、小肠五经。祛风除湿、升阳散郁之品。

〔禁忌〕二术凡病属阴虚血少，精不足，内热骨蒸，口干唇燥，咳嗽吐痰，吐血鼻血，齿血咽塞，便秘滞下，及肝肾有动气者，均忌。

仙　茅

〔性味〕味辛，性温。有小毒。

〔主治〕助阳填骨髓，心腹寒痛，开胃消宿食，强记通神。

〔归经〕入命门经，兼入肝、心包二经。为补火之品。

〔炮制〕清水洗，竹刀刮去皮，切豆许大，糯米泔浸去赤汁，酒拌蒸半日暴干。勿犯铁。

草 豆 蔻

〔性味〕味辛，性温。无毒。

〔主治〕散寒止心腹之痛，下气驱逆满之疴，开胃而理霍乱吐泻，攻坚而破噎膈癥瘕。

〔归经〕入脾、胃二经。为驱寒除湿、消痰截疟之品。

〔禁忌〕凡疟不由于瘴，心胃痛由火而不由寒，泻痢胀满或小水不利，由暑热湿热者，均忌。

〔炮制〕闽产名草豆蔻，如龙眼而微长，皮黄白薄而棱峭仁如缩砂辛香气和。滇广所产名草果，如诃子，皮黑厚而棱密子粗而辛臭。虽是一物，微有不同。忌犯铁。

肉 豆 蔻

〔性味〕味辛，性温。无毒。

〔主治〕温中消食，止泻止痢，心疼腹痛，辟鬼杀虫，能逐冷而祛痰，治小儿之吐逆。

〔归经〕入脾、胃二经，兼入大肠经。为消食止泻之品。

〔禁忌〕大肠素有火热，及中暑泄暴注，肠风下血，胃火齿痛，及湿热积滞方盛，滞下初起，均忌。

〔炮制〕以糯米粉熟汤搜裹，塘火中煨熟去粉用。忌犯铁。

益 智 仁

〔性味〕味辛，性温。无毒。

〔主治〕温中进食，补肾扶脾，摄涎唾，缩小便，安心神，止遗浊。

〔归经〕入脾经，兼入心、肾二经。为行阳退阴之品。

〔禁忌〕凡证属燥热，病人有火者，不宜用。故呕吐由热不由寒，凡逆由怒而不由虚，小便余沥，由水涸精亏内热，而不由肾气虚寒，泄泻由湿火暴注，而不由气虚肠滑，均忌。

补 骨 脂

〔性味〕味辛，性温。无毒。

〔主治〕兴阳事，止肾泄，固精气，止腰疼，肺寒咳嗽无虞，肾虚气喘宜用。

〔归经〕入脾、命门、心包三经。为壮火益土之品。

〔禁忌〕凡病阴虚火动，阳道妄举，梦遗尿血，小便短涩，目赤口苦舌干，大便燥结，内热作渴，火升易饥嘈杂，湿热成痿，以致骨乏无力者，均忌。

〔炮制〕此性燥毒，须酒浸一宿，再以东流水浸三日夜，蒸半日晒干，胡桃肉同炒用。

葫 芦 巴

〔性味〕味苦，性温。无毒。

〔主治〕元脏虚寒，膀胱疝气，丹田可暖，脚肿亦祛。

〔归经〕入命门经。为壮元阳、除寒湿之品。

〔炮制〕出岭南番舶者良，一云是番莱菔子。酒浸或蒸，或炒。

附 子

〔性味〕味辛、甘，性大热。有毒。

〔主治〕补元阳，益气力，堕胎孕，坚筋骨，心腹冷疼，寒湿痿躄，足膝瘫软，坚痕癥癖，伤寒戴阳，风寒咳逆，行十二经，痼冷尤益。

〔归经〕入命门、三焦二经，兼入脾、胃、膀胱三经。为回阳退阴之品。

〔禁忌〕一切阳证火证，阴虚内热，血液衰少证，均忌。

川 乌

〔性味〕味辛，性热。有毒。

〔主治〕大燥祛风，功同附子，而稍缓。附子性重峻，回阳逐寒，川乌性轻疏，温脾逐风。寒疾宜附子，风疾宜川乌。

〔归经〕入脾、命门二经。为助阳退阴之品。

草 乌 头

〔性味〕味辛，性热。有毒。

〔主治〕辛苦大热，开透顽痰，治恶疮，破积聚，降气平咳逆之上，搜风祛寒湿之痹。

〔归经〕入脾经。为搜风胜湿、祛痰攻毒之品。

白 附 子

〔性味〕味辛，性温。有毒。

〔主治〕中风失音，消痰祛湿，面上百病咸宜，冷气诸风尤急。

〔归径〕入胃经。为祛风燥湿、豁痰之品。

〔禁忌〕似中风证，虽痰壅忌用。

天 南 星

〔性味〕味苦、辛，性温。有毒。

〔主治〕风痰麻痹堪医，破血行胎可虑，惊痫风眩，下气胜湿投之当，寒热结气，伏梁积聚无不宜。

〔归经〕入肺经。为祛风湿豁顽痰之品。

〔禁忌〕阴虚燥痰忌用。半夏治湿痰多，南星治风痰多。

〔炮制〕凡使以矾汤或皂角水浸三日夜曝用，或酒浸一宿蒸，竹刀切开，至不麻乃止。造胆星腊月研取末，纳黄牛胆中风干。年久者更佳。

半　夏

〔性味〕味辛，性平。有毒。

〔主治〕消痰燥湿，开胃健脾，咳逆呕吐，头眩昏迷，痰厥头痛，心下满坚，消痈可也，堕胎有焉，伤寒寒热，痰疟不眠，下气称要，止汗宜先。

〔归经〕入脾、胃、胆三经，兼入心、肺、大肠三经。为除湿化痰、开郁发表之品。

〔禁忌〕一切血证及阴虚血少，津液不足之病。均忌。

二、木部

桂

〔性味〕味辛、甘，性大热。有小毒。

〔主治〕益火消阴，救元阳之涸冷，温中降气，扶脾胃之虚寒，坚筋骨，强阳道，乃助火之动，定惊痫，通血脉，属平肝之绩，下焦腹痛，非此不除，奔豚疝瘕，用之即愈，宣通百药，善堕胞胎。

〔归经〕入肾、肝、命门三经。为下行温补之品。

桂　心

〔性味〕味苦、辛，性热。无毒。

〔主治〕理心腹之恙，三虫九痛皆瘥，补气脉之虚，五劳七伤多验，宣气血而无壅，利关节而有灵，托痈疽痘毒，能引血成脓。

〔归经〕入心、心包二经。为补阳活血之品。

桂　枝

〔性味〕味辛、甘，性温。无毒。

〔主治〕无汗能发，有汗能止，理心腹中之痛，散皮肤之风，横行而为手臂之引经，直行而为奔豚之向导。

〔归经〕入肺、膀胱二经。为上行发表之品。

丁 香

〔性味〕味辛，性热。无毒。

〔主治〕温脾胃而呕呃可疗，理壅滞而胀满宜疗，齿除疳，痘发白灰，疝癖奔豚，腹痛口臭。

〔归经〕入肺、脾、胃三经。为暖补之品。

〔禁忌〕凡病非属虚寒，一切有火热证者，忌。

胡 椒

〔性味〕味辛，性大温。无毒。

〔主治〕下气温中，消风祛痰，食积与快膈称良，腹痛与胃寒共治。

〔归经〕入胃、大肠二经。为除寒快膈之品。

〔禁忌〕凡血分有热，阴虚发热，咳逆吐血，咽干口渴，热气暴冲，目昏口臭，齿浮鼻衄，脏风脏毒，痔漏泄澼等证，如误服，即令诸病即时加剧，均忌。

吴 茱 萸

〔性味〕味辛，性热。有小毒。

〔主治〕燥肠胃而止久滑之泻，散阴寒而攻心腹之疼，祛冷胀为独得，疏肝气有偏长，疝痛脚气相宜，开郁杀虫至效。

〔归经〕入肝肾经，兼入脾、胃二经。为下气开郁、除风寒湿之品。

〔禁忌〕一切阴虚之证，及五脏六腑有热无寒之人，均忌。

三、石部

炉 甘 石

〔性味〕味甘，性温。无毒。

〔主治〕散风热而肿消，祛痰热而翳退。

〔归经〕入胃经。为明目之品。

硫 黄

〔性味〕味酸，性大热。有毒。

〔主治〕壮阳坚筋骨，阴气全消，杀虫燥寒湿，疮痂尽扫，老年风秘，君半夏，而立通。泄痢虚寒，佐蜡矾而速止。艾汤投一切阴毒回春，温酒送三丸。沉寒再造。

〔归经〕入命门、心包二经。为补阳之品。

第十节　湿剂

一、谷部

饴　糖

〔性味〕味甘，性微温。无毒。

〔主治〕止嗽化痰，《千金方》每嘉神效。脾虚腹痛，建中汤累奏奇功。瘀血熬焦和酒服，肠鸣须用水煎尝。

〔归经〕入肺、脾二经。为滋润之品。

二、石部

白石英

〔性味〕味甘，性微温。无毒。

〔主治〕甘辛微温，润能去燥，利小便，实大肠，咳逆而胸膈久寒，肺痿而吐脓为患。

〔归经〕入肺、大肠二经。为润燥之品。

〔炮制〕凡使白石英，取白如水晶。状若紫石英，而差大六棱者，煅用。

紫石英

〔性味〕味甘、辛，性温。无毒。

〔主治〕上通君主，镇方寸之靡宁。下达将军，助胎宫而又孕，治心腹之咳逆，补不足而温中。

〔归经〕入心、肝、心包三经。为镇怯润枯之品。

〔炮制〕凡使取色淡紫、莹澈五棱者，火煅醋淬七次，水飞晒干用。

朴　硝

〔性味〕味咸、辛、苦，性寒。无毒。

〔主治〕破血攻痰，消食解热。法制玄明粉，功缓力稍轻，明目清燥，推陈致新，除寒热邪气之侵，逐六腑积聚之瘕。

〔归经〕入胃、大肠、三焦三经。为下泄除热、润燥软坚之品。

第五章 治疗学

第一节 一般治疗

熨 法

《内经》曰：形乐志苦，病生于筋，治之以熨引。又曰：寒痹之为病也，留而不去，时痛而皮不仁，以药熨之，用醇酒二十升，蜀椒一升，桂心一斤，凡四种皆㕮咀渍酒中，用棉絮一斤，细白布四丈，并纳酒中，置酒马矢温中，盖封涂，勿使泄。又曰，治厥者必先熨，调和其经，掌与腋，肘与脚，项与脊以调之，火气已通，血脉乃行。

《中藏经》曰：宜蒸熨而不蒸熨，则令人冷气潜伏，渐成痹厥，不当蒸熨而不蒸熨，则使阳气偏行，阴气内聚。又扁鹊治疗虢太子尸厥，为五分之熨，见于《史记》本传。其他《千金》及《翼方》《外台》载熨癥诸方。《圣济》用葱白熨脐下，又用黑豆熨前后心，或炒盐醋灰，《赤水玄珠》为熨脐方。又有熨白虎历节方。盖温散凝寒，通畅血气，是熨法之所主。故古昔每以代灸。凡拘急挛缩，痛痹不仁，系血气之凝结者，一切用之。若风火暑热痹络，则熨之且加甚焉。

灌 法

灌水之法，其来尚矣，今每见热病用井水雪水灌入口内，旋得大汗而愈，此中病理，有酷暑雷雨之应，所谓热者寒之是已。其于载籍《仓公传》，《伤寒论》皆及之。《玉函经》曰：过经成坏病，针药所不能制，与水灌枯槁，阳气微散，身寒温衣覆汗出，表里通利，其病即除。华佗疗妇人寒热注病，用冷水灌之。《千金》《外台》治石发有冷水洗浴之法，南史载徐嗣伯用灌水治房伯玉病，张戴人浴痘儿，出于《儒门事亲》。他如衄血不止，用新水随左右洗足，及冷水喋面，冷水浸纸贴头上。金疮血出不止，冷水浸之即止，共见《本草纲目》中。

渍 法

经曰：行水渍之，注谓汤浸渍也，又曰：其有邪者，渍形以为汗。又曰：

脾风可浴。《金匮》附方有矾石汤浸脚之法。巢氏《病源》有邪气在表，洗浴发汗即愈之文。《外台》引文仲将脚方，水煮杉木浸将脚去肿满大验。

《本草衍义》曰：热汤助阳气行经络。患风冷气痹之人，多以汤渫脚至膝上，厚覆使汗出周身，然亦别有药终假阳气而行耳。四时暴泄利，四肢冷，脐腹疼，深坐汤中，浸至腹上，频频坐之。又曰：生阳诸药，无速于此。朱慎人治风疾，掘坑令坐坑内，以热汤淋之，良久以单盖之，汗出而愈。《圣惠方》有淋溻疮上之法。《博爱心鉴》治痘疮顶陷，有水杨汤诸如是类，不暇缕指。今人不知其有助阳气、行经络之效，妄禁水洗，陋矣。

酒　醪

醪醴见于《素问》，然上古所作不能知其法。《扁鹊传》曰，其在肠胃，酒醪之所及也。仲景之方八味丸、土瓜根散、赤丸、天雄散四方各以酒服之，下瘀血汤一方以酒煮之。麻黄醇酒汤以美清酒五升煮之，芎归胶艾汤、炙甘草汤、当归四逆加吴茱萸生姜汤、鳖甲煎丸，清酒与水合煮之。其他苦酒汤，黄芪芍药桂枝苦酒汤之苦酒，瓜蒌薤白白酒汤，瓜蒌薤白半夏汤之白酒，皆用酒醪以治者也。

又《肘后》《千金》《外台》诸书并载酒醪之方，取其宣通血脉，开发壅滞，盖以酒性慓悍能行药势也。凡急患长恙，血虚气滞，久寒痼冷，偏枯不遂，拘挛痹厥之类，宜常服之。按所谓醇酒者，汉书师古注，醇酒不浇谓厚酒也，清酒者，周礼酒正辨三酒之物，一事酒，二昔酒，三清酒。郑注清酒，今之冬酿夏成者，盖谓无灰好酒也。昔酒者，陶弘景曰：醋亦谓之醨，以有苦味，俗呼苦酒。白酒者始见于《内经》，以白酒和桂，且饮美酒。仲景所用未详其制，《千金方》白酒作白截浆，或作截烧酒，《外台》亦同，今从之，用酢者盖取豁胃利气，其造法见《本草蒙筌》，大抵仲景之方，出于诸家，故曰苦酒，曰白酒，因古人所传，异其称谓耳。今市上多药酒出售，犹存古制，惟伏热阴虚火炎者，服之每见变征，不可不慎。

麻　醉

麻醉古称蒙汗，见《本草纲目》七修类稿等，其义未审，意者蒙汗隐语，以其害人，不直指其名也，莨菪、阿片、曼陀罗花、番木鳖之类，皆令人麻醉，收敛血脉，夺其神机，故心神错乱，瞳孔豁大，烦渴引饮，不知人事，若多服则死，宜斟酌作剂，而割肉刮骨则不可欠此焉。《后汉书·华佗传》云：疾发结于内，针药所不能及者，令先以酒服麻沸散，既无所觉，因刳破腹背，抽割积聚，若在肠胃，则断截清洗，除去疾秽，既而缝合，传以神膏，四五日创愈。

《齐东野语》云：草乌末同一草食之即死，三日后亦活。《桂海虞衡志》云：曼陀罗花盗采花为末，置人饮食中，即当醉。梅元实《药性会元》云：同陀罗花、川乌、草乌合末，即蒙汗药。本草茉莉根以酒磨一寸，服则昏迷，一日仍醒，二寸二日，三寸三日。

纪晓岚云，闽女饮茉莉阳死，与私夫共逃，此茉莉亦可以醉人。张介石《资蒙医经》云，蒙汗一名铁布衫，少服止痛，多服则蒙汗。其方闹羊花、川乌、瓦龙子、自然铜、乳、没、熊胆、朱砂、麝香，凡九味。为绝细末，作一服，用热酒调服，乘饮一醉，不片时，浑身麻痹。陈士铎《石室秘录》碎治法门云：先用忘形酒使其人饮醉，忽忽不知人事，任人劈破绝不知痒痛，取出虫物，然后以神膏异药缝其破处，后以膏药贴敷一昼夜即全好。徐以解生汤药饮之，梦初觉而前症顿失矣，此皆华佗遗法，可以备参考者也。

起　疱

疾之在脏腑经络者，服药可以驱之，其在皮肤筋骨之间，或提而出之，或攻而散之，则起疱之法著焉，《外台》治疗肿方，斑蝥二枚捻破，以针划疮上作米字封之，其根即出。又治干癣积年生痂，搔之黄水出，每逢阴雨即痒。用斑蝥半两微炒为末，蜜调敷之。《圣济大风》面上有紫瘢瘤未消，用干斑蝥末以生油调传，约半日，瘢瘤胀起，以软帛拭去药，以棘针挑破，令水出干，不得剥其疮皮，及不可以药近口眼，《永类钤方》治癣痒，用斑蝥七个，醋浸露一夜搽之，又谓之天灸。王执中《资生经》，旱莲草捣烂，男左女右，置寸口上，以古文钱压定，帛系住，良久起小疱。谓之天灸，其疟即止。

《医说》云：石龙芮俗名猫迹草，叶毛而尖，取叶揉臂上成疱，谓之天灸，治久疟不愈。《本草纲目》毛茛草条云，山人截疟采茛叶捼贴寸口，一夜作疱如火燎，故呼为天灸自灸，凡此皆于治疗上增不少捷径，昔今弃而不用，惟遇咽喉重症，尚有用起疱法者，古法渐亡，为之扼腕。

灌　肠

灌肠即仲景导屎法也，凡肠内闭塞污物不下者，宜导而出之，蜜煎导土瓜根、猪胆汁，皆能润窍滋燥，从其便而用之可也，《肘后方》治大便不通，采土瓜根捣汁，用筒吹入肛门内，北齐道兴治疾方，用猪胆汁导以苇管，《圣济》以土瓜根捣汁少许水解之，竹筒倾内，下部即通。《十便良方》疗大便秘塞不通，用猪胆以筒灌三合许，令深入即出矣，不尽须臾更灌。《医学正传》：小儿大便不通，含香油以小竹筒挤入肛门，以油吹入，过半时许，下黑粪。袁枚云：回回病不饮药，有老回回能医者，热药一桶，令病者覆身卧，以竹筒插入谷道中，将药水趁热灌入，用大气力吹之，少顷腹中汩汩有声，拔出竹筒，一泻而愈矣，体虚不耐攻下者，此法实最稳善，今则惟西医善用之，而中医此法，无形消灭矣。

导 尿

导尿，拯急之法也,《千金方》：凡尿在胞中，为胞屈僻，津液不通，以葱叶尖头纳阴茎孔中，深三寸，微用口吹之，胞胀津液大通即愈。《外台》引救急方，主小便不通，其方取印形盐七颗，捣筛作末，用青葱叶尖盛盐末，开便孔，纳叶小头于中吹之，令盐末入孔即通。《卫生宝鉴》：一妓转脬，小便不通，腹胀如鼓，数月垂死，一医用猪脬吹胀，以翎管安上，揉入阴孔，捻脬气吹入，即大尿而愈，今西医有用银丝通尿管者，胚胎于此。

敷 法

敷法昉见于《内经》，其言曰：有热则筋弛纵缓不胜收故僻，治之以马膏，膏其急者，以白酒和桂，以涂其缓者。又曰：发于腋下赤坚者，名曰米疽，治之以砭石。欲细而长，疏砭之，涂以豕膏，六日已。仲景方中有温粉，有摩散,《外台》载涂脐下通溲便之方，《幼幼新书》涂五心治少小客忤，《圣惠方》涂手心以缓筋急，阎孝忠方涂足心能引上病而下之，又治口疮，又治赤眼，治鼻衄，唐宋以降外传药方，亦复不鲜，或传治局部或移彼于此，伯未尝治一妇虚火牙痛，服药不效，用肉桂熟地同捣贴涌泉穴而愈，实可佐内服之不及也。

嚏 法

嗜鼻取嚏，以发泄郁邪，开达壅塞，其法创见于《内经》，哕以草刺鼻嚏嚏而已是也。《金匮》头中寒湿，纳药鼻中，《千金翼》及《外台》删繁方嗜鼻并同瓜蒂。《圣惠》治头痛吹鼻散，用瓜蒂、麝香等五味，先含水满口后嗜药半字深入鼻中，又中风牙紧不能下药即鼻中灌之，又治眼睛如针刺疼痛，《圣济》以治小儿天钓，《幼幼新书》治小儿急慢惊风，《易简方》卒中口噤，用细辛、皂角各少许，或只用半夏为末，以芦管入鼻中，俟喷嚏，其人少苏，《兰室秘藏》以治内外障眼，张从正曰，如引涎辘辘，嚏气追泪，凡上行者皆吐法也，瞿玉华曰其升之举之提之，皆吐之意也，近日盛行于市者，若卧龙丹是。

嗅 法

药气借火气从鼻孔中而直达肺腑，通经贯络，透彻周身，卒病沉疴，从症用之，以助服药之所不逮，是嗅法之用也，嗅法亦称熏烟法，但用于上部最为有效。《千金》疗咳熏法，细熟艾薄布纸上，广四寸，后以硫黄末薄布艾上，务令调匀，以获一枚，如纸长卷之作十枚，先以火纸缠下去，获其烟从口中出，口吸取烟咽之取吐止。《外台》引《古今录验》疗咳饮烟法，钟乳、白石英、人参、丹参、雄黄、乌羊、肾脂、净纸，右八味各捣筛为末，以水银投药里细研，使入诸药，羊脂熬取置纸中，令匀平，约厚一分，散药周边，剪纸一张作三分，二法皆以口吸其气，犹今吃烟草也。《御药院方》龙香散治偏正头痛，用地龙、乳香细末渗纸上，作纸捻子烧，令闻烟气。《澹寮方》徐介风熏头风方，于上方加指甲，每用一捻，向香炉内慢火烧之。却以纸卷筒如牛角状，尖留一孔，以鼻承之，熏时须噙温水令满口，此法通用之。《产经》治盘肠产用熏法，《外科正宗》治结毒烂坏用祁阳炭、面粉、银朱为熏法。

《本草纲目》治中风、痰厥、气厥、中恶、喉痹、一切疾病咽喉不通、牙关紧闭，用巴豆熏法，其法烂巴豆绵包压取油作捻点灯，吹灭熏鼻中，或用热烟刺入喉内，即时出涎或出恶血便苏，但此等法有流弊，宜慎施之。

筒　针

《内经》曰，徒疢先取环谷下三寸，以铍针针之，已刺而筒之，而纳之，人而覆之以尽，其疢必坚，来缓则烦悗，来急则安静，间日刺之，疢尽乃止。又曰病水肿不能通关节者，取以大针，《肘后方》皮肤水腹内未又者，服诸发汗药得汗便瘥。然慎风寒为急，若腹大小便不下去便针脐下二寸，入数分，令水出孔合，须腹减乃止，筒针之法，其来盖远，但施于水肿腹胀，实则不得已之策，可或一为之，屡试则大命纵殒矣。《千金》云凡水病忌腹上出水，出水者一月死，大忌之。

《圣济》引徒郁子云华佗云水病未遇良医，第一不得针灸，言气在膜外，已化为水，水出即引出腹中气，水尽则死。《医说》引《医馀》云，病水人水在膜外，切不可针，针透膜，初时稍愈，再来即不可治。《神效名方》云，大忌脚膝上针刺出水，取一时之效，后必死矣。盖此症欲用针刺，必须斟肿之虚实，水气之差别，胃气之存亡，否则决不可妄刺。西医一概施之，戕命不少，可以为鉴。

角　法

刺破患处，纳絮火于竹筒中，急点着针口，则火气能吸血，候血止，放筒去，此为角法。凡瘀血凝聚，焮肿疼痛，发见于皮表者，视其所在角之，则瘀血去而疾患除矣。其法始出于《肘后方》，《外台》有角疗骨蒸法。又引《古今录验》，蝎蛰人以角疗之。又疗金疮得风，身体痉强，口噤不能语，瓠芦烧麻烛熏之，《证类本草》引《兵部手集方》治发背头未成疮，及诸热肿痛，以青竹筒角之，《苏沈良方》载久嗽火角法，《瑞竹堂经验方》吸筒，《济急仙方》竹筒吸毒，《外科正宗》煮拔筒方，并于角法同。

按：角法义未详。意者角昧也。昧形似针。《诗经》曰：谁谓雀无角。盖古谓昧为角，以针刺人体，犹雀之啄物而吮吸也。

蜞　针

宋侠《经心录》收蜞针法，侠唐人，则蜞针之法亦古矣。陈藏器曰，水蛭本攻外患，赤白游疹，及痈肿毒。取十余枚令捣病处，取皮皱肉白，无不瘥也。冬日无蛭虫，地中掘取，暖水养之令动。先洗人皮，盐以竹筒，盛蛭啜之，须臾便咬血满自脱，更用饥者。《外科精要》载洪丞相蜞针法，凡痈疽觉见稍大，便以井边净泥敷疮顶上，看其疮上，有一点先干处，即是正顶，先以大笔管一筒，安于正顶上，却用大马蜞一条安其中，频以冷水灌之，马蜞当吮其正穴，脓血出，毒散即效。如毒大蜞小，须三四条方见功，腹旁黄者力大，君吮着正穴，蜞必死矣，其疮即愈。若血不止，以藕节上泥止之，白茅花亦妙。夫疡科用蜞针吸毒脓恶血，可省刀针之苦。洵善法之不可废者，今亦失传矣。

针　灸

血脉之浮见于肌肤者为络，潜行于内里者为经，缠绕九窍，绸缪百骸，环会周旋，靡所不至。《内经》曰经络之相贯，如环无端，此之谓也。夫血流动灌溉荣养人身，故一处郁塞，则百体失养，方此之时，非放发之何以得通，《内经》所谓菀陈则除之，所谓经有留血，血有余则泻其盛经，出其血，又谓视其血络出其血，无令恶血得入于经，以成其病，又谓久痹不去身者，视其血络，尽出其血，又谓泻其血络，血尽不殆矣。《扁鹊传》扁鹊治虢太子，使子阳厉针砥石，以取三阳五会，取者谓刺络除去其瘀滞也，要之针法占治疗上重要位置，非读《内经》《甲乙经》等，明经络腧穴，临症施治，焉能收水到渠成之妙哉，今有专科，从略。

第二节　汤液治疗

汗　法

今之治病，除针灸外，多取汤液，而汤液之治不外汗和下消吐清温补八法，兹以《心悟》所论，校正于下，苟能熟此，可以统治百病矣，汗者散也，《内经》云，邪在皮毛者，汗而发之，又云，体若燔炭，汗出而散是也，然有当汗不汗误人者，有不当汗而汗误人者，有当汗不可汗而妄汗之误人者，有当汗不可汗而又不可不汗，汗之不得其道以误人者，有当汗而汗之不中其经，不辨其药，知发而不知敛以误人者，是不可以不审也。

何则，风寒初客于人也，头痛发热而恶寒，鼻塞声重而体痛，此皮毛受病，法当汗之，若失时不汗，或汗不如法，以至腠理闭塞，荣卫不通，病邪深入，流传经络有之，此当汗不汗之过也，亦有头痛发热与伤寒同，而其人倦怠无力，鼻不塞，声不重，脉来虚弱，此内伤元气不足之症，又有劳心好色，真阴亏损，内热晡热，脉细数而无力者，又有伤食病，胸膈满闷，吞酸嗳腐，日晡潮热，气口脉紧者，又有寒痰厥逆，湿淫脚气，内痈外痈，瘀血凝结，以及风温湿温，中暑自汗诸症，皆有寒热，与外感风寒似同而实异，若误汗之，变症百出矣，所谓不当汗而汗者此也，若夫症在外感，应汗之例而其人脐之左右上下，或有动气，则不可以汗。经云，动气在右，不可发汗，汗则衄而渴，心烦饮水即吐。动气在左，不可发汗，汗则头眩，汗不止，筋惕肉瞤。动气在上，不可发汗，汗则气上冲，正在心中。动气在下，不可发汗，汗则无汗，心大烦，骨节疼，目运食入则吐，舌不得前，又脉沉咽燥，病已入里，汗止则津液越出，大便难而谵语。

又少阴证，但厥无汗，而强发之，则动血未知从何道出，或从耳目，或从口鼻出者，此为下厥上竭，为难治。又少阴中寒，不可发汗，汗则厥逆蜷卧，不能自温也。又寸脉弱者，不可发汗，汗则亡阳，尺脉弱者，不可发汗，汗则亡阴也。又诸亡血家不可汗，汗则直视，额上陷。淋家不可汗，汗则便血。疮家不可汗，汗则痉。又伤寒病在少阳，不可汗，汗则谵妄。又坏病虚人，及女人经水适来者，皆不可汗，若妄汗之，变症百出矣。所谓当汗不可汗，而妄汗误人者此也。

夫病不可汗，而又不可以不汗，则将听之乎，是有道也。《伤寒赋》云，动气理中去白术，是即于理中汤去术而加汗药，保元气而除病气也。又热邪入里，而表未解者，仲景有麻黄石膏之例，有葛根黄连黄芩之例，是清凉解表法也。又太阳证，脉沉细，少阴证，反发热者，有麻黄附子细辛之例，是温中解表法也。又少阳中风，用柴胡汤加桂枝，是和解中兼表法也。又阳虚者，东垣用补中汤加表药。阴虚者，丹溪用芎归汤加表药。其法精且密矣。

总而言之，凡一切阳虚者，皆宜补中发汗。一切阴虚者，皆宜养阴发汗。寒挟热者，皆宜清凉发汗。挟寒者，皆宜温经发汗。伤食者，则宜消导发汗。感重而体实者，汗止宜重，麻黄汤，感轻而体虚者，汗止宜轻，香苏散。又东南之地，不比西北，隆冬开花，少霜雪，人禀常弱，腠理空疏，凡用汗药，只须对症，不比过重。

予尝治伤寒初起，专用香苏散，加荆、防、川芎、秦艽、蔓荆等药，一剂愈，甚则两服，无有不安。而麻黄峻剂，数十年来，不上两余，可见地土不同，用药迥别，其有阴虚、阳虚、挟寒、挟热、兼食而为病者，即按前法治之，但师古人用药之意，而未尝尽泥其方，随时随症，酌量处治，往往有验，此皆已试之成法，而与斯世共白之，所以拯灾解患者，莫切乎此，此汗之之道也。

且三阳之病，浅深不同，治有次第，假如症在太阳，而发散阳明，已隔一层。病在太阳阳明，而和解少阳，则引贼入门矣。假如病在二经，而专治一经，或兼治三经，则邪过经矣。况太阳无汗，麻黄为最。太阳有汗，桂枝可先。葛根专主阳明，柴胡专主少阳，皆的当不易之药。至于九味羌活，乃两感热证，三阳三阴并治之法。初非为太阳一经设也。又柴葛解肌汤，乃治春温夏热之证，自里达表。其症不恶寒，而口渴。若新感风寒，恶寒而口不渴者，非所宜也。又伤风自汗，用桂枝汤。伤暑自汗则不可用。若误用之，热邪愈盛而病必增剧。若于暑证而妄行发散，复伤津液，名曰重暍，多致不救。古人设为白术防风例以治风，设益元散、香薷饮以治暑，俾不犯三阳禁忌者，良有以也。

又人知发汗退热之法，而不知敛汗退热之法。汗不出则散之，汗出多则敛之，敛也者非五味酸枣之味，其谓致病。有因出汗有由，治得其宜，汗自敛耳。譬如风伤卫，自汗出者，以桂枝汤和荣卫，袪风邪而汗自止。若热邪传里，令人汗出者，乃热气熏蒸如釜中吹煮，水气旁流，非虚也，急用白虎汤清之，若邪已结聚，不大便者，则用承气汤下之，热气退而汗自收矣，此与伤暑自汗略同，但暑伤气为虚邪，只有清补并行之一法，寒伤形为实邪，则清热之外更有攻下止汗止法也，复有发汗太过，遂至汗出亡阳，身瞤动欲擗地者，宜用真武汤，此救逆之良药，于中寒冷汗自出者，同类并称，又与热证汗出者，大相径庭矣，其他少阳证头微汗或盗汗者，小柴湖汤，水气证头汗出者，小半夏加茯苓汤，至于虚人自汗盗汗等症，则归脾、补中、八珍、十全按发而用之，委曲寻绎，各尽其妙，而后即安，所谓汗止必中其经，必得其药，知发而知敛者此也，夫百病其于风寒，风寒必先客表，汗得其法何病不除，汗发一瘥，天柱随之矣。

和　法

伤寒在表者可汗，在里者可下，其在半表半里者惟有和之一法焉，柴胡汤加减是也已，然有当和不和误人者，有不当和而和以误人者，有当和而和不知寒热之多寡、禀质之虚实、脏腑之燥湿邪气之兼并以误人者，是不可以不辨也。

夫病当耳聋胁痛，寒热往来之际，应用柴胡汤和解之，而或以麻黄桂枝发表误矣，或以大黄芒硝攻里，则尤误矣，又或因其胸满胁痛而吐之，则亦误矣。故病在少阳有三禁焉，汗吐下是也。且非惟汗吐下有所当禁，即舍此三法而妄用他药，均为无益而反有害。古人有言，少阳胆为清净之府，无出入之路，只有和解一法。柴胡一方，最为切当，何其所见明确，而立法精微，亦至此乎，此所谓当和而和者也。

然亦有不当和而和者，如病邪在表，未入少阳，误用柴胡，谓之引贼入门，轻则为疟，重则传入心包，渐变神昏不语之证候。亦有邪已入里，燥渴谵语，诸症丛集，而医者仅以柴胡汤治之，则病不解，至于外伤劳倦、内伤饮食、气虚、血虚、痛肿瘀血诸证，皆令寒热往来，似疟非疟，均非柴胡汤所能去者，若不辨明证候，切实用药，而借此平稳之法，巧而藏拙，误人非浅，所谓不当和而和者此也。

然亦有当和而和，而不知寒热多寡者，何也？夫伤寒之在表为寒，在里为热，在半表半里则为寒热交界之所，然有偏于表者则寒多，偏于里者则热多，而用药须与之相称，庶阴阳和平而邪气顿解，否则寒多而益其寒热多而助其热，药既不平，病益增剧，此非不和也，和之而不得寒热多寡之宜者也。

然亦有当和而和，而不知禀质之虚实者，何也？夫客邪在表，譬如贼甫入门，岂敢就登堂而入吾室，比窥其堂奥空虚，乃乘隙而进，是以小柴胡用人参者，所以补正气使正气旺而邪无所容，自然得汗而解，盖尤是门而入，复尤是门而出也，亦有表邪失汗，腠理致密，贼无出路，由此而传入少阳，热气渐盛，此不关本气之虚，故有不用人参而和解自愈者，是知病有虚实，法在变通，不可误也。

然又有当和而和，而不知脏腑之燥湿者，何也？如病在少阳而口不渴，大便如常，是津液未伤，清润之药，不宜太过，而半夏生姜皆可用也，若口大渴，大便渐结，是邪气将入于阴，津液渐少，则辛热之药可除。而花粉、瓜蒌有必用矣。所谓脏腑有燥湿之不同者，此也。

然又有当和而和，而不知邪之兼并者，何也？假如邪在少阳而太阳阳明症未罢，是少阳兼表邪也，小柴胡中须兼表药，仲景有柴胡加桂枝之例矣，如邪在少阳而兼里热，则便秘、谵语、燥渴之症生，小柴胡中须兼里药，仲景有柴胡加芒硝之例矣，又三阳合病，合目则汗，面垢谵语遗尿者，用白虎汤和解之，盖三阳合病，必连胃腑，故以辛凉之药，内清本腑，外彻肌肤，令三经之邪，一同解散，是亦专以清剂为和矣，所谓邪有兼并者，此也。

由是推之，有清而和者，有温而和者，有消而和者，有补而和者，有燥而和者，有润而和者，有兼表而和者，有兼攻而和者，和之义则一，而和之法变化无穷焉，知斯意者，则温热之治，瘟疫之方，实行咳疟，皆从此推广之，不难应手而愈矣。

下　法

下者攻也，攻其邪也，病在表则汗之，在半表半里则和之，在里则下之而已。然有当下不下误人者，有不当下而下误人者，有当下不可下而妄下之误人者，有当下不可下而又不可以不下，下之不得其法以误人者，有当下而下之不知深浅，不分便尿与蓄血，不论汤丸以误人者，又杂症中不别寒热、积滞、痰水、虫血、痈脓以误人者，是不可以不察也。

何谓当下不下？仲景云，少阴病，得之二三日，口燥咽干者，急下之。少阴病六七日，腹满不大便者，急下之，下利脉滑数，不欲食，按之心下硬者，有宿食也，急下之。阳明病，谵语不能食，胃中有燥屎也，可下之，阳明病，发热汗多者，急下之。少阴病，下利清水，色纯青，心下必痛口干燥者，急下之。伤寒六七日，目中不了了，睛不和，无表证，大便难者，急下之。此皆在当下之例。若失时不下，则津液枯竭，身如槁木，势难挽回矣。

然又有不当下而下者，何也？如伤寒表证未罢，病在阳也，下之则成结胸，病邪难以入里，而散漫于三阴经络之间，尚未结实，若遽下之，亦成痞气，况有阴结之症，大便反硬，得温则行，如开水解冻之象，又杂症中，有高年血燥不行者，有新产血枯不行者，有病后亡津液者，有亡血者，有病就不更衣腹满所苦，别无他症者，若误下之，变症蜂起，所谓不当下而下者，此也。

然又有当下不可下者，何也？病有热邪传里，已成可下之症，而其人脐之上下或有动气，则不可以下。经云，动气在右，不可下之，下之则津液内竭，咽燥鼻干，头眩心悸也。动气在左，不可下，下之则腹内拘急，食不下，动气更剧，虽有身热，卧则欲蜷。动气在上，不可下，下之则掌握烦热，身浮汗泄，欲得水自灌。动气在上，不可下，下之则腹满头眩，食则清谷心下痞也。又咽中闭塞者，不可下，下之则下轻上重，水浆不入，蜷卧身疼，下利日数十行。又脉微弱者，不可下，脉浮大按之无力者，不可下，脉迟者不可下，喘而胸满者不可下，欲吐欲呕者不可下，病人阳气素微者不可下，下之则厄，病人平素胃弱，不能食者不可下，病中能食，胃无燥粪也，不可下，小便清者不可下，病人腹满食减，复如故者，不可下，若误下之，变症百出矣。所谓当下不可下而妄下误人者，此也。

然有当下不可下而又不得不下者，何也？夫以羸弱之人，虚细之脉，一旦而热邪乘之是为正虚邪盛，最难措手，古人有清法焉，有润法焉，有导法焉，有少少微和之法焉，有先补后攻，有先攻后补之法焉，有攻补并行之法焉，不可不讲也。如三黄解毒清之也，麻仁梨汁润之也，蜜煎猪胆汁土瓜根捣之也，凉膈散、大柴胡少少和之也，更有脉虚弱不能胜任者，则先补之而后攻之，或暂攻之而随补之，或以人参汤送下三黄枳术丸，又或以人参瓜蒌枳实攻补并行，而不相悖，盖峻剂一投，即以参术归芍，维持调护于其中，俾邪气潜消，而正气安固，不愧为王者之师矣。又有杂症中大便不通，其用药之法可相参者，如老人、久病人、新产妇人每多大便秘结之症，丹溪用四物汤，东垣用通幽汤，予尝合而酌之，而加以苁蓉、枸杞、柏子仁、芝麻、松子仁、人乳、梨汁、蜂蜜之类，随手取效。又常于四物加升麻及前滋润药，治老人血枯至圊数而不能便者，往往有验，此皆委曲流通之法，若果人虚，虽传经热邪，不妨借用宁得猛然一往，败坏真元，至成洞泄，虽曰天命，岂非人事哉，所谓下之贵得其法者，此也。

然又有当下而下，而不知浅深，不分便尿于蓄血，不论汤丸以误人者，何也？如仲景大承气汤，比痞满燥实兼全者乃可用之，若只痞满而不燥实者，仲景只用泻心汤，痞满兼燥而未实者，仲景只用小承气汤，除去芒硝，恐伤下焦阴血也，燥实在下，而痞满轻者，仲景只用调胃承气汤，除去枳朴，恐伤上焦阳气也，又有太阳伤风证，误下而传太阴，以致腹痛者则用桂枝汤加芍药，大实痛者桂枝汤加大黄，是解表之后兼攻里也。又有邪从少阳来，寒热未除，则用大柴胡汤，是和解之中兼攻里也。又结胸证，项背强，从胸至腹硬满而痛，手不可近者，仲景用大陷胸丸，若不按不痛者，只用小陷胸汤，若寒食结胸，用三白散热药攻之，又水结胸头出汗者只用小半夏加茯苓汤，水停胁下，痛不可忍者，则用十枣汤，凡结胸阴阳二证，服药罔效，活人俱用枳实理中丸，应手而愈，又《河间三书》云，郁热蓄甚，神昏厥逆，脉反滞涩，有微细欲绝之象，世俗未明造化之理，投以温药则不可救，或者妄行攻下，至残阴暴绝，势大可危。不下亦危，宜用清隔散合解毒汤，养阴退阳，积热借以宣散，则心胸和畅，而脉渐以生，此皆用药浅深之次第也，又如太阳证未罢，口渴，小便短涩，大便如常，此为热塞不通之证，之用五苓散，又热传于经，热结膀胱，其人如狂，少腹硬满而痛，小便自利者，此为蓄血下焦，宜抵当丸，若蓄血轻微，但少腹急结，不至硬满者，则用桃核承气汤或用生地四物汤，加酒洗大黄各半下之，尤为稳当，盖尿涩症大便如常，燥粪症小便不利，蓄血证小便自利，大便黑色也，此便尿蓄血所由分也，血结膀胱，病热最急，则用抵当汤，稍轻者抵当丸，结胸恶症悉具，则用大陷胸汤，稍轻者小陷胸丸，其他荡涤肠胃，推陈致新之法，则皆用汤，古人有言，凡用下药攻邪气，汤剂胜丸散，诚以热淫于内，用汤液荡涤除之为清净尔，此汤丸之别也。

然又有杂症中，不别寒热、积滞、痰水、虫血、痈脓，以误人者，何也？东垣治伤食证，腹痛便闭拒按者，因于冷食，用睍痀丸，因于热食，用三黄枳术丸，若冷热互伤，则以二丸酌其所食之多寡而互用之，应手取效。又实热老痰，滚痰丸，水肿实证，神佐丸，虫积，剪红丸，血积花蕊丹，失笑丸，肠痈牡丹皮散，随症立方，各有攸宜，此杂症攻下之良法也，近世庸医家不讲于法，每视下药畏途，病者亦视下药为砒鸩，至令热症垂危，袖手旁观，委之天数，大可悲耳，若张子和《儒门事亲》三法，即以下法为补，谓下去其邪，而正气自复，谷肉果菜，无往而非补养之物，虽其说未合时宜，而于治病攻邪之法，正未可缺。

消　法

消者，去其壅也，脏腑经络肌肉之间，本无此物而忽有之，必为消散乃得其平，经云坚者消之是也已。然有当消不消误人者，有不当消而消误人者，有当消而消之不得其法误人者，有消之而不明其部分以误人者，有消之而不辨夫积聚之原，有气血、积食、停痰、蓄水、痈肿、虫蛊、劳瘵，与夫疝癖、癥瘕、七疝、胞痹、肠覃、石瘕，以及前后二阴诸疾以误人者，是不可以不审也。

凡人起居有常，饮食有节，和平恬淡，气血周流，谷神充畅，病安从来，惟夫一有不慎，则六淫外侵，七情内动，饮食停滞，邪日留止，则诸症生焉，法当及时消导，俾其速散，气行则愈耳。倘迁延日久，积气盘踞坚牢，日渐强大，由于拔不能之势，虽有智者亦难为力，此当消不消之过也。

然亦有不当消而消者，何也？假如气虚中满，名之曰鼓，腹皮膨急，中空无物，取其形如鼓之状，而因以名之，此为败症，必须填实，庶乎可消，与虫证之为虫为血内实而有物者，大相径庭，又如脾虚水肿，土衰不能制水也，非补土不可，真阳太亏，火衰不能生土者，非温暖命门不可，又有脾虚食不消者，气虚不能运化而生痰者，肾虚水泛而为痰者，血枯而经水断绝者，非皆消导所可行，而或妄用之，误人多矣，所谓不当消而消者，此也。

然又有当消而消之不得其法者，何也？夫积聚癥瘕之症，有初、中、末之三法焉，当其邪气初客，所积未坚，则先消之而后和之，及其所积日久，气郁渐深，湿热相生，块因渐打法当从中治，当祛湿热之邪，削之软之，以底于平，但邪气久客，正气必虚，虚以补泻叠相为用，如薛立斋用归脾汤，送下芦荟丸，余亦尝用五味异功散，佐以和中丸，皆攻补并行中治之道也。若夫块消及半，不使攻击，但补其气，调其血导达其经脉，俾营卫流通，而块自消矣，凡攻病之药，皆亏气血，不可过也，此消之之法也。

　　然又有消之而不明部分者，何也？心肝脾肺肾，分布五方，胃、大肠、小肠、膀胱、三焦、胆与膻中，皆附立有所常所，而皮毛、肌肉、筋骨各有浅深，凡用汤药膏散，必须按其部分，而君臣佐使驾驭有方，使不得移，则病处当之，不知诛伐无过矣，此医门第一义也，而于消法为尤要，不明乎此，而妄行克削，则病未消而元气以消，其害可胜言哉，况乎积聚之原有气血、食滞、停痰、蓄水、痈脓、虫蛊、劳瘵与夫痎癖、癥瘕、七疝、胞痹、肠覃、石瘕，以及前后二阴诸疾，各各不同，若不明辨，为害非轻。予因约略而指数之，夫积者成于五脏，推之不移者也，聚者成于六腑，推之则移者也。其忽聚忽散者，气也，痛有定处而不散者，血也。得食则痛，嗳腐吞酸者，食积也，腹有块按之而软者，痰也，先足肿后及腹者，水也，先腹满后及四肢者，胀也，痛引两胁咳而吐涎者，停饮也，咳而胸痛，吐脓腥臭者，肺痈也，当胃而痛，呕而吐脓者，胃脘痈也，当脐而痛，小便如淋，转则作水声者，肠痈也，憎寒壮热饮食如常，身有痛偏着一处也者，外痈也，病人嗜甘食甜，或异物饥时则痛，唇之上下有白斑点者，虫也。虫有九，湿热所生而为虫为鳖则血之所成也，胡以知为蛇鳖，腹中如有物，动而痛不可忍，吃血故也。又岭南之地，以虫害人，施于饮食，他方之蛊，多因近池饮冷，阴受蛇虺之毒也。病人咳嗽红痰，抑抑不乐，畏见人，喉痒而咳剧者，劳瘵生虫也。痃如弓弦，筋病也，癖则隐癖，附骨之病也。癥则有块可癥，积之类也，瘕者，或有或无，痞气之类也。少腹如汤沃，小便涩者，胞痹也，痛引睾丸疝也。女人经水自行，而腹块见大，如怀子者，肠覃也，经水不行，而腹块渐大，并非妊者，石瘕也，有妊无妊可于脉之滑涩辨之也。至于湿热下坠，则为阴菌、阴蚀、阴挺下脱、阴茎肿烂之类，而虚火内烁庚金，则为痔漏，为悬痈，为脏毒。种种见症，不一而足，务在明辨证候，按法而消之。

吐　法

　　吐者，清上焦也，胸次之间，咽喉之地，或有痰食痈脓，法当吐之，经曰其高者因而越之是矣。然有当吐不吐误人者，有不当吐以吐而误人者，有当吐不可吐而妄吐之以误人者，亦有当吐不可吐而又不可以不吐，吐之不得其法以误人者，是不可不辨也。即如缠喉、锁喉诸症，皆风痰、郁火郁塞其间，不急吐之则胀闭难忍矣。又或食停胸膈，消化不及，无由转输，胀满疼痛者，必须吐之，否则胸高满闷，变症莫测矣。又有停痰蓄饮，阻塞清道，日久生变，或妨碍饮食，或头眩心悸，或吞酸嗳腐，手足麻痹，种种不齐，宜用吐法。导祛其痰，诸症如失。又有胃脘痛吐，呕脓血者，经云呕家有脓不须治，呕脓尽自愈。凡此皆当吐而吐者也。

然亦有不当吐而吐者，何也？如少阳中风，胸满而烦，此邪气而非有物，不可吐，吐则惊悸也。又少阴病始得之手足厥冷，饮食入口则吐，此膈上有寒饮，不可不吐。病在太阳不可吐，吐之则不能食，反生内烦，虽曰吐中有散，然邪气不除，已为小逆也，此不当吐而吐者也。

然又当吐不可吐者，何也？盖凡病用吐，必察其病之虚实，因人取吐，先查其人之性情，不可误也。夫病在上焦可吐之症，而其人病势危笃，或老弱气衰者，或体质素虚，脉息微弱者，妇人新产者，自吐不止者，诸亡血者，有动气者，四肢厥冷冷汗自出者，皆不可吐，吐之则为逆候，此因其虚而禁吐也。若夫病久之人素积已深，一行吐法，心火自降，相火必强，设犯房劳，转生虚证，反难救药，更须戒怒凝神，调息静养，越三旬而出户，方为合法。若其人性情刚暴好怒喜淫，不守禁忌，将何恃以无恐，此又因性情而禁吐也，所谓当吐不可吐者，此也。

然有不可吐，然又不得不吐者，何也？病人脉滑大，胸膈停痰，胃脘积食，非吐不除，食用瓜蒂散与橘红淡盐汤。痰以二陈汤，用指探喉中而出之，体质极虚者或以此桔梗汤代之，斯为稳当，而与更有法焉。

予尝治寒痰闭塞、厥逆昏沉者，用半夏、橘红各八钱，浓煎半杯，和姜汁成一杯，频频灌之。痰随药出则拭之，随灌随吐，随吐随灌，少顷痰开药下，其人即苏，如此则甚众。又当治风邪中脏，将脱之症，其人张口痰鸣，声如曳锯，溲便自遗者，更难任吐，而稀痰皂角等药既不可用，亦不暇用，因以大剂参附姜夏，浓煎灌之，药随痰出则拭之，随灌随吐，随吐随灌。久之药力下咽，胸膈流通，参附大进，立至数两，其人渐苏，一月之间，参药数斤，遂至平复，如此者又众。又尝治风痰热闭之症，以牛黄丸灌如前法，颈疽内攻药不得，入者，以苏合香丸灌入前法，风热不语者，以解语丹灌如前法，中火不醒者，以消盒丸灌如前法，中恶不醒者，亦前项橘半姜汁灌入前法，魇梦不醒者，以连须葱白煎酒灌如前法，自嗌不醒者，以肉桂三钱煎水灌如前法，喉痹喉风，以杜牛膝捣汁雄黄丸等灌如前法，俱获全安，如此者又众。更有牙关紧闭，闭塞不通者，以嚏鼻散，吹鼻取嚏，嚏出牙开，或痰或吐食，随吐而出，其人遂苏，如此者尤众。盖因症用药，随药取吐，不吐之吐，其意更深，此皆古人之成法，而予称为变通者也。昔仲景治胸痛不能食，按之反有涎吐，下利日数十行，吐之利则止，是以吐痰止利也。丹溪治妊妇转脬，小便不通，用补中益气汤，随服而探吐之，往往有验，是以吐法通小便也。华佗一醋蒜吐蛇，河间以狗油雄黄同瓜蒂以吐虫而通膈，丹溪又以藕汁祛瘀血，以治前症，由是观之，症在危疑之际，恒以通剂，近其神化莫测之用，况于显然易见者乎，此吐法之宜讲也。

清 法

清者，清其热也，脏腑有热则清之，经云热者寒之是已。然有当清不清误人者，有不当清而清误人者，有当清而清之，不分内伤外感以误人者，有当清而清之，不量其人、不量其症以误人者，是不可不察也。

夫六淫之邪，除中寒寒湿外，皆不免于病热，热气熏蒸，或见于口舌唇齿之间，或见于口渴便尿之际，灼知其热而不清，则斑黄狂乱，厥逆吐衄，诸症丛生，不一而足，此当清不清之误也。

然又有不当清而清者，何也？有如劳力辛苦之人，中气大虚，发热倦怠，心烦尿赤，名曰虚火，盖春生之令不行，无阳以护其荣卫，与外感热证相隔霄壤，又有阴虚劳瘵之证，日晡潮热，与夫产后血虚，发热烦燥，症象白虎者难救。更有命门火衰，浮阳上泛，有似于火者，又有阴盛格阳假热之证，其人面赤狂躁，欲坐卧泥水之中，数日不大便，或舌黑而润，或脉反洪大，峥峥然鼓击于指下，按之豁然而空者，或口渴欲得冷饮而不能下，或因下元虚冷，频饮热汤以自救，世俗不识误投凉药，下咽即危矣，此不当清而清之误也。

然又有清之而不分内伤外感者，何也？盖风寒闭火，则散而清之，经云火郁发之是也。暑热伤气，则补而清之，东垣清暑益气汤是也。湿热之火，则或散或渗或下而清之，开鬼门，洁净府，除陈莝是也。燥热之火，则润而清之，通大便是也。伤食积热，则消而清之，食去火自平矣也。惟夫伤寒传入胃腑，热势如蒸，自汗口渴，饮冷而能消水者，非借白虎汤之类，鲜克有济也。更有阳盛拒阴之证，清药不入，到口随吐，则以姜汁些少为引，或姜制黄连，反佐以取之，所谓寒因热用是也，此外感实火之清法也。

若夫七情气结，喜怒忧思悲恐惊，互相感触，火从内发，丹溪治以越鞠丸，开六郁也。立其主以逍遥散，调肝气也，意以一方，治木郁而诸郁皆解也。然怒则气上，喜则气缓，悲则气消，恐则气下，惊则气乱，思则气结，逍遥一方，以之治气上气结者，故为相宜，而于气缓气消气下之证，犹恐未合，盖气虚者必补其气，血虚者必滋其血，气旺血冲而七情之火，悠焉以平，至若真阴不足而火上炎者，壮水之主以镇阳光，真阳不足而火上炎者，引火归原以导龙入海，此内伤虚火之治法也。或者曰，病因于火而以热药治之，何也？不知外感之火邪火也，人火也有形之火后天之火也，得水而灭，故可以水折。内伤之火，虚火也，龙雷之火也无形之火先天之火，也得水而炎，不可以水折，譬如龙得水而愈奋飞，雷因雨而益震动，阴濛沉晦之气，光炎烛天，必俟云收日出，而龙雷各归其宅，是以虚火可补而不可泻也，其有专用参芪而不用八味者，因其穴宅无寒也，其有专用六味而不用桂附者，因其穴宅无水也，补则同而引之则实不同耳，盖外感之火，以清为清，内伤之火，以补为清也。

然又有清之不量其人者，何也？夫以壮实之人，而患实热之病，清之稍重尚为无碍，若本体素虚，脏腑本寒，食饮素少，肠胃虚滑，或产后病后，房事之后，即有热证，亦宜少少用之，宁可不足，不使有余，或余热未清，以轻药代之，庶几病去人安，倘清剂过多，则疗热未已而寒生矣，此清之贵量其人也。

然又有清之不量其症者，何也？夫以大热之证而清剂太微，则病不除，微热之证，而清剂太过，则寒证即至，但不及犹可再清，太过则将变法矣，且凡病清之而不去者，犹有法焉，壮水是也。王太仆云大热而甚寒之不寒，是无水也，当滋其肾，肾水者，天真之水也，取我天真之水，以制外邪，何邪不服，何热不出，而又何必沾沾于寒凉，以滋罪戾乎。由是观之，外感之火尚当滋水以制之，而内伤者更可知也，大抵清火之药，不可久恃，必归本于滋阴、涤阴之法，又不能开胃扶脾，以恢复元气，则参苓芪术亦当酌量而用，非曰清后必补，但元气无亏者可以不补，元气有亏，必须补之，俟其饮食渐进，精神爽慧，然后止药可也，以清之贵量其症也。

总而言之，有外感之火，又内伤之火，外感为实，内伤为虚，来路不通，治法迥别，宁曰热者寒之，遂足以毕医家之能事也乎。

温　法

温者，温其中也，脏受寒侵，必须温剂，经云寒者热之是已。然有当温不温误人者，即有不当温而温误人者，有当温而温之不得其法以误人者，有当温而温之不量其人，不量其症，与其时以误人者，是不可不审也。

天地杀厉之气，莫甚于伤寒，其自表而入者，初时即行温散，则病自除，若不由表入而直中阴经者，名曰中寒，其症恶寒厥逆，口鼻气冷，或冷汗自出，呕吐泻利，或腹中急痛，厥逆无脉，下利清谷，种种寒症并见，法当温之，又或寒湿浸淫，四肢拘急，发为痛痹，亦宜温散，此当温而温者也。

然又有不当温而温者，何也？如伤寒邪热传里，口燥咽干，便闭谵语，以及斑黄狂乱，衄血便血诸症，其不可温故无论矣。若乃病热已深，厥逆渐进，舌则干枯，反不知渴，又或挟热下利，神昏气高，或脉来涩滞，反不应指，色似烟熏，形如槁木，近之无声，望之似脱，甚之血液衰耗，筋脉拘挛，但唇口齿舌干燥，而不可解者，此为真热假寒之候，世俗未明亢害承制之理，误投热剂，下咽即败矣。更有郁热内蓄，身反恶寒，湿热胀满，皮肤反冷，中暑烦心，脉虚自汗，燥气焚金，痿软无力者，皆不可温。又有阴虚脉细数，阳乘而吐血者，亦不可温，温之则逆候，此所谓不当用温而温者也。

　　然又有当温而温之不得其法者，何也？假如冬令伤寒，则温而散之，冬令伤风，则温而解之，寒痰壅闭，则温而开之，冷食所伤，则温而消之，至若中寒暴痛，大便反硬，温药不止者，则以热剂下之。时当暑月，而纳凉饮冷，暑受寒侵者，亦当温之。体虚挟寒者，温而补之，寒客中焦，理中汤温之，寒客下焦，四逆汤温之，又有阴盛格阳于外，温药不效者，则以白通汤加人尿猪胆汁反佐治以取之，经云热因寒用是也。复有真虚挟寒，命门火衰者，必须补其真阳，太仆有言，大寒而甚，热之不热，是无火也，当补其心，此心指命门而言，《仙经》所谓七节之旁，中有小心是也，书曰益心之阳，寒亦通行，滋肾之阴热之犹可也，然而有温热之温，温存之温，参附归术，和平之性，温存之温也，春日煦煦是也，附子姜桂，辛辣之性温热之温也，夏日烈烈是也，和煦之日人人可近，燥烈之日，非积雪凝寒，开冰解冻，不可近也。更有表里皆寒之症，始用温药里寒顿除，表邪未散，复传经络，以致始为寒中，而后传变为热中者，容或有之，藉非斟酌时宜，对症投剂，是先以温药救之者，继以温药贼之矣，亦有三阴直中，初无表邪，而温剂太过，遂令寒退热生，初终异辙，是不可以不谨，所谓温之贵得其法者此也。

　　然又有温之不量其人者，何也？夫以气虚无火之人，阳气素虚微，一旦客寒乘之，则温剂宜重，且多服亦可无伤。若其人平素火旺不喜辛温，或会有阴虚失血之症，不能用温者，即中新寒，温药不宜太过，病退即止，不必尽剂，斯为克当其人矣。若论其症，寒之中者，微热不除，寒之轻者，过热则亢，且温之与补有兼者，有不必相兼者，虚而且寒，则兼用之，若寒而不虚，即专以温药主之，丹溪云："客寒暴痛兼有积食者，可用桂附，不可遽用人参"，盖温即是补，予遵其法，先用姜桂温之，审其果虚，然后以参术补之，是以屡用屡验，无有差忒，此温之贵量其症也，若论其时，盛夏之月，温剂宜轻，时值隆冬，温剂宜重，然亦有时当盛暑，而得虚寒急重之症，会用参附煎膏而则愈者，此舍时从症法也，譬如霜降以后，禁用白虎，然亦有阳明证，熏热自汗，谵语烦躁，口渴饮冷者，虽当雨雪飘摇之际，亦会用白虎治之而安全，但不宜太过耳，此温之贵量其时，而清剂可类推已。

补　法

　　补者，补其虚也，经曰："不能治其虚，安问者余"，又曰："邪之所，凑其气必虚"，又曰："精气夺则虚"，又曰："虚者补之"，补之为义大矣哉。然当有补不补误人者，有不当补而补误人者，亦有当补而不分气血，不辨寒热，不识开合，不知缓急，不分五脏，不明根本，不深求调摄之方以误人者，是不可不讲也。

何谓当补不补，夫虚者损之，渐损者虚之，积也。初时不觉，久则病成。假如阳虚不补则气日消，因虚不补则血日耗，消且耗焉，则天真荣卫之气断绝，而虚损成矣，虽欲补之，将何及矣。又有大虚之证，内食不足，外似有余，脉浮大而涩，面赤火炎，身浮头眩，烦躁不宁，此为汗出晕脱之机，更有精神浮散，彻夜不寐者，其祸尤速，法当养荣归脾辈，加敛药以收摄原神，俾浮散之气，退藏于密，庶几可救。复有阴虚火亢，气逆上冲不得眠者，法当滋水以制之，切忌苦寒泻火之药，反伤真气，若误清之，去生远矣，古人有言"至虚有盛候"，反泻含冤者此也，此当补不补之误也。

然亦有不当补而补者，何也？病有脉实症实，不能任补者，故无论矣，即其人本体素虚，而客邪初至，病势方张，若骤补之，未免闭门留寇。更有大实之证，积热在中，脉反细涩，神昏体倦，甚至憎寒振栗，欲着覆衣，酷肖虚寒之象，而其人必有唇焦口燥，便秘尿赤诸症，于真虚者相隔天渊，倘不明辨精切，误投补剂，陋矣。古人有言，大实有羸状，误补益疾者此也，此不当补而补之之误也。

然亦有当补之而补之不分气血、不辨寒热者，何也？经曰："气主煦之，血主濡之。"气用四君子汤，凡一切补气药，皆从此出也，血用四物汤，凡一切补血药，皆从此出也。然而少火者主气之原，丹田者出气之海，补气而不补火者，非也，不思少火主气，而壮火即食气，譬如伤暑之人，四肢无力，湿热成痿，不能举动者，火伤气也，人知补火可以益气，而不知清火亦可以益气，补则同而寒热不同也。又如血热之证，宜补血行血以清之，血寒之证，宜温经养血以和之，立斋治法，血热而吐者谓阳乘阴，热迫血而妄行也，治用四生丸、六味汤，血寒而吐者，谓之阴乘阳，如天寒地冻，水凝成冰也，治用理中汤加当归，医家常需识此，勿令误也。更有去血过多，成升斗者，无分寒热，皆当补益，所谓血脱者益其气，乃阳生阴长之至理，盖有形之血，不能速生，无形之气，所当急固，以无形生有形，先天造化本如是耳，此气血寒热之分也。

然亦有补之而不识开合、不知缓急者，何也？天地之理，有合必有开，用药之机，有补必有泻，如补中汤加参芪，必用陈皮以开之，六味汤用熟地，即用泽泻以导之，古人用药，补正必兼泻邪，邪去而补自得力，又况虚中挟邪，正当开其一面戢我人民，攻彼贼盗，或纵或擒，有收有放，庶几贼退民安，而国本坚固，更须酌其邪正之强弱，而用药多寡得宜方为合法，是以古方中有补散并行者，参苏饮、益气汤是也，有消补并行者，枳术丸、理中丸是也，有攻补并行者，泻心汤、硝石丸是也，有温补并行者，治中汤、参附汤是也，有清补并行者，参连饮、人参白虎汤是也，更有当峻补者，有当缓补者，有当平补者，如极虚之人，垂危之病，非大剂汤液不能挽回。

予尝用参附煎膏日服数两，而救阳微将脱之证，又常用参麦煎膏，敷至数两，而救津液将枯之证，亦有无力服参，而以芪术代之者，随时处治，往往有功，至于病邪未尽，元气虽虚，不任重补，则从容和缓以补之，相其机宜，循序渐进，脉症相安，渐为减药，骨肉果菜食养尽之，以底于平康。其有体质素虚，别无大寒大热之证，欲服丸散以保真元者，则用平和之药，调理气血，不敢妄使偏僻之方，久而争胜，反有伤也，此开合缓急之意也。

然又有补之而不分五脏者，何也？夫五脏有正补之法，有相生而补之之法。《难经》曰："损其肺者，益其气；损其心者，和其荣卫；损其脾者，调其饮食，适其寒温；损其肝者，缓其中；损其肾者，益其精。"此正补也。又如肺虚者补脾，土生金也，脾虚者补命门，火生土也，心虚者补肝，木生火也，肝虚者补肾，水生木也，肾虚者补肺，金生水也，此相生而补之也。而予更有根本之说焉，胚胎始兆，形骸未成，先生两肾，肾者，先天之根本也，囝地一声，一事未知，先求乳食，是脾者后天之根本也，然而先天之中，有水有火，水曰真阴，火曰真阳，名之曰真，则非气非血，而为气血之母，生身生命全赖乎此。周子曰，无极之真，二五之精，妙合而成，凝然不动，感而遂通，随吾神以往来者，此也。古人深知此理，用六味滋水，八味补火，十补斑龙，水火兼济，法非不善也。然而以假补真，必其真者未曾尽丧，庶几有效，若先天祖气荡然无存，虽有灵芝亦难续命，而况庶草乎，至于后天根本，尤当培养，不可忽视。经曰："安谷则昌，绝谷则厄"，又云："粥浆入胃，则虚者活。"古人诊脉，必曰胃气，制方则补中，又曰归脾健脾者，良有以也。夫饮食入胃，分布五脏，灌溉周身，如兵家之粮饷，民间之烟火，一有不继，兵民离散矣。然而因饿致病者故多，而因伤致病者亦复不少，过食肥甘则痰吐，过食醇酿则饮积，瓜果乳酥，湿从内受，发为肿满泻利，五味偏啖，久而增气，皆令夭殃，可不慎哉，是知脾肾两脏，皆为根本，不可偏废。古人或谓补脾不如补肾者，以命门之火，可生脾土也，或谓补肾不如补脾者，以饮食之精，自能注于肾也，须知脾弱而肾不虚者，则补脾为急，肾弱而脾不虚者，则补肾为先，若脾肾两虚，则并补之，药既补矣，更加摄养有方，斯为善道。

第六章　处方学

第一节　组织法

一、外感时症（凡五十七法）

辛温解表法

治春温初起，风寒寒疫，及阴暑秋凉等证。

软防风一钱五分　苦桔梗八分　苦杏仁三钱　广陈皮一钱　淡豆豉三钱　葱白五寸

是法也，以防风、桔梗祛其在表之邪，杏子、陈皮开其上中之气分，淡豆豉、葱白即葱豉汤用代麻黄，通治伤寒于表。表邪得解，即有伏气，亦冀其随解耳。

凉解里热法

治温热内炽，外无风寒，及暑温冬温之证。

鲜芦根五钱　大豆卷三钱　天花粉三钱　生石膏四钱　生甘草六分

温热之邪，初入于胃者，宜此法也。胃为阳土，得凉则安，故以芦根为君，佐豆卷之甘平，花粉之甘凉，并能清胃除热，更佐石膏，凉而不苦，甘草泻而能和。景岳名玉泉饮，以其治阳明胃热有功，凡寒凉之药，每多败胃，惟此法则不然。

清热解毒法

治温毒深入阳明，劫伤津液，舌绛齿燥。

西洋参三钱　麦门冬三钱　细生地三钱　黑玄参一钱五分　金银花二钱　开连翘二钱　绿豆二钱

此治法温热成毒，毒即火邪也。温热即化为火，火未有不伤津液者，故用银翘、绿豆以清其火而解其毒，洋参、麦冬以保其津，玄参、细生地以保其液也。

祛热宁风法

治温热不解，液劫动风，手足瘛疭。

开麦冬五钱　细生地四钱　甘菊花二钱　羚羊角三钱　钩藤五钱

凡温热之病，动肝风者，惟此法最宜。首用麦冬、细生地清其热，以滋津液，菊花、羚角定其风，而宁抽搐，佐钩藤者，取其舒筋之用也。

祛热宣窍法

治温热、湿温、冬温之邪，窜入心包，神昏谵语，或不语，舌苔焦黑，或笑或痉。

开连翘三钱　犀角三分　川贝母三钱　鲜石菖蒲一钱　牛黄至宝丹一粒

是法治邪入心包之证也。连翘苦寒，泻心经之火邪，犀角咸寒，亦能泻心经之火邪。凡邪入心包者，非特一火，且有痰随火升，蒙其清窍，故用川贝母清心化痰，石菖蒲入心开窍，更佐牛黄至宝之大力，以期救急扶危于俄顷耳。

辛凉解表法

治风温初起，风热新感，冬温袭肺咳嗽。

薄荷一钱　蝉衣一钱　前胡一钱五分　淡豆豉四钱　瓜蒌壳二钱　牛蒡一钱五分

此法取乎辛凉，以治风温初起，无论有无伏气，皆可施用。薄荷、蝉蜕轻透其表，前胡、淡豉宣解其风。叶香岩云："温邪上受，首先犯肺"，故用蒌壳、牛蒡开其肺气，气分舒畅，则新邪伏气均透达矣。

清凉透邪法

治温病无汗，温疟渴饮，冬温之邪内陷。

鲜芦根五钱　生石膏六钱　开连翘三钱　淡竹叶一钱五分　淡豆豉三钱　绿豆衣三钱

此治温病无汗之主方。凡清凉之剂，凉而不透者居多，惟此法凉而且透。芦根中空透药也，石膏气轻透药也，连翘之性升浮，竹叶生于枝上，淡豆豉之宣解，绿豆衣之轻清，皆透药也。伏邪得透，汗出微微，温热自然达解耳。

清热保津法

治温热有汗，风热化火，热病伤津，温疟舌苔变黑。

开连翘三钱　花粉二钱　鲜石斛三钱　鲜地黄四钱　麦冬四钱　参叶八分

此温热有汗之主方。汗多者，因于里热熏蒸，研其伤津损液，故用连翘、花粉清其上中之热，鲜斛、鲜地保其中下之阴，麦冬退热除烦，参叶生津降火。

清凉荡热法

治三焦温热，脉洪大而数，热渴谵妄。

连翘四钱　西洋参二钱　生石膏五钱　甘草八分　知母二钱，盐水炒　细生地五钱
粳米一撮

是法也，以仲圣白虎汤为主，治其三焦之温热也。连翘、洋参清上焦之热以保津，膏甘、粳米清中焦之热以养胃，知母、细生地泻下焦之热以养阴。

润下救津法

治热在胃府，脉来沉实有力，壮热口渴，舌苔黄燥。

生大黄四钱　元明粉二钱　甘草粉八分　玄参三钱　麦冬四钱　细生地五钱

阳明实热之证，当用大小承气急下，以存津液，但受温热之病，弱体居多，故以仲景调胃承气为隐，且芒硝改为元明粉，取其性稍缓耳。合用鞠通增液汤方，更含存阴养液之意。

清凉透斑法

治阳明温毒发斑。

生石膏五钱　甘草五分　银花三钱　开连翘三钱　鲜芦根四钱　豆卷水发，三钱
鲜荷钱一枚

凡温热发斑者，治宜清胃解毒为主。膏甘清胃，银翘解毒，更以芦根、豆卷透发阳明之热，荷钱者，即初发之小荷叶也，亦取其轻升透发之意。热势一透，则斑自得化矣。

解肌散表法

治风邪伤卫，头痛畏风，发热有汗。

嫩桂枝一钱　白芍药二钱　粉甘草一钱　生姜五分　大枣三枚

此仲景之桂枝汤，治风伤卫之证也。桂枝走太阳之表，专祛卫分之风，白芍和阴护营，甘草调中解热，枣甘能和，又以行脾之津液，而调和营卫者也。

微辛轻解法

治冒风之证，头微痛，鼻塞咳嗽。

白苏梗一钱五分　薄荷叶一钱　牛蒡子一钱五分　苦桔梗八分　瓜蒌壳二钱
广橘红一钱

凡新感之邪，惟冒风为轻，只可以微辛轻剂治之。夫风冒于皮毛，皮毛为肺之合，故用紫苏、薄荷以宣其肺，皆用梗而不用叶，取其微辛力薄也。佐牛

蒡子辛凉，桔梗之辛平，以解太阴之表，及蒌壳之轻松，橘红之轻透，以畅肺经之气，气分一舒，冒风自解。

顺气搜风法

治风邪中经，左右不遂，筋骨不用。

乌药一钱　橘皮一钱五分　天麻一钱　紫苏一钱五分　甘菊花一钱　参条二钱　炙甘草五分　木瓜一钱　桑枝三钱

此师古人顺风匀气散之法也，以治风邪中经之病。叶香岩云："经属气，所以进乌药、陈皮以顺其气，天麻、苏、菊以搜其风。"经云："邪之所凑，其气必虚。"故佐参草辅其正气，更佐木瓜利其筋骨，桑枝遂其左右之用也。

活血祛风法

治风邪中络，口眼歪斜，肌肤不仁。

炒当归二钱　川芎一钱五分　炒白芍一钱五分　西秦艽一钱五分　桑叶三钱　橘络二钱　鸡血藤胶一钱

此治风邪中络之法也。络属血，故用鸡藤、川芎以活其血，即古人所谓治风须养血，血行风自灭。营虚则不仁，故用当归、白芍施益营血，而治不仁也。秦艽散药中之补品，能活血营筋，桑叶乃箕星之精，能滋血祛风，二者为风中于络之要剂，更佐橘络以达其络，络舒血活，则风邪自解，而歪邪自愈矣。

宣窍导痰法

治风邪中腑中脏，及痉发昏倒等症。

远志一钱　石菖蒲五分　天竺黄二钱　杏仁三钱　瓜蒌实三钱　炒僵蚕三钱　皂角炭五分

风邪中于脏腑者，宜施此法，其中乎经，可以顺气搜风，其中乎络，可以活血祛风。今中脏腑，无风药可以施之，可见中脏之神昏不语，唇缓涎流。中腑之昏不识人，便尿阻隔等证，确宜宣窍导痰。方中天竺、远、菖宣其窍，而解其语，杏仁、蒌实导其痰，且润其肠，僵蚕化中风之痰，皂角通上下之窍，此一法而二用也。

两解太阳法

治风湿之证，头痛身重，骨节烦疼，小便欠利。

羌活一钱五分　软防风一钱五分　泽泻三钱　桂枝一钱五分　生米仁四钱　茯苓三钱

斯法也，乃两解太阳风湿之证，风邪无形而居外，所以用桂枝、羌、防解其太阳之表，俾风从汗而出；湿邪有形而居内，所以用苓、泽、米仁渗其膀胱之里，俾湿从尿而出。更以桔梗通天气于地道，能宣上，复能下行，可使风湿之邪分表里而解也。

培中泻木法

治寒湿，腹痛，水泻及风痢。

土炒白术二钱　土炒白芍一钱　广皮一钱　软防风一钱　茯苓三钱　甘草五分　炮姜炭八分　吴萸八分　新荷叶一钱

术防陈芍四味，即刘草窗痛泻要方，用之为君，以其泻木而益土也。佐苓甘培中有力，姜炭暖土多功，更佐吴萸疏其木而止其痛，荷叶升其清而助其脾。

补火生土法

治飧泻洞泄，命门无火，久泻虚痢。

淡附片八分　肉桂六分　菟丝子一钱　补骨脂一钱　吴萸八分　益智仁一钱　剪芡实二钱　莲子肉十粒

下焦无火不能熏蒸腐化，泄泻完谷，故以桂附辛甘大热补命中之火，以生脾土，菟丝、补骨脂温补其下，吴萸、智仁暖其中。中下得其温暖，则火土自得相生，而完谷自能消化。更佐以芡实、莲子补其脾，且固其肾，盖火土生，脾肾固，而飧泻洞泄无不向愈矣。

暖培卑监法

治脾土虚寒泄泻，及冷痢，水谷痢。

米炒西潞党三钱　白茯苓三钱　土炒于潜术二钱　水炒西粉草五分　炮姜炭八分　土炒苍术六分　益智仁一钱　煨葛根五分　粳米四钱

土不及曰卑监，法用四君合理中，暖培其脾土也。脾喜燥，故佐以苍术，喜温佐以益智，喜升佐以葛根，喜甘佐以粳米。

补中收脱法

治泻痢不已，气虚下陷，谷道不合，肛门下脱。

东洋参三钱　炒黄芪二钱　土炒于术一钱　炙甘草五分　炙罂粟壳一钱　土炒白芍一钱　诃梨勒一钱五分　石榴皮一钱

此治泻痢日久，气虚脱肛之法也。以参芪术草之甘温，补中州以提其陷，罂芍诃梨之酸涩止泻痢，且敛其肛。用榴皮为引者，亦取其酸以收脱，涩以住痢也。

通利州都法

治火泻，湿泻，湿热痢疾。

茯苓三钱　泽泻三钱　土炒苍术八分　车前二钱　通草一钱　滑石三钱　桔梗一钱

斯仿舒驰远先生加减五苓之意。州都者，膀胱之官也，首用茯苓甘淡平和而通州都为君，泽泻咸寒下达而走膀胱为臣，佐苍术之苦温，以化其湿，车前通滑之甘淡，以渗其湿，使桔梗之开提，能通天气于地道也。

清凉涤暑法

治暑温，暑热，暑泻，秋暑。

滑石三钱　甘草八分　青蒿一钱五分　扁豆三钱　连翘三钱　茯苓三钱　通草一钱
西瓜翠衣一片

滑石、甘草即河间之天水散，以涤其暑热也。恐其力之不及，故加蒿扁瓜衣以清暑。又恐其干乎心，更佐以连翘以清心。暑不离乎湿，兼用通苓，意在渗湿耳。

化痰顺气法

治痰气闭塞，痰疟痰泻。

白茯苓四钱　制半夏二钱　陈皮一钱五分　粉甘草八分　煨广木香五分　姜厚朴二钱　生姜三片

法中苓夏陈甘，即《局方》二陈汤，化痰之妥方也。加木香、厚朴以行其气，气得流行，则顺而不滞。故古人谓化痰须顺气，气行痰自消，且木香、厚朴均能治泻，以此法治其痰泻，不亦宜乎？

楂曲平胃法

治因食作泻，兼之食疟。

炒楂肉三钱　炒六曲三钱　炒苍术一钱　制厚朴一钱　广陈皮一钱　粉甘草八分
膍胵二枚

法内苍陈朴草，系《局方》之平胃散，为消导之要剂，佐山楂健脾磨积，神曲消食住泻，膍胵乃鸡之脾也，不但能消水谷，而且能治泻利。食泻投之，必然中鹄。

清痢荡积法

治热痢夹食，脉滑数，烦渴尿赤。

煨木香六分　吴萸、炒黄连各六分　酒浸生军三钱　炒枳壳一钱五分　炒条芩一钱

炒白芍一钱五分　粉甘草五分　煅葛根五分　鲜荷叶三钱

此法首用香连治痢为主，加军枳以荡其积，芩芍以清其血，甘草解毒，荷葛升提，施于实热之痢，每多奏效耳。

温化湿邪法

治寒湿酿痢，胸痞尿白。

藿香一钱五分　蔻壳一钱五分　炒神曲二钱　制厚朴一钱　陈皮一钱五分　炒苍术八分　生姜三片

凡湿在表宜宣散，在里宜渗利。今在气分，宜温药以化之。藿香、蔻壳宣上中之邪滞，神曲、厚朴化脾胃之积湿，陈皮理其气分，苍术化其湿邪，更佐生姜温暖其中，中焦通畅无滞，滞下愈矣。

调中开噤法

治下痢不食或呕不能食，噤口痢证。

炒潞参三钱　姜汁炒黄连五分　制半夏一钱五分　藿香一钱　石莲肉三钱　陈仓米三钱

痢成噤口，脾胃俱惫矣，故用潞党补其中州，黄连清其余痢，半夏和中止呕，藿香醒胃苏脾，石莲肉开其噤，陈仓米养其胃。倘绝不欲食者，除去黄连可也。

调中畅气法

治中虚气滞，休息痢疾，并治脾亏泄泻。

炒潞参三钱　炒于术二钱　炒黄芪二钱　炙甘草四分　广陈皮一钱　洗腹皮一钱五分　煨木香三分　鲜荷叶三钱

参芪术草调补中州，陈腹木香宣畅气分，加荷叶助脾胃，而升阳气也。

祛暑解毒法

治暑热烦热赤肿，身如针刺。

茯苓三钱　制半夏一钱五分　滑石三钱　甘草五分　参叶六分　黄连八分　银花三钱　连翘三钱　绿豆衣三钱

凡暑热成毒者，此法最宜。苓夏偕甘即海藏消暑方也，滑石偕甘即河间清暑方也，更佐参叶以却暑，黄连以清心，银莲绿豆以解毒也。

增损胃苓法

治暑湿内袭，腹痛水泄，小便热赤。

炒苍术一钱 制川朴一钱 广皮一钱五分 结猪苓一钱五分 茯苓三钱 泽泻一钱五分 飞滑石三钱 藿香一钱五分

苍朴陈皮以化湿,即平胃散损甘草也。二苓泽泻以利湿,即五苓散去桂术也。增滑石清暑渗湿,增藿香止泻和中。凡因暑湿而致泻者,是法最为合拍耳。

清暑开痰法

治中暑神昏不语,身热汗微,气喘等症。

黄连一钱 香薷一钱 扁豆衣三钱 厚朴一钱 杏仁二钱 陈皮一钱五分 制半夏一钱五分 益元散三钱 荷叶梗一尺

连薷扁朴清热祛暑,杏仁陈夏顺气开痰,益元散清暑宁心,荷叶梗透邪宣窍。

祛暑调元法

治暑热盛极,元气受伤。

生石膏四钱 滑石三钱 甘草六分 制半夏一钱 西洋参二钱 粳米五钱 麦门冬二钱 茯苓三钱

石膏、滑石祛暑泻火为君,茯苓、半夏消暑调中为臣。暑热刑金,故以麦冬洋参保肺为佐,暑热伤气,故以甘草、粳米调元为使。

清离定巽法

治昏倒抽搐,热极生风之证。

连翘三钱 竹叶一钱五分 细生地四钱 玄参三钱 菊花一钱 冬桑叶三钱 钩藤四钱 木瓜一钱

此法治极热生风之证,故用连翘、竹叶以清其热。热甚必伤阴,故用细地、玄参以保其阴。菊花、桑叶平其木而定肝风,钩藤、木瓜舒其筋而宁抽搐。大易以离为火,以巽为风,今曰清离定巽,即清火发热。

清宣金脏法

牛蒡子一钱五分 川贝母二钱 马兜铃一钱 苦杏仁二钱 瓜蒌壳三钱 苦桔梗八分 桑叶三钱 炙枇杷叶三钱

夏日炎暑,火旺克金,宜乎清暑宣气,保其金脏。法中蒡贝兜铃清其肺热,杏蒌桔梗宣其肺气。夫人身之气,肝从左升,肺从右降,故佐桑叶以平其肝,弗令左升太过,杷叶以降其肺,俾其右降,自然升降如常,则咳逆自安豫矣。

治乱保安法

广藿香一钱五分　广木香五分　茯苓三钱　台乌药一钱　制半夏一钱　茅苍术八分
阳春砂八分　伏龙肝三钱

邪扰中州，挥霍之乱，宜此法也。首用藿香、乌木行气以治其乱，夏苓苍术祛暑湿以保其中。佐砂仁和其脾，伏龙肝安其胃，此犹兵法剿抚兼施之意也。

挽正回阳法

治中寒腹痛，吐泻肢冷，或昏不知人，脉微欲绝。

东洋参三钱　茯苓三钱　炒于术一钱　炙甘草五分　安桂八分　淡附片八分
炮姜炭六分　吴萸八分

是法即陶节菴回阳救急汤，除陈夏五味也。盖以参苓术草挽其正，炮姜桂附回其阳，更佐吴茱萸破中下之阴寒。阴寒一破，有若拨开云雾而见天日夜。

芳香化浊法

治五月霉湿，并治秽浊之邪。

藿香叶一钱　大腹毛一钱　制厚朴八分　佩兰叶一钱　广皮一钱五分
制半夏一钱五分　鲜荷叶三钱

此法因秽浊霉湿而立也。君藿兰之芳香以化其浊，臣陈夏之温燥以化其湿。佐腹皮宽其胸腹，厚朴畅其脾胃，上中气机一得宽畅，则湿浊不克凝留。使荷叶之升清，清升则浊自降。

金水相生法

治疰夏眩晕，神倦呵欠，烦汗及久咳，肺肾并亏。

东洋参三钱　麦冬三钱　五味子三分　知母一钱五分　玄参一钱五分　炙甘草五分

法内人参补肺，麦冬清肺，五味敛肺，《千金》生脉饮也，主治热伤元气，气短倦怠，口渴汗多等证。今以此方治疰夏，真为合拍。加色白之知母，以清其肺，色黑之玄参，以滋其肾，兼滋其肺，更以甘草协和诸药。俾有金能生水，水能润金之妙也。

二活同祛法

治表里受湿，寒热身疼，腰痛等症。

川羌活一钱五分　细辛五分　茅术一钱五分　独活一钱五分　防风一钱五分　甘草五分　生姜三片

两感表里之湿证，此法堪施。其中羌活、防风散太阳之表湿，独活、细辛搜少阴之里湿，苍术燥湿气，生姜消水气。盖恐诸药辛温苦燥，故佐甘草以缓之。

清营捍疟法

治暑疟恶寒壮热，口渴引饮。

连翘一钱五分　竹叶一钱五分　扁豆衣二钱　青蒿一钱五分　木贼一钱　炒黄芩一钱　青皮一钱五分　西瓜翠衣一片

此治暑疟之法也。夫暑气内舍于营，故君翘竹清心，却其上焦之热，臣以扁衣解暑，青蒿祛疟，佐以木贼发汗于外，黄芩清热于内。古云疟不离乎少阳，故使以青皮引诸药达少阳之经，瓜翠引伏暑透肌肤之表。

辛散太阳法

治风疟寒少热多，头疼自汗，兼治伤寒伤湿。

桂枝一钱　防风一钱五分　前胡一钱五分　羌活一钱五分　甘草五分　豆豉三钱　生姜二片　红枣三枚

风疟有风在表，宜辛散之。方中用桂羌防草，即成方桂枝羌活汤，本治风疟之剂也。内加前胡散太阳，复泄厥阴，淡豆豉解肌表，且祛疟疾，更加攘外之姜，安内之枣，表里俱安，何疟之有哉？

宣透膜原法

治湿疟寒甚热微，身痛有汗，肢重脘惫。

川朴一钱　槟榔一钱五分　煨草果仁八分　炒黄芩一钱　甘草五分　藿香叶一钱　姜半夏一钱五分　生姜三片

此师又可达原饮之法也。方中去知母之苦寒，及白芍之酸敛，仍用朴槟草果达其膜原，祛其盘踞之邪。黄芪清燥热之余，甘草尽和中之用。拟加藿夏畅气调脾，生姜破阴化湿，湿秽乘入膜原而作疟者，此法必奏效耳。

和解兼攻法

治寒热疟疾，兼之里积。

柴胡一钱五分　甘草六分　熟军二钱　炒黄芩一钱　枳壳一钱五分　元明粉二钱　姜半夏一钱五分

柴芩夏草以和解，元明军枳以攻里，此仿长沙大柴胡之法也。

甘寒生津法

治瘅疟独热无寒，手足热而欲呕。

大生地五钱　麦冬三钱　煨石膏四钱　竹叶一钱五分　连翘三钱　北沙参三钱
蔗汁、梨浆各一盏

疸疟一证，嘉言主以甘寒生津可愈，故首用生地、麦冬甘寒滋溺，以生津液。此证不离心肺胃三经，故以翘竹清心，沙参清肺，膏蔗清胃，梨汁生津。

宣阳透伏法

此牝疟寒甚热微，或独寒热。

淡干姜一钱　淡附片一钱　川朴一钱　炒苍术一钱　草果仁一钱　蜀漆一钱五分
白豆蔻三颗

干姜宣其阳气，附子制其阴胜，厚朴开其滞气，苍术化其阴湿，草果治独胜之寒，蜀漆遂盘结之疟。佐以豆蔻，不惟透伏有功，抑散寒化湿，施于牝疟，岂不宜乎？

驱邪辟祟法

治鬼疟寒热日作，多生恐怖，脉来乍大乍小。

煅龙骨三钱　雄黄染茯苓三钱　炒茅术一钱　广木香一钱　柏子仁三钱　石菖
蒲五分　桃叶七片

龙骨阳物也，可以镇惊，可以驱祟，用之以治鬼疟最宜。茯苓宁心，以雄黄染之，以驱鬼魅。苍术、木香皆能杀一切之鬼也。柏子辟邪，菖蒲宣窍，桃叶发汗开其鬼门，俾潜匿之邪尽从毛窍而出也。

营卫双调法

治洒寒烘热，脉濡且弱，虚疟、劳疟并宜。

嫩桂枝一钱　炙芪皮二钱　土炒归身一钱五分　土炒白芍一钱　西潞参三钱
炙甘草五分　红枣二个　生姜二片

胃者卫之源，脾者营之本。今脾胃累虚而作寒热者，宜以营卫双调。故用桂芪护卫，归芍养营，此从源立方，勿见寒热便投和解。又加参草补益胃脾，姜枣调和营卫。

双甲搜邪法

治三日疟，久延不愈。

醋炙穿山甲一钱　炙鳖甲一钱五分　木贼草一钱　嫩桂枝一钱　制首乌三钱
鹿角霜二钱　东洋参二钱　土炒归身二钱

疟邪深窜而成三疟者，须此法也。穿山甲善窜之物，主搜深踞之疟。鳖甲蠕动之物，最搜阴络之邪。木贼中空而轻，桂枝气薄而升，合而用之，不惟能发深入于阴分之邪，而且能还于阳分之表。以何首乌养气阴也，鹿霜助其阳也，人参益其气也，当归补其血液，阴阳气血并复，则疟邪自无容身之地矣。

清宣温化法

治秋时晚发之伏暑，并治湿温初起法。

连翘三钱　杏仁三钱　瓜蒌壳二钱　陈皮一钱五分　茯苓三钱　制半夏一钱　甘草五分　佩兰一钱　荷叶二钱

连翘寒而不滞，取其清宣；杏仁温而不燥，取其温化。蒌壳宣气于上，陈皮化气于中，上中气分得其宣化，则新凉伏气皆不能留。茯苓夏草消伏气于内，佩兰、荷叶解新邪于外也。

宣疏表湿法

治冒湿证，首如裹，遍体不舒，四肢懈怠。

炒苍术一钱　防风一钱五分　秦艽一钱五分　藿香一钱　陈皮一钱五分　砂壳八分　甘草五分　生姜三片

此治冒湿之法也。君以苍术防秦宣疏肌表之湿，被湿所冒，则气机遂滞，故臣以藿陈砂壳通畅不舒之气。湿药颇燥，佐以甘草润之，湿体本寒，使以生姜温之。

辛热燥湿法

治寒湿之病，头有汗而身无汗，遍身拘急而痛。

炒苍术一钱二分　防风一钱五分　甘草八分　羌活一钱五分　独活一钱五分　白芷一钱二分　草蔻仁七分　干姜六分

法中苍防甘草，即海藏神术散也。用于外感寒湿之证，最为中的。更加二活白芷透湿于表，草蔻干姜燥湿于里，诸药皆温燥辛散。倘阴虚火旺之体勿可浪投。

苦温平燥法

治燥气侵表，头微痛，畏寒无汗，鼻塞咳嗽。

光杏仁三钱　橘皮一钱五分　苏叶一钱　荆芥穗一钱五分　炙桂枝一钱　白芍一钱　老前胡一钱五分　桔梗一钱五分

凡感燥之胜气者，宜苦温为主，故以橘杏苏荆以解之，加白芍之酸，桂枝之辛，是遵圣训，燥淫所胜，平以苦温，佐以酸辛是也。秋燥之证，每多咳嗽，故佐前桔，以宣其肺，肺得宣畅，则燥气自然解耳。

松柏通幽法

治燥气结盘于里，腹胀便闭。

松子仁四钱　火麻仁三钱　瓜蒌壳三钱　柏子仁三钱　冬葵子三钱　苦桔梗一钱
薤白头八分　酒洗大腹毛三钱　白蜜一匙

此仿古人五仁丸之法也。松柏葵麻皆滑利之品，润肠之功非小，较硝黄之推荡尤稳耳。丹溪治肠痹每每开提上窍，故以桔梗蒌薤开其上，复润其下。更加大腹宽其肠，白蜜润其燥，幽门得宽润，何虑其不通哉？

加味二陈法

治痰多作嗽，口不作渴。

茯苓三钱　广皮一钱　制夏二钱　甘草五钱　米仁三钱　杏仁三钱　生姜二片
饴糖一匙

陈苓夏草即二陈汤也。王讱菴曰，半夏辛温，体滑性燥，行水利痰为君。痰因气滞，气顺则痰降，痰由湿生，湿去则痰消，故以陈皮、茯苓为臣。中不和则痰涎聚，又以甘草和中补土为佐也。拟加米仁助茯苓以渗湿，杏仁助陈皮以利气，生姜助半夏以消痰，饴糖助甘草以和中。凡有因痰致嗽者，宜施此法。

温润辛金法

治无痰干咳，喉痒胁疼。

炙紫菀一钱　百部一钱　松子仁三钱　款冬一钱五分　甜杏仁三钱　炙广皮一钱
冰糖五钱

法中紫菀温而且润，能畅上焦之肺。百部亦温润之性，暴咳久咳咸宜。更加松子润肺燥，杏仁利肺气，款冬与冰糖本治干咳之单方，陈皮用蜜炙去其性以理肺，肺得温润则咳逆自然渐止。

甘热祛寒法

治寒邪直中三阴之证。

炙草二钱　干姜一钱　附片一钱　吴萸一钱

此节仲景四逆汤，拟加吴萸之大热，祛厥阴之寒邪，以之治寒中三阴，最为中的。寒淫于内，治以干热，故以姜附大热之剂，伸发阳气，表散寒邪。甘草亦散寒补中之品，又以缓姜附之上潜也。

二、内伤杂症（凡十六法）

养血柔肝法

治血虚肝阳上升。

归身一钱五分　白芍一钱五分　稽豆衣一钱五分　甘菊花一钱五分　沙苑子三钱 女贞子二钱五分　胡麻三钱　茯神三钱　嫩钩藤三钱

肝脏血虚，不能濡养乎上，乃有头晕眼花等症，法用归芍稽豆沙苑以养血，甘菊钩藤以息内风，胡麻女贞以滋燥，肝血充而阳自潜也。

理气畅中法

治肝气横逆，腹胀脘痛。

白蒺藜三钱　金铃子一钱五分　延胡索一钱　陈皮一钱五分　赤茯苓三钱　枳壳一钱五分　郁金一钱五分　瓦楞子三钱　制香附一钱五分　砂仁壳八分　佛手一钱五分 越鞠丸一钱五分

肝为将军之官，其气善于横逆，横逆则肝叶胀硬，阻塞痞痛，故法中诸药，均采疏利气分之品，使气利则胀除也。然肝气一逆，往往使食不消，痰不化，火不达，湿不运，故加越鞠丸之芎苍附枳曲以统治之。

理气温通法

治中下虚寒，浊气不化，致生胀满。

肉桂心三分　炒白芍一钱五分　炙甘草五分　紫苏梗一钱五分　茯苓三钱　陈皮一钱五分　半夏一钱五分　香附一钱五分　乌药一钱五分　生姜三钱

桂心温肾，以助下焦之气化；生姜温脾，以助中宫之健运；苏梗散寒入营，乌药祛寒入气。凡中下二焦虚寒，浊气不化，致生胀满等症者，此法可通治之。

甘咸养阴法

治阴虚内热，潮热咳血等症。

干生地三钱　龟甲三钱　阿胶三钱　旱莲草一钱五分　女贞子一钱五分 丹皮二钱五分　淡菜二钱

法中干地甘寒，龟甲咸寒，皆养阴之要药。阿胶甘平，淡菜咸温，并治血之佳珍。旱莲草甘寒汁黑属肾，女贞甘凉隆冬不凋，咸能补益肾阴，佐以丹皮之苦，清血分之伏火，火得平静，则潮热咳血均愈矣。

清金宁络法

治燥热伤津，咳嗽咯红。

麦冬三钱　桑叶一钱五分　生地三钱　元参二钱五分　玉竹二钱　北沙参一钱五分　旱莲一钱五分　枇杷叶三钱

方中麦冬、玉竹清其燥，沙参、玄参润其肺，生地、旱莲宁其血络，佐以桑叶平肝，杷叶降肺，配合完密，诸病自却。

培土生金法

治久咳肺虚。

党参一钱五分　怀山药二钱　炙甘草五分　茯神三钱　甜杏仁三钱　川贝母一钱五分　蛤壳三钱　女贞子三钱　橘白络一钱五分　谷芽三钱

肺热可清，津枯可滋，其久咳肺虚，痰多白沫者，既不能清滋，又不能温补，则惟有治脾一法。方用参药茯草以补土而建中气为君，杏贝女贞以养肺而清虚火为臣。降以蛤壳，和以谷芽。凡虚劳积久，以脾胃为重，故见纳呆泄泻等症，均属非宜。此法盖独得其秘。

补气升阳法

治中气不足，倦怠食减，及脱肛不收等症。

炒潞党三钱　炙贡芪二钱　炒于术二钱　炙甘草五分　陈皮一钱五分　酒归身二钱　升麻五分　柴胡五分　生姜一钱　红枣三钱

此东垣补中益气汤也。参术草以补其气，陈皮以行其滞，当归以活其血，血气流行，自然倦怠除而饮食香。更以升柴之升提，姜枣之调和，则脱肛亦收，乃治中气下陷之妙法也。

导腹通幽法

治大肠液燥，大便艰难。

制首乌三钱　当归一钱五分　瓜蒌仁三钱　大麻仁三钱　郁李仁三钱　光杏仁三钱　松子仁三钱　芝麻三钱　白蜜三钱

首乌、当归尾养血要药，所以治大肠干燥之本。五仁麻蜜均滋润之妙品，所以治大便艰难之标。凡体虚之人，不耐攻伐，此法如水涨舟浮，最为确当。

健运分消法

治脾虚作胀。

白术三钱　连皮苓三钱　生熟、苡仁各三钱　陈皮一钱五分　厚朴八分　大腹

皮三钱　范志曲三钱　鸡金炭一钱五分　泽泻三钱　冬瓜皮二钱　葫芦瓢三钱

脾虚积湿，势必作胀，此法健以白术，运以陈皮，分消以苓朴泽曲鸡葫二皮。有形之湿滞除，无形之中气立。

消积杀虫法

治一切虫积。

白术三钱　肉桂三分　乌梅五分　黄连三分　使君肉一钱五分　鹤虱一钱五分　花椒五分　白雷丸一钱五分　陈皮一钱五分　砂仁八分

虫之为物，得辛则伏，得苦则静，得酸则安，故用椒桂之辛，黄连之苦，乌梅之酸，三味鼎峙，更以使君、鹤虱、雷丸杀虫之品，乘其败而穷逐之。继以白术、砂仁、陈皮和中之品，镇于中而安抚之，治标本兼而有焉。

重坠镇逆法

治呃逆气上等症。

代赭石一钱五分　旋覆花一钱五分　竹茹一钱五分　刀豆子三钱　柿蒂二个　陈皮二钱　象贝三钱　光杏仁三钱

本旋覆代赭汤意，以旋赭降气，刀蒂止呃，佐茹陈贝杏之清肃顺。凡呃逆之属肺胃不和者，此方主之。

育阴固摄法

治遗精虚证。

熟地三钱　山药三钱　泽泻三钱　山萸一钱五分　丹皮一钱五分　茯神三钱　芡实三钱　龙骨三钱　牡蛎三钱　金樱子二钱五分　白莲须八分

精藏于肾，肾虚不纳，故以六味丸补其肾，所谓育阴也。芡樱龙牡莲须均属收涩之性，用以敛其关，所谓固摄者也。

泻火固阴法

治肝火鸱张，扰乱梦遗。

龙胆草八分　山栀一钱五分　白芍一钱五分　黄芩一钱五分　生地三钱　木通一钱五分　生草八分

此龙胆泻肝法，为治肝火之妙方。龙胆直泻相火，木通引火下行，栀芩清血热，地芍滋肾阴。火静则水宁，水宁则精固，不治其遗，其遗自止。与上方一补一泻，各极妙用。

清利湿热法

治淋浊。

草薢一钱五分　梗通草一钱五分　滑石三钱　生草梢八分　瞿麦穗一钱五分　萹蓄一钱五分　车前子三钱　海金沙三钱　通天草一钱五分　赤苓二钱

淋浊之病，责诸膀胱不洁，故方中重用通利小便清化湿热之味。《内经》所谓洁净府者是也。

清化祛瘀法

治血淋。

生地三钱　木通一钱五分　草薢一钱五分　黄柏三钱　小蓟一钱五分　瞿麦一钱五分　蒲黄一钱五分　琥珀三分　桃仁一钱五分　赤芍一钱五分　车前一钱五分　藕汁一杯

血淋由湿热挟瘀血停滞太阳之腑，方用木通、草薢、黄柏、瞿麦、车前以清化通利，小蓟、蒲黄、桃仁、琥珀、赤芍以破瘀消滞，生地、藕汁清热凉血，乃不易之法也。

疏肝理气法

治肝气郁结疝气等症。

柴胡八分　赤苓三钱　赤芍一钱五分　青皮一钱五分　橘核一钱五分　荔枝核三钱　路路通二钱五分　延胡一钱　金铃子一钱五分　泽泻三钱

疝气之成，原因虽多，而鲜有不涉肝经者。柴胡、青皮为疏肝上品，橘核、荔核为治疝上品，延胡、金铃为止痛上品。再和以泽泻、赤苓之利溲，遂成疝气方之正鹄。

三、妇女杂症（凡九法）

理气祛瘀法

治经行腹痛及一切气滞血分不和等。

苏梗一钱五分　京赤芍一钱五分　金铃子一钱五分　延胡一钱　青皮一钱五分　杜红花八分　香附一钱五分　乌药一钱　两头尖三钱　绛通草八分　佛手一钱五分　月季花三朵

气血为帅，气滞则血滞，故此法专重理气，苏梗、青皮、乌药、佛手、金铃子、延胡索等是。佐以和血，红花、赤芍、两头尖、月季花等是。气利则血活，血活则腹痛自除。所谓调经以理气为先，又曰通则不痛也。

和荣调经法

治血热经事先期等症。

当归一钱五分　紫丹参一钱五分　制香附一钱五分　陈皮一钱五分　丹皮二钱　白薇一钱五分　佩兰一钱五分　佛手一钱五分　季花三朵　藕节二枚

血得热而行，得寒则洹，故月经先期，多属于热，法中用当归、丹参以祛瘀，丹皮、白薇、藕节以凉血。更佐香附、陈皮、佩兰、佛手以微疏其气。一病之来，三面俱顾，投之乌有不愈者哉？

养血清热法

治月经淋漓不止。

炒条芩一钱五分　炒黑芥一钱五分　当归身一钱五分　炒白芍一钱五分　生地炭三钱　阿胶一钱五分　小胡麻三钱　侧柏炭一钱五分　白薇一钱五分　乌贼骨一钱五分　丹皮一钱五分　陈棕炭一钱五分　藕节二枚

方中用生地、白薇、丹皮、条芩以清血热，侧柏棕炭以止流血，溢淋漓不已，其血必伤，复用归芍阿麻以养之。乌贼骨止血之功独著，用以佐诸药之不及。凡血虚有热，经行淋漓，此法俱可师也。

固摄冲任法

治气虚崩漏不止。

党参一钱五分　黄芪一钱五分　茯神三钱　冬术一钱五分　炙甘草五分　陈皮一钱五分　归身一钱五分　杜仲一钱五分　续断一钱五分　阿胶一钱五分

血脱益气，古有明训。血崩不止者，急宜大剂参芪归芍气血双补，庶乎可救。方中参芪补气药也，归胶养血药也，茯神冬术炙草以补中，脾统血也。杜仲、续断以补肾，精生气也。更以陈皮微利其气分，其旺而血止，血充而病除。盖不易之法也。

和营温经法

治冲任有寒，经事愆期等症。

当归一钱五分　赤芍一钱五分　川芎八分　艾绒一钱五分　炙草五分　丹参一钱五分　桂枝六分　半夏一钱五分　吴萸四分　炮姜五分

冲任受寒，则血行阻滞，是血滞为标而受寒为本。是法以桂枝、炮姜、吴萸、艾绒以散其寒邪之内停，治其本也。当归、丹参、赤芍、川芎以祛其瘀血之内结，治其标也。标本兼顾，病自却矣。

清热通经法

治妇女倒经等症。

石斛三钱　天花粉三钱　丹参一钱五分　香附一钱五分　益母草一钱五分　桃仁三钱
红花八分　绛通草八分　牛膝一钱五分　黑山栀二钱　丹皮一钱五分

经事不至，反而上溢，总属血热妄行所致，故用石斛、花粉以清其热，益母、丹参以通其经。因其势之上逆，佐桃仁、红花以抑之，并加绛通、牛膝以下引之，使血止而经通，经通而营不受损。

化湿固带法

治腰酸、纳少、白带等症。

白术一钱五分　白芍一钱五分　茯苓三钱　炙甘草五分　陈皮一钱五分　苡仁三钱
谷芽三钱　佩兰一钱五分　桑寄生三钱　乌贼骨一钱五分　草薢一钱五分　威喜丸一
钱五分

脾运不健，湿浊斯停，带脉不固，白带斯下。此法用苓术以培补，苡薢以分利，更参乌贼、威喜以止涩，乃根本治疗也。

理气调中法

治妊娠恶阻。

香附一钱五分　砂仁壳八分　陈皮一钱五分　白蒺藜三钱　茯苓三钱　半夏一钱五分
枳壳一钱五分　谷芽三钱　佩兰一钱五分　竹茹一钱五分　佛手八分

妊娠恶阻，不宜过用破降，此方俱选轻灵之品，微利其气即所以和胃，微化其湿即所以和脾，勿以平淡目之。

养血胞胎法

治妊娠期中保其健康。

当归身一钱五分　大白芍一钱五分　阿胶一钱五分　生地炭三钱　茯苓三钱　白
术三钱　条芩一钱五分　杜仲一钱五分　续断一钱五分　桑寄生一钱五分

胎赖血养，故保胎以养血为主。胎因热动，故安胎以清热为要。法中归芍胶寄以养血，条芩、生地以清热，更用苓术补脾，杜续补肾，以脾为后天，肾为先天，息息与胎元有关也。保胎之法尽矣。

四、疮疡杂症（凡十法）

清疏消解法

治痈疽初起寒热，及一切痈疽之在上部者。

荆芥一钱五分　防风一钱五分　薄荷八分　牛蒡二钱　生草节八分　桔梗八分
银花三钱　连翘三钱　象贝三钱　僵蚕二钱　京赤芍一钱五分　万灵丹一粒

风寒壅遏，营卫不从，则愤嗔而起疡，此《内经》之明训也。本法全择疏散之品，风寒能解，气血自无停滞之患矣。其用万灵丹者，以其为消解气血留滞之神丹，所以消解已有之郁结也。

疏散消解法

治痈疽肿痛有寒热者。

荆芥一钱五分　防风一钱　当归尾一钱五分　赤芍一钱五分　生甘草八分　连翘三钱
大贝三钱　山甲片一钱五分　皂角针一钱五分　乳没各五分　梅花点舌丹一丸

此法用荆防祛风，归芍泻瘀，连草清热，甲角溃坚，乳没止痛，梅花点舌丹以取汗消毒。凡痈疽寒热，将成未成，均可师法。

和营消解法

治痈疽肿痛。

归尾一钱五分　赤芍一钱五分　生草八分　大贝三钱　僵蚕三钱　桃仁一钱五分
甲片一钱五分　皂角针一钱五分　橘络八分　醒消丸一钱五分

痈疽治法，不外消散，消散治法，不外和荣，故用一派祛瘀调气之药。醒消丸为乳香、没药、麝香、雄精所制成，其破除气血留结之力，可谓药专而猛，肿痛阳症，率宜采用。

化痰消解法

治一切气滞痰凝瘰疬等症。

当归一钱五分　赤芍一钱五分　柴胡八分　香附一钱五分　桔梗八分　大贝母三钱
僵蚕三钱　橘红八分　海藻一钱五分　昆布一钱五分　荸荠三个　海蜇皮一两

肝胆之气，最易郁结，气结则痰浊不化，从致凝聚，故瘰疬之症，往往生于颈腋少阳之络。法用芍归以和血，香橘以理气，海藻昆布消痰软坚，大贝僵蚕祛风化痰，而妙在柴胡一味，不特疏少阳之郁，且为诸药作向导也。

托里透脓法

治痈疽难成脓者。

黄芪一钱五分　防风一钱五分　当归一钱五分　赤芍一钱五分　大贝二钱　僵蚕三钱　角针一钱五分　甲片一钱五分

痈疽不能消散，势必酿脓破溃。其难于成脓者，多属气虚无力外托，故用黄芪之固气，防风之外透，加入祛瘀理气之内，复用角针甲片以引药致病所而出之。

清解托毒法

治暑疮热疖等症。

薄荷八分　牛蒡二钱　丹参一钱五分　生草节八分　银花三钱　连翘三钱　大贝母三钱　花粉三钱　僵蚕三钱　赤芍一钱五分　桔梗八分　竹叶一钱五分

热伤营分，留而为疮疖，宜以清解和荣为治。本方除丹参、赤芍外，皆清热之品，重其本也。

培补托毒法

治疮形平陷，久溃不收，气血大虚之证。

党参一钱五分　黄芪一钱五分　白术一钱五分　炙甘草六分　茯苓三钱　陈皮一钱五分　当归一钱五分　丹参一钱五分　泽泻三钱　鹿角霜一钱五分　红枣三枚　炮姜五分　桂枝八分

此阳和汤加减也。阳和汤治阴疽白陷，如有日光普照，阴霾尽消。今加参芪等以助气，归丹等以活血，对于气血虚寒者用之，自有得心应手之妙。

清化消解法

治疔毒。

菊花一钱五分　地丁草二钱　生甘草八分　连翘三钱　黄芩一钱五分　黄连三分　竹叶一钱五分

此治疔毒之法也。疔疮俱属热毒之为患，故以清解为主。君以菊花、地丁，臣以连翘、黄连，佐以生草、竹叶、黄芩，热清二毒解必矣。

引火下趋法

治火盛口疮等症。

生地三钱　木通一钱五分　生甘草八分　川黄连三分　银花三钱　连翘三钱　黄芩一钱五分　淡竹叶一钱五分　灯心二扎

此本导赤散法，复加银翘连芩之清热，使火盛内炎者，得以清降下行，全从小便而去。故曰下趋也。

和荣祛瘀法

治跌打损伤，瘀血停留等症。

全当归一钱五分　京赤芍一钱五分　丹参一钱五分　川芎八分　红花八分
桃仁一钱五分　生三七一钱五分　落得打一钱五分　自然铜一钱五分　橘络一钱五分
丝瓜络三钱

跌打损伤，瘀血停留，先当搜逐瘀血，此法用大队血分之药，从而祛之。复佐以活络之品，自然通畅流动矣。伤科专家恒谓伤科处方不外三法，初期曰当归尾京赤芍，中期曰全当归京赤芍，末期曰当归身大白芍。可悟其立机。

第二节　立案法

内　伤

1.心营与肾水交亏，肝气挟肝阳上逆，胸中气塞，口内常干，手震舌掉，心烦不寐。即有寐时，神魂游荡，自觉身非己有，甚至便溏纳少，脾胃易衰，脉形细小无神，而有歇止之象，逐证施治，似乎应接不暇。因思精神魂魄必令各安其所，庶得生机勃勃，否则悠悠忽忽，恐难卜其上吉。拟许学士珍珠母丸法。

石决明　人参　归身　犀角　龙齿　茯神　生地　麦冬　枣仁　炙草　怀药　沉香　另先服珠粉

再诊　脉之歇止向和，便之溏泄不作，气塞稍平，手震亦定，但寤多寐少，内藏之魂魄未安，胸痞脘闷，上壅之浊痰未降，容将通阳镇逆法，参入前方，冀相与有成耳。

珍珠母丸去柏子仁、当归，加旋覆花、代赭石、陈皮、冬术、炙草、白芍、麦冬。甘澜水煎竹沥冲服。

三诊　夜半得寐，心肾已交，肺魄肝魂自能各安其脏，无如心易烦动，神反疲乏，气犹短促，胸还痞闷，脉仍细小，两足不安，脉虚证虚，是谓重虚，而兼有湿痰从之为患。夫痰即有形之火，火即无形之痰也。法当固本为主，消痰佐之。

人参固本丸加龟甲、茯神、枣仁、白芍、怀术、陈皮、旋覆花、柏子仁去油、冬术，另珠粉、竹油、鸡子黄和服。

四诊 风火痰三者之有余，留滞肝经，以致卧血归肝，魂不能与之俱归。筋剔肉瞤而醒。前次气短等症，莫不因此。而又起于有年，病后气血两亏，何堪磨耐。所治之方，不出许学士法加减，现在脉息细小带弦，虽为止歇之形，尚有不静之意，究属难免风波，未可以能食为足恃也。

石决明盐水炒　麦冬　犀角　柏子仁　龙齿　枣仁盐水炒　归身　羚羊角　熟地滑石粉伴炒　冬术　白芍　陈皮　人参　茯神　银花　薄荷　另金箔　竹沥　珍珠粉　姜汁冲服

五诊 前夜熟睡，昨又变成少寐。寐之时适在子时以后，肝胆两经尚有余邪可知。更兼痰火阻气，时逆时平，其气逆时，必面赤心悸，甚则肉瞤筋惕，烦热不安，脉亦随之变异。所谓心火一动相火随之是也。调治之外，必须静养。俾心火凝然不动，方可渐入坦途。

人参　丹参　麦冬　元参　旋覆花　冬术　橘红　小麦　枣仁川连汁拌炒　茯神　川贝　炙草　枇杷叶　竹茹　珠粉

六诊 所患小恙无一不除。盖以清之，化之，补之，养之，无微不至，而得此小效耳。所嫌者寐非其时，寤非其时，心阳太热，神气外驰，是卫气独行于阳，阳跷脉满，满则不入于阴，阴分之虚明矣。将滋阴之品，参入前方，未识能戈获否。

前方加入大生地、陈胆星，另珍珠丸，朱砂安神丸。

先生之病素禀湿热，又挟阴虚之病也。湿者何地之气也，热者何天之气也。天地郁蒸，湿热生焉。湿热禀于先天者，与元气混为一家，较之内伤外感之湿热，属在后天者，岂可同日语哉？设使薄滋味，远房帏，不过生疮出血而已，乃从事膏粱，更多嗜欲。斯湿热外增，阴精内耗，脏腑营卫但有春夏之发，而无秋冬之藏，无怪乎风火相煽，而耳为之苦鸣也。当斯时也，静以养之，犹可相安无事，何又喜功生事，火上添油，致陡然头晕面赤，其一派炎炎之势。盖无非肝经之火，督脉之阳，上冒而为患。近闻用引火归原之法，以为甘温能除大热。嗟乎未闻道也。夫甘温除大热者，良以下极阴寒，真阳上越，引其火归其原，则坎离交媾，太极自安。若阴虚湿热蒸动于上者，投以清滋尚难对待，况敢以火济火，明犯一误再误之戒乎？逮后清已有法，滋亦频投，饮食能增，身体能胖，而坐立独不能久者，明是外盛中空，下虚上实。用药殊难，尝见东垣之清燥汤，丹溪之虎潜丸，润燥兼施，刚柔并进。张氏每赞此两方谓必互用，始克有济。何故而不宗此耶？然犹有进于此者，治病必资药力，而所以载行药力者，胃气也。胃中湿热熏蒸，致吐血痰嗽鼻塞噫气，二便失调，所谓九窍不和，都属胃病也。然则欲安内脏，先清外腑，又为第一要著矣。至秋末冬初病甚者，十月坤卦纯阴，天已静矣。而湿热反动，肾欲藏矣。而湿热乃露，能勿令病之加剧乎？附方谨复。

青盐 甘草 荸荠 海蜇 萆薢 饴糖 刺猬皮 霞天菊 十大功

2. 昼为阳，阳旺应不恶寒；夜为阴，阴旺应不发热。兹乃日见恶寒，夜间发热，何以阴阳相反若是耶？此无他。阳虚则恶寒于日，阴虚则发热于夜。阴阳之正气既虚，所有疟后余邪，无处不可为患，足为之浮，腹为之满，尿为之短，一饮一食，脾为之不运，生饮生痰。肺为之咳嗽，脉从内变而为细弦。夫形瘦色黄舌白，阳分比阴分更亏，极易致喘。

桂枝加厚朴杏仁汤加附子、干姜、冬术、半夏、橘红。

3. 脾为阴土，胃为阳土。阳土病则见呕恶，阴土病则见泄泻。二者互相为患，此平则彼发，令人应接不暇。现在呕止而泄，似脾病而胃不病，不知脾胃属土，木必乘之，不乘胃土而呕，必乘脾土而泄。治病必求其本，本在木，当先平木，必使阳土阴土皆不受所乘，方为正治。

理中汤、乌梅丸、吴仙散，加白芍。

4. 三焦相火挟肝阳而上升，每日侵晨则气自脐左而上冲，心胸痞塞，自觉胸中热，舌尖辣，面色红，过午则气渐下降。至夜则安，而火降则下或遗泄，此皆无形之火为患也。推其原始，由乎饮虚，今则相火妄行，蒸炼胃液成痰。所以吐痰黏腻灰黑，而咽噎胃管之间，常觉不流利也。法当清相火，导虚阳，而下归窟宅。更佐以化痰镇逆，病来已久，难期速效。

黄柏盐水炒 桂心 砂仁 蛤壳 甘草 知母盐水炒 川连盐水炒 茯苓 元精石

长流水煎。

5. 凡脏邪惟虚则受之，而实则不受，惟实者能传，而虚则不传。仲景云：肝病实脾，治肝邪之盛也。《内经》云：肝病缓中，治肝体之虚也。此证肝气有余肝血不足，法宜两顾为得。

归身 白芍 沙苑 杞子 冬术 茯神 青皮 陈皮 金铃子 砂仁

6. 有时惊悸，有时肌肉顽木，或一日溏泻数次，或数日一大便而坚干。惟小便常红，此心气郁结，脾气失运。失运则生湿，郁结则聚火，火则伤津，湿则阻气，而气机不利矣。拟荆公妙香散加味，以补益心脾。

山药 洋参 黄芪 茯神 赤苓 桔梗 炙草 远志 麝香 朱砂 木香 川连 麦冬

上药为末，用藿香、陈皮汤泛丸。

7. 血不养心，则心悸少寐；胃有寒饮，则呕吐清水。虚火烁金则咽痛，肝木乘中则腹胀，此时调剂最难熨贴。盖补养心血之药，多嫌其滞，清降虚火之药，又恐其滋，欲除胃寒，虑其温燥劫液，欲平肝木，恐其克伐耗气。今仿胡洽居士法，专治其胃，以胃为气血之乡，土为万物之母，一举而善备焉，请试服之。

党参　冬术　茯苓　半夏　枣仁　扁豆　陈皮　山药　秫米

8.久病之躯，去冬常患火升，交春木旺，肝胆阳升无制，倏忽寒热，头面红肿及四肢焮热痒痛。殆即所谓游火游风之类欤。匝月以来，肿势已灭，四五日前偶然裸体伤风，遂增咳嗽、音哑、痰多、口干、舌白，续发寒热，胃气从此不醒，元气愈觉难支，风火交煽，痰浊复甚，阴津消涸，阳不潜藏，此时清火养阴。计非不善，特恐滋则碍脾，化痰扶正，势所必需，又恐燥则伤液。立法但取其轻灵，用药先求其无过。

北沙参　知母　鲜生地　蛤壳　海浮石　蝉衣　豆卷　青果　海蜇　地栗　百合

另珠粉（朝晨用燕窝汤送下）。

9.竟日悲思，半载纳减，询非恼怒感触所致，在病人亦不知悲从何来。一若放声号泣，乃能爽快，睡醒之际特甚，余如默坐亦然。韩昌黎云：凡人之歌也有思，哭也有怀，出于口而为声者，其皆有不平者乎？夫悲哀属肺，寝则气窒，醒则流通，想其乍醒之际，应通而犹窒焉。是以特甚，揆之脉象，右寸细数而小滑，挟火伏痰由诸，或更有所惊恐，惊则气结，结则成痹，痹则升降失常，出纳呆钝，胃气所以日馁耳，拟以开结通痹为先，毋先急于补也。

旋覆花　元参　炒竹茹　瓜蒌皮　薤白头　紫菀　橘络　安息香　生铁落

10.真阳以肾为宅，以阴为妃，肾虚为阴衰，则阳无偶而荡矣，由是上炎，则头耳口鼻为病，下走则膀胱二阴受伤。自春及秋，屡用滋养清利之剂。欲以养阴而适以伤阳，不能治下而反以戕中。《内经》所谓热病未已，寒病复起者是也。鄙意拟以肾气丸，直走少阴，据其窟宅而招之，同气相应，同气相求之道也。所虑者病深气极，药不能制病，而反为病所用，则有增剧耳。

肾气丸。

11.真阳气弱，不荣于筋则阴缩，不固于里则精出，不卫于表则汗泄。此三者每相因而见，其病在三阴之极，非后世方法可治。古方八味丸专服，久当有验也。

八味丸。

中　风

1. 怒则气上，痰即随之，陡然语言謇涩，口角流涎，月余不愈，所谓中痰中气也。然痰气为标，阳虚为本，所以脉息迟弦，小水甚多，肢麻无力。法宜扶阳为主，运中化痰佐之。

六君子汤加川附、白芍、麦冬、竹油、蝎尾。

2. 体肥多湿，性躁多火。十年前小产血崩，血去则阴亏而火亢，肝风暗动，筋络失养，已非一日。去秋伏暑后，变三疟，疟久营卫偏虚，遂致风痰扰络。右半肢体麻痹，而为偏废之象。调理渐愈，今但左足麻辣麻热痛，痛自足大趾而起，显系肝经血虚失养。据云腿膝常冷，足骭常热，此非足跗有火而腿膝有寒也，想由湿火乘虚下注，故痛处厥热，而膝腿气血不足则觉寒耳。至于左胫外廉皮肉之内，结核如棉子，发作则痛甚，此属筋腱，是风痰瘀血交凝入络而成，与右足之热痛麻辣不同。今且先治其右足。

生地　阿胶　五加皮　归身　木瓜　天麻　冬术　独活　丝瓜络　牛膝　茯苓　萆薢

3. 内风本皆阳气之化，然非有余也，乃二气不主交合之故。今形寒跗冷，似宜补阳为是，但景岳云：阳失阴而离者，非补阴无以摄既散之元气，此证有升无降。舌绛牵掣，瘖不出声，足躄不堪行动，当与河间肝肾气厥同例，参用丹溪虎潜法。

熟地　苁肉　牛膝　锁阳　虎骨　龟甲

4. 方书每以左痛属血虚，右患属气，据述频年以来，齿痛舌赤，布有精浊，纳谷如昔。猝然右偏肢痿，舌强口歪语謇，脉浮数动。此乃肝肾两虚，水不涵木，肝风暴动，神必昏迷。河间所谓肝肾气厥，舌瘖不语，足痱无力之症，但肾属坎水，真阳内藏，宜温以摄纳，而肝藏相火内寄，又宜凉以清之。温肾之方，参入凉肝，是为复方之用。

地黄饮子去桂附，加天冬、阿胶。

痿　痹

1. 膝骨日大，上下渐形细小，是鹤膝风证，乃风寒湿三气合而为病，痹之最重者也。三气既痹，又挟肺金之痰以痹肘。所谓肺有邪，其气留于两胁，肘之痹偏于左属阴，阴血久亏，无怪乎腰脊突出，接踵而来。至于咳嗽，鼻流清涕，小水色黄，肌肉暗削，行步无力，脉形细小，左关度见弦数，是日久正虚，风寒湿三气渐化阳之象。拟用痹门粗羊角散加减。

粗羊角　归身　白芍　杏仁　羌活　知母　桂枝　薏米　秦艽　茯苓　竹

沥　桑枝　制蚕

2.人年四十，阴气自半，从古至今如是，惟尊体独异者。盖以湿热素多，阳事早痿耳。近又患臂痛之症，此非医术所载之夜卧臂在被外招风而痛，乃因久卧竹榻，寒凉之气渐入筋骨，较之被外感寒偶伤经络者更进一层，所以阳气不宣，屈伸不利，痛无虚日，喜热恶寒。仲景云一臂不举为痹，载在中风门中，实非真中而为类中之机，岂容忽视。现在治法首重补阳，兼养阴血，寓之以祛寒，加之以化痰，再通其经络，而一方中之制度，自有君臣佐使焉。

熟地　当归　白芍　虎掌　阿胶　半夏　橘红　枳壳　沉香　党参　於术　茯苓　熟附　炙草　风化硝　桂枝　羌活　绵芪　姜黄　海桐皮

共为末，用竹沥、姜汁和蜜水泛丸。

3.先天不足，骨髓空虚，常以后天滋补，栽培脾胃，脾胃得补。湿热壅滞，形体骤然充壮，而舌本牵强，两足痿软，不能行走，上盛下虚，病属痿躄。经云湿热不攘，大筋软短，小筋弛长，软短为拘，弛长为痿是也。今拟法补先天之精气，强筋壮骨，以治其下。扶后天之脾胃，运化湿热，以治其中。然必耐心久服，确守弗解，应克获效。倘朝秦而暮楚，恐难许收功也。

熟地附子汁煎炒　茯苓　牛膝盐水炒　桑枝　虎胫骨　川断酒炒　巴戟盐水炒　黄柏盐汁炒　苍术　萆薢盐汁炒　竹沥　姜汁

另洗方。

独活　当归　红花　陈酒糟　猪后脚骨　葱白头

煎汤，日洗一次。

4.伏热留于肺胃，胃热则消谷易饥，肺热则躄痿难行。热气熏于胸中，故内热不已，延今半载，节届春分，天气暴热，病加不寐，据述先前舌苔黄黑，今则舌心干红，其阴更伤。仿仲景意用甘寒法。

生地　知母　茯神　枣仁　麦冬　滑石　夜合花　沙参　百合

5.冷雨淋背于先，竭力鼓棹于后，劳碌入房，挟杂于中，病起身热咳嗽。至今四十余日，痰气腥臭，饮食能进，卧床不起，形肉消脱，是肺先受邪，而复伤其阴也。经云：阴虚者阳必凑之，肺热叶焦，则生痿躄。又云：一损损于肺，皮聚毛落，至骨痿不能起床者死。合经旨而互参之，分明棘手重证矣。

沙参　紫菀　茯苓　地骨皮　川贝　玉竹　薏仁

另八仙长寿丸。

再诊　肺为水源，百脉朝宗于肺，犹众水朝宗于海也。肺热叶焦，则津液不能灌输于经脉，而为痿躄，卧床不能行动，形肉消削，咳嗽痰臭，舌红无苔，脉细而数。是皆津液消耗，燥火内灼之象。考经论治痿，独取阳明者，以阳明主润宗筋，胃为气血之源耳。今拟生胃津以供于肺，仿西昌喻氏意。

沙参　阿胶　杏仁　甘草　元参　火麻仁　天冬　麦冬　玉竹　茯苓　桑叶　枇杷叶

神　志

1. 骤尔触惊，神出于舍，舍空痰入，神不得归，是以有恍惚昏乱等症。治当逐痰以安神脏。

半夏　胆星　钩藤　竹茹　茯苓　橘红　黑栀　枳实

2. 骤惊恐惧，手足逆冷，少腹气冲即厥，阳缩汗出，下阳素亏，收摄失司。宜乎助阳以镇纳，第消渴心悸，忽然腹中空洞，此风消肝厥现象，非桂附刚剂所宜。

炒黑杞子　舶茴香　当归　紫石英　细辛　桂枝

3. 上年夏季，痰火迷心，神呆语乱，治之而愈，至今复发。脉浮小弱，舌心红而苔薄白，语言错乱，哭笑不常，凭脉而论，似属心风，是由风入心经蕴热蒸痰所致，用本事独活汤法。

独活　防风　黄芩　山栀　元参　石菖蒲　胆星　茯苓　橘红　甘草　竹叶　鲜生地

4. 情志郁勃，心肝受病，神思不安，时狂时静，时疑时怯，心邪传肺则心悸不寐而咳嗽，肝邪传胆则目定而振栗，其实皆郁火为患也。拟清心安神壮胆为主，平肝和脾佐之。

川连　茯神　菖蒲　龙骨　远志　北沙参　枣仁　胆星　川贝　铁落　石决明　猪胆

5. 寡居十载，愁悌苦心，牙龈出血，有时若痫，其病已久。兹一月前，猝遭惊恐，遂神糊语乱，口吐紫血，腹胀不食，两脉模糊，难以捉摸。此乃惊动肝阳，神魂扰乱，血随气逆。是即薄厥之属。今两足常冷，阳升于上，急以介类潜阳，重以镇怯，冀其厥止再商。

川连吴萸炒　牡蛎　阿胶　茯神　枣仁　石决明　羚羊角　龙骨　茜草炭　紫石英　代赭石　白芍　金箔

痰　饮

1. 秋冬咳嗽，春暖自安。是肾气收纳失司，阳不潜藏，致水液变化，痰沫随气射肺扰喉，喘咳不能卧息，入夜更重，清晨稍安。盖痰饮乃水寒阴浊之邪，夜为阴时，阳不用事，故重也。仲景云：饮病当以温药和之。《金匮》饮门短气逆息一条，分外饮治脾，内饮治肾，二脏阴阳含蓄，自然潜藏固摄。当以肾气丸方，减牛膝、肉桂，加骨脂以敛精气。若以他药发越阳气，恐有暴厥之虑矣。

　　肾气丸减牛膝、肉桂，加补骨脂。

　　2. 肝风与痰饮相搏，内壅脏腑，外闭窍隧，以致不寐不饥，肢体麻痹。迄今经年，脉弱色悴，不攻则病不除，攻之则正益虚，最为棘手。

　　钩藤　菖蒲　刺蒺藜　远志　竹沥　郁金　胆星　天竺黄

　　另指迷茯苓丸临卧服。

　　3. 肝阳因劳而化风，脾阴因滞而生痰，风痰相搏，上攻旁溢，是以昏晕体痛等症见也。兹口腻不食，右关微滑，当先和养胃气，蠲除痰饮，俟胃健能食，然后培养阴气，未为晚也。

　　半夏　秫米　麦冬　橘红　茯苓

　　4. 胸中之元阳不足，膻中之火不宣，痰饮伏于心下，胸前如盘大一块，常觉板冷，背亦恶寒。三四年来每甲子后则气喘，阳气当至不至，痰饮阻遏其胸中，阳微阴胜故也。天明则阳气张，故喘平，至咳嗽心悸易于惊恐，皆阴邪窃踞胸中之病。其常若伤风之状者，卫外之阳亦虚也。图治之法，当祛寒饮而逐阴邪，尤必斡旋其阳气。俾如离照当空，而后阴邪尽扫。用仲景甘苓桂术法，先通胸中之阳再议。

　　茯苓细辛泡汤拌浸焙　桂木　冬术熟附煎汁拌炒　陈皮　半夏　紫石英炮姜五味子同焙　补骨脂盐水炒焦　党参姜汁炒　甘草麻黄泡汤拌浸焙　胡桃肉蛳螺壳

　　5. 咳嗽口不渴，当脐痛，而脉细，头常眩晕。此乃手足太阴二经有寒饮，积滞阻遏清阳之气，不能通达。故一月之中，必发寒热数次，乃郁极则欲达也。病将四月，元气渐虚，寒饮仍郁而不化，先以小青龙汤蠲除寒饮，宣通阳气再议。

　　麻黄　桂枝　白芍　细辛　干姜　半夏　五味子　甘草

　　6. 脉沉取之数，其阴内亏，其热在里，病延日久，劳损之证候见。咳唾白痰，脘腹时痛，痛则气满，得矢气则稍宽，病由肝郁而成。据云咳已三年，初无身热，是其根又有痰饮也。经训：治病必求于根。兹从痰饮气郁之例治之。

　　半夏　茯苓　桂木　丹皮　白芍　香附　沉香　神曲　归身　甘草　冬术　陈皮　金橘饼

　　7. 痰饮咳嗽已久，其源实由于脾肾两亏。柯氏云：脾肾为生痰致原，肺为贮痰之器也。近增气急，不得右卧，右卧则咳剧，肺亦伤矣。肛门漏疡，迩来粪后有血，脾肾亏矣。幸胃纳尚可，议从肺脾肾三经通治。然年已六旬，宜自知爱养为要，否则虑延损证。

熟地砂仁炒　五味子　炮姜　半夏　陈皮　茯苓　阿胶蒲黄炒　款冬花　冬术　归身　川贝

8.鼻血，遗精，肺肾俱病，寒热盗汗，营卫并伤，必须大补为是。无如脉息细弦，舌苔满布，二便失调，饮食不舒。脾家又有湿痰为患，先宜化湿健脾再商榷补剂。

枳砂二陈汤加乌梅、生姜。

咳　喘

1.稚龄形瘦色黄，痰多食少，昼日微咳，夜寐则喉中嗅吼有声，病已半载，而性畏服药。此脾虚而湿热蒸痰以阻于肺也。商用药枣法。

人参　苍术　茯苓　川朴　榧子　炙草　陈皮盐水炒　川贝　冬术　宋制半夏

上药各研末，和一处，再研听用。好大枣一百枚，去核，将上药末纳入枣中，以绵扎好。每枣一枚，大约纳入药末二分为准。再用甜葶苈河水煮，俟枣软热，不可大烂，将枣取出晒干。每饥时将枣细嚼咽下一枚，一日可用五六枚。余下枣汤，去葶苈再煎浓，至一茶杯，分三次先温服，俟枣干然后食枣。

2.年过花甲，肾气必亏，即使善于调摄，亦不过少病耳。及至既病，则各随其见证，而施治焉。今咳嗽气升，食少倦怠，证形在于肺脾，自宜从肺脾求治。然气之所以升者，即肾水虚而不能藏纳肺气也。食荤油则大便溏者，即肾阳衰而不能蒸运脾土也。然则补肾尤为吃紧，虽不治脾肺，而脾肺得荫矣。

党参　五味　山药　紫石英　补骨脂　黄肉　胡桃肉　茯苓

3.肾司纳气，而开窍于二阴，此病每因劳碌之余，必先频转矢气，而后气升上逆，短促如喘，饮食二便如常，其病在少阴之枢，宜补而纳之。

六味地黄丸合生脉散，加青铅。

4.喘哮气急，原由寒入肺俞，痰凝胃络而起，久发不已，肺虚必及于肾，胃虚必累于脾。脾为生痰之源，肺为贮痰之器，痰恋不化，气机阻滞，一触风寒，喘即举发。治之之法，在上治肺胃，在下治脾肾。发时治上，平时治下，此一定章程。若欲除根，必须频年累月服药不断，倘一曝十寒，终无济于事也。

发时服方：

款冬花　桑白皮　紫菀　苏子　沉香　茯苓　杏仁　橘红　制半夏　黄芩

平时服方：

五味子　紫石英煅　陈皮　半夏　茯苓　薏仁　蛤壳　胡桃肉　杜仲　熟地

5. 心咳之状，咳则心痛，喉中介介如梗状，甚则咽肿喉痹。盖因风温袭肺，引动心包之火上逆。故治法仍以宣散肺经风邪，参入宁心缓火之品。仲景方法略示其端，但语焉未详，后人不能细审耳。

前胡　杏仁　象贝母　桔梗　射干　麦冬　远志甘草汤制　沙参　地小麦

煎汤代水。

6. 脉虚软而似数，内伤虚弱奚疑。夫邪之所凑，其气必虚。虚除受邪，其病则实。咳嗽虽由外感，而实则因于气虚，以为风寒固不可，以为虚损亦未必可。玉竹饮子主之。

玉竹　杏仁　苏子　桑白皮　款冬花　象贝　橘红　沙参元米炒　旋覆花　枇杷叶

7. 咳嗽止而失血音哑，津液枯槁，劳损成矣。脉形细弱，精气两亏。《内经》于针药所不及者，调以甘药。《金匮》遵之，而用黄芪建中汤，急建其中气，俾得饮食增而津液旺。冀其精血渐充，复其真阴之不足。盖舍此别无良法也。

黄芪秋石水炒　白芍桂炒去桂　北沙参　甘草生炙　玉竹　麦冬　川贝　茯苓　橘饼

8. 交冬咳嗽，素惯者也。今春未罢，延及夏间，当春已见跗肿，入夏更增腹满，口燥舌剥，火升气逆。右脉濡数，左脉浮弦，风邪湿热，由上而及下，由下而及中，即经所云久咳不已，三焦受之，三焦咳状，咳而腹满是也。际此天之热气下行，小便更短，足部尚冷。其中宫本有痞象，亦从而和之为患，用药大为棘手。姑拟质重开下法，佐以和胃泄肝之品。

猪苓　鸡金　白术　石膏　寒水石　雪羹　肉桂　枇杷叶

9. 咳嗽食后则减，此中气虚馁所致。治宜培中下气法。

人参　半夏　秔米　南枣　麦冬　炙草　枇杷叶

10. 脉细数促，是肝肾精血内耗，咳久必吐，呕清涎浊沫，此冲脉气逆，自下及上，气不收纳，喘而汗出，根本先拟，药难奏功。医若见血为热，见咳治肺，是速其凶矣。

人参秋石制　熟地　五味子　紫衣胡桃

11. 咽痛声哑，有肺损肺闭之分。所谓金破不鸣，金实亦不鸣也。此证从外感风热而来，当作闭治，温补非宜，所虑者，邪不外达而内并耳。

阿胶　杏仁　桔梗　贝母　牛蒡　元参　甘草　粳米　马兜铃

12. 久咳喘不得卧，颧赤足冷，胸满上气，饥不能食，此肺实于上，肾虚于下，脾困于中之候也。然而实不可攻，姑治其虚，中不可燥，姑温其下，且肾为胃关，火为土母，或有小补，未可知也。

金匮肾气丸，旋覆代赭汤送下。

失 血

1.饮食入胃，游溢精气，上输于脾，脾气散精，上归于肺，通调水道，下输膀胱，水精四步，五经并行，合于四时，五脏阴阳揆度以为常也。此乃饮归于肺，失其通调之用，饮食之饮变而为痰饮之饮，痰饮之贮于肺也，已非一日。今当火令，又值天符相火加临，两火相烁，金病更甚于前。然则痰之或带血，或兼臭，鼻之或干无涕，口之或苦且燥，小水之不多，大便之血沫，何一非痰火为患乎。

旋覆花 桑皮 川贝 橘红 浮石 炙草 沙参 茯苓 麦冬 竹叶 丝瓜络

再诊 接阅手书，知咳血、梦遗、畏火三者更甚于前，因思天符之火，行于夏令，可谓火之淫矣。即使肺经无病者，亦必暗受其伤，而况痰火久踞。肺经久伤，再受此外来之火，而欲其清肃下降也难矣。肺不下降，则不能生肾水，肾水不生，则相火上扰，此咳逆梦遗之所由来也。至于畏火一条，《内经》载在阳明脉解篇中，是肝火乘胃之故。法宜泻肝清火，不但咳血、梦遗、畏火等症之急者可以速平，而且所患二便不通亦可从此而愈。悬系而拟之，未识效否。

鲜生地 蛤壳 青黛 桑皮 龙胆草 川贝 地骨皮 黑栀 竹叶 大黄盐水炒

三诊 阳明中土，万物所归，现在肝经湿热之邪，大半归于阳明，以著顺乘之意而逆克于肺者，犹未尽平。所以睡醒之余，每吐青黄绿痰，或带血点，其色非紫即红，右胁隐隐作痛，脉形滑数，独见肺胃两部，宜从此立方。

小生地 桑皮 羚羊角 阿胶 冬瓜子 薏米 蛤壳 川贝 杏仁 忍冬藤 青黛 功劳露 芦根 丝瓜络

四诊 痰即有形之火，火即无形之痰。痰色渐和，血点渐少，知痰火暗消，大可望其病愈，不料悲伤于内，暑加于外，内外交迫，肺金又伤，伤则未尽之痰火攻逆经络。右边隐隐作痛，旁及左胁，上及于肩，似乎病逝有加无已。细思此病，暑从外来，悲自内生，七情外感，萃于一身，不得不用分头而治之法，庶一举而两得焉。

桑皮 骨皮 知母 川贝 阿胶 枳壳 金针叶 姜黄 绿豆 衣藕汁 佛手

2.咳嗽而见臭痰血络，或夜不得眠，或卧难著枕，大便干结，白苔满布，时轻时重，已病半年有余。所谓热在上焦者，因咳为肺痿是也。左寸脉数而小，正合脉数虚者为肺痿之训，而右关一部，不惟数疾，而且独大、独弦、独滑。阳明胃经必有湿生痰，痰生热，熏蒸于肺，母病及子，不独肺金自病。此所进之药，所以始效而终不效也。夫肺病属虚，胃病属实，一身而兼此虚实两途之病，苟非按部就班，循循调治，必无向愈之期。

紫菀　麦冬　桑皮　地骨皮　阿胶　薏仁　忍冬藤　川贝　蛤壳　橘红　茯苓　炙草

3. 久咳失血，精气互伤，连进滋培，颇获小效。但血去过多，骤难充复。从来血证肺肾两虚者，宜冬不宜夏。盖酷暑炎热，有水涸金消之虑耳。今虽炎暑未临，而已交仲夏，宜与生精益气，大滋金水之虚，兼扶胃气，则金有所恃。且精气生成于水谷，又久病以胃气为要也。

洋参　麦冬　五味　熟地　生地　党参　黄芪　山药　炙草　陈皮　茯神　扁豆

4. 始由寒饮咳嗽，继而化火动血，一二年来血证屡止屡发，而咳嗽不已。脉弦形瘦，饮邪未去，阴血已亏，安静则咳甚，劳动则气升。盖静则属阴，饮邪由阴生也，动则属阳，气升由火动也。阴虚痰饮四字显然。拟金水六君同都气丸法。补肾之阴以纳气，化胃之痰以蠲饮，饮去则咳自减，气纳则火不升也。

生地浮海石拌　半夏青盐制　麦冬元米炒　五味子炒　诃子　紫石英　丹皮炭　牛膝盐水炒　怀山药炒　蛤壳打　茯苓　青铅　枇杷叶蜜炙

5. 去秋咳嗽微带血，已经调治而痊。交春吐血甚多，咳嗽至今不止，更兼寒热，朝轻暮重，饮食少纳，头汗不休，真阴大亏，虚阳上亢，肺金受烁，脾胃伤戕，津液日耗，元气日损。脉沉细涩，口腻而干，虚极成劳，难为力矣。姑拟生脉六君子汤，保肺清金，调元益气，扶过夏令再议。

洋参　沙参　五味子　扁豆　制半夏　茯神　陈皮　炙甘草

另枇杷叶露野蔷薇露冲服。

6. 内则阴虚有火，外则寒邪深袭，失血咳嗽。又兼三疟，病已数月，疟来心口酸痛，胸腹空豁难通。经云：阳维为病苦寒热，阴维为病苦心痛。此阴阳因为之偏虚也。拟黄芪建中法和中脏之阴阳，而调营卫，复合生脉保肺之阴，复脉保肾之阴，通盘打算，头头是道矣。

归身　炭炙　甘草　大生地砂仁炒　五味子　鳖甲　黄芪　青蒿　沙参　白芍桂枝拌炒　阿胶　麦冬　煨生姜　红枣

7. 凡有瘀血之人，其阴已伤，其气必逆。兹吐血紫黑无多，而胸中满闷，瘀犹未尽也。兼舌绛无苔，此阴之亏也。呕吐不已，则气之逆也。且头重足冷，有下虚上脱之虑。恶寒谵语，为阳弱气馁之征。此证补之不投，攻之不可，殊属棘手。

　　人参　茯苓　三七　吴萸　乌梅　牡蛎　川连　郁金

　　8.葛可久论吐血治法，每于血止瘀消之后，用独参汤，以益心定志。兹以阴药参之，虑其上升而助肺热也。

　　人参　沙参　生地　阿胶　牛膝　茯苓

虚　损

　　1.历春夏秋三季，血证屡发，诊脉虚弱，形容消瘦，年方十七，精未充而早泄，阴失守而火升，异日难名之疾，恐犯褚氏之戒。治当滋水降火，须自保养为要。

　　生地　阿胶蒲黄炒　麦冬　丹皮炒　山药炒　茯神　洋参　扁豆炒　茜草根　莲肉　茅根　鲜藕

　　2.左寸关搏指，心肝之阳亢；右脉小紧，脾胃之虚寒。是以腹中常痛，而大便不实也。病延四月，身虽微热，是属虚阳外越。近增口舌碎痛，亦属虚火上炎，津液消灼，劳损可疑。今商治法，当以温中为主，稍佐清上。俾土厚则火敛，金旺则水生。古人有是论，幸勿为世俗拘也。

　　党参　白术　茯苓　甘草　炮姜　五味子　麦冬　灯心

　　3.阳维为病，苦寒热；阴维为病，苦心痛。阳维维于阳，阳气弱则腹痛而便溏；阴维维于阴，营阴虚则心痛而舌红也。脉微形瘦，阴阳并损，损及奇经，当以甘温。

　　黄芪　桂枝　当归　炙甘草　白芍　川贝　陈皮　砂仁　鹿角霜

　　再诊　但寒不热，便溏脉细，肢体面目俱浮。悉属阳虚见象，惟舌红无苔，此属阴阳之候。但口不干渴，乃君火之色外露，治当引火归原。

　　桂附八味丸加鹿角霜、党参、冬术。

　　4.络脉空隙，气必游行作痛，最虑春末夏处，地中阳气上升，血随气溢，趁此绸缪，当填精益髓。盖阴虚咳嗽是他脏累及于肺。若治以清凉，不独病不去，而胃伤食减，立成虚损，难为力矣。

　　熟地　金樱子　膏鹿角霜　五味子　湘莲子　萸肉　山药　茯苓　海参漂净熬膏
　　上为细末即以二膏捣丸。

　　5.失血久咳，阴分必虚，虚则不耐热，蒸食西瓜而稍退。脉数左弦，唇干苔白，色滞尿黄，加以咽痛。久则不愈，想是水不涵木，阴火上冲，胃气不清也。势欲成劳，早为静养，以冀气不加喘，脉不加促，庶几可图。

生地　白芍　茯苓　泽泻　丹皮　粉花　甘草　猪膏　枇杷叶露　青蒿露

再诊　痰浊虽少，咳逆仍然。阴分之火上冲于肺，肺属金，金受火刑，水之生源绝矣。能不虑其脉促气喘乎，知命者自能静以养之。

八仙长寿丸加玄参、阿胶、陈皮、甘草、枇杷叶露。

消　证

1.经云：二阳之病发心脾，不得隐曲。女子不月，其传为风消。风消者，火盛而生风，渴饮而消水也。先辈谓三消为火疾，久而不已，必发痈疽。余屡用凉血清火之药，职此故也。自六七月间足跗生疽之后，所患消证又稍加重。其阴愈伤，其火愈炽。今胸中如燔，牙痛齿落，阳明之火为剧。考阳明之气血两燔者，叶氏每用玉女煎，姑仿之。

鲜生地　石膏　知母　元参　牛膝　川连　大生地　天冬　麦冬　茯苓　甘草　枇杷叶

2.一水不能胜五火，火气燔灼而成三消，上渴中饥下则溲多，形体消削，身常畏热，稚龄犯此，先天不足故也。

生地　北沙参花粉　石膏　甘草　麦冬　五味子　牡蛎　知母　川连　茯苓

3.乍纳又饥，消烁迅速，如火之燎于原，遇物即为灰炉。病此半月，肌肉尽削。询系失意事多，焦劳苦思，内火日炽，胃液日干。脏阴既损，而充斥之威愈难扑灭耳，姑拟玉女煎加味。

大生地　麦冬　元参　阿胶　知母　石膏　炒白芍　女贞子　甘草　旱莲

再诊　两进甘凉救液，大势仅减二三，渴饮反甚，溲浑而浊，上中之消又到肾消矣。三焦兼涉，津液必至告竭，证情极险，再拟从治之法，宗河间甘露法，必得十减七八分乃幸。

熟地　石膏　肉桂　生地　麦冬　炙草　白芍　人参　卤水　炒黄柏

三诊　从治之法，始也依然。药三进而纳日退矣。小水浑浊转清，舌苔光红赤淡，拟宗前方，小其制，仍与上中下三焦并治。

熟地　乌梅　炙草　川连　川椒　生地　肉桂　人参　麦冬

四诊　连进固本从治之法，并参苦辛酸安胃，尤推应手。今胃纳安常，诸恙皆平，而津液受伤已极。善后之法，自当立中育阴，以冀其复。

人参　熟地　天冬　洋参　北沙参　知母　麦冬　石斛　炙草

诸　郁

1.中年脘闷，多嗳多咳，此气郁不解也。纳谷已减，未可破泄耗气，宜从胸痹例，微通上焦之阳。

薤白　瓜蒌　半夏　桂枝　茯苓　姜汁

2.郁气凝聚喉间，吞下不出，梅核气之渐也。

半夏　厚朴　茯苓　苏梗　旋覆花　橘红　枇杷叶　姜汁

3.寒热无期，中脘少腹遂痛，此肝脏之郁也。郁极则为寒热，头不痛非外感也。以加味逍遥散主之。

加味逍遥散。

4.血虚而有瘀，气虚而有滞。血虚则心跳，血瘀则少腹结块，且多淋带。气虚故无力，气滞故胸胀满也。补而化之，调而理之。

党参　川芎　茯神　陈皮　川断　归身　香附　白芍　木香　砂仁　玫瑰花

呃　逆

1.恼怒伤肝，木火犯胃入膈，支撑胸背，呕吐血块痰涎，不纳不便，舌白苔腻，胃为水谷之海，多气多血之府，性喜通降，所畏倒逆。经此气火冲激，湿浊乘机错乱，倘肆其猖狂，厥势立至。若在侮脾土，胀满必增，左脉弦硬，右脉细软，谷不沾唇者已五日，胃气愆矣，而呕尚甚，中无砥柱，何恃而不恐。诸先生所进苦寒沉降，盖欲止其呕而顺其气，诚是理也。然《内经》云百病皆以胃气为本，苦寒性味又属伐胃，胃不能安，药力何借，拙拟苦寒以制肝之逆，苦辛以通胃之阳，而必参以奠安中气，庶几倒逆之势得缓，幸勿拘于见血畏温之议。

人参　吴萸　旋覆花　川楝子　川椒　法半夏　茯苓　川连

另肉桂四分，酒炒，龙胆草三分，二味同研，饭丸，煎药送下。

2.《内经》云：三阳结，谓之膈，三阴结，谓之水。此证反胃而兼浮肿，是三阴三阳俱结也。阴阳俱结，治法极难。前方用荸荠牛乳饮调服沉香、血珀末，拨动其阴阳俱结之气，幸反胃之势已平，是其三阳之结已解。今腹满虽宽，而腿足之肿仍若，是三阴之结，犹未解也。盖太阴无阳明之阳，少阴无太阳之阳，厥阴无少阳之阳，则阴独盛于内，而阳气不通，阴气凝涩，膀胱不化而水成焉。其脉沉细，盖重阴之象也。凡补脾崇土，温润通肠，如理中肾气丸之属，固亦合法。然不若周慎斋和中丸之制为尤妙，以其用干姜能回阳明之阳于脾，肉桂回太阳之阳于肾，吴萸回少阳之阳于肝，则三阳气胜而三阴之结解，水自从膀胱出矣。

周慎斋和中丸。

3.据述病由丧子，悲伤气逆，发厥而起。今诊左脉沉数不利，是肝气郁而不舒，肝血少而不濡也。右关及寸部按之滑搏，滑搏为痰火，肺胃之气失降，而肝木之气上逆，将所进水谷之津液，蒸酿为痰，阻塞气道，故咽嗌胸膈之间若有膹塞，而纳谷有时呕噎。夫五志过极，多从火化，哭泣无泪，目涩昏花，皆属阳亢而阴不上承之象。而今最重要之证，乃胸膈咽嗌阻塞，系膈气根萌，而处治最要之法，顺气降火为先，稍参化痰，复入清金，金清自能平木也。

苏子　茯苓　半夏　枳实　杏仁　川贝　沙参　海蜇　竹茹　荸荠

4.吐血后，呃逆作止不停，迄今一月。舌苔白腻，右脉沉滑，左脉细弱。其呃之气，自少腹上冲，乃瘀血挟痰浊阻于肺胃之络，而下焦相火随冲脉上逆，鼓动其痰，则呃作矣。病情并见，安可模糊。若捕风捉影，无惑乎其效不见也。今酌一方，当必有济，幸勿躁急为要。

半夏　茯苓　陈皮　当归　郁金　丁香　柄水　红花子　柿蒂　藕汁　姜汁

另东垣滋肾丸，陈皮生姜汤送下。

5.向患偏枯于左，左属血，血主濡之。此偏枯者，既无血以濡经络，且无气以调营卫。营卫就枯，久病成膈。然一饮一食，所吐之中，更有浊痰紫血。此所谓病偏枯者，原从血痹而来，初非实在枯槁也，勉拟方。

每日服人乳两三次，间日服鹅血一二次。

暑　病

1.素有痰饮咳嗽，今夏五月，曾经吐血，是肺受热迫也。兹者六七日来，伏暑先蕴于内，凉风复袭于外，病起先寒栗，而后大热，热势有起伏，表之汗不畅，清之热不退，所以然者，为痰饮阻于胸中，肺胃失其宣达故也。夫舌色底绛，而望之黏腻，独舌心之苔白厚如豆大者一瓣，此即伏暑挟痰饮之证，而况气急痰嘶乎。据云廿六日便泄数次，至今大便不通。按腹板室，却不硬痛，小水先前红浊，今则但赤不浑。此乃湿热痰浊聚于胸中，因肺金失降不能下达膀胱，故湿痰不从下注，而反上逆，为痰气喘嗳之证也。病机在是，病之凶险亦在是。当从此理会，涤痰泄热，降气清肺，乃方中必需之事。但清肃上焦，尤为要务耳。

葶苈子　枳实　郁金　杏仁　羚羊角　川贝　胆星　连翘　赤苓　竹沥　姜汁　枇杷叶　滚痰丸

2.暑乃郁蒸之热，湿为濡滞之邪。暑雨地湿，湿淫热郁。惟气虚者受其邪，亦惟素有湿热者感其气。如体肥多湿之人，暑即寓于湿之内，劳心气虚之人，热即伏于气中，于是气机不达，三焦不宣，身热不扬，小水不利，头额独热，心胸痞闷，舌苔白腻，底绛尖红，种种皆湿遏热伏之类邪。系微蕴于中，不能外达，拟以栀豉上下宣泄之，鸡苏表里分消之，二陈从中以和之，方向宣窍以达之。冀其三焦宣畅，未识能奏微功否。

六一散 黑栀 薄荷 豆豉 半夏 陈皮 石菖蒲 赤苓 郁金 蔻仁 通草 竹茹 荷梗

3. 年过花甲，病逾旬日，远途归家，舟舆跋涉，病中劳顿，雪上加霜，欲询病原，无从细究。刻诊脉象沉糊，神识蒙昧，舌强色白，中心焦燥，身热不扬，手足寒冷，气短作呃，便泄溏臭。凭理而论，是属伏邪挟积，正虚邪陷之象，深恐有厥脱之虞。勉酌一方，还祈明正。

人参 大黄 附子 柴胡 半夏 茯苓 陈皮 黄芩 丁香 当归 枳实 柿蒂 泽泻 竹茹

4. 伏暑为病，湿热居多，阴虚之体，邪不易达，此其常也。然就阴虚而论，大有轻重之分。须知此证虚亦不甚，邪亦不多，即据耳鸣眩悸，苔浊胸痞，微寒微热，脉形弦数，立方未便着手大补，亦不可重剂攻邪。但得脉情无变，可保勿虞，慎勿徒自惊惶，反增他变。

洋参 茯神辰砂拌 甘菊 蔻仁 陈皮 青蒿 钩藤 刺蒺藜 半夏 秫米 豆卷 竹茹

5. 余邪余积，虽留恋而未清，元气元阴，已损耗而欲竭，暂停口苦之药，且投醒胃之方，化滞生津。忌夫重浊，变汤蒸露，法取其轻清，效东垣而化裁，希弋获以图幸。

清暑益气汤加荷叶、稻叶蒸露，一日饮温四五小杯。

湿 病

1. 形凛汗渍，脉濡神糊，舌如伏粉，沉睡痰迷。素系嗜酒之体，湿痰弥漫，蒙遏清阳，扰乱神明所致。非陷也，亦非闭也。慎勿开泄，拟达原饮意。

制厚朴 煨草果 枳实 炒陈皮 茅术 白芷 法半夏 山慈菇

再诊 汗渍已收，神志转清，药后呕痰盈碗，呕出渐醒，脉犹濡细，舌苔白腻，弥漫之势虽除，尚宜燥湿祛痰，从太阴阳明主治。

茅术 煨草果 制半夏 椒目 厚朴 青皮 白术 通草 陈皮 白芥子

2. 脐中时有湿液腥臭，按脉素大，此少阴有湿热也。六味能除肾间湿热，宜加减用之。

六味丸去山药，加黄柏、草薢、女贞子、车前子。

疫 邪

1.壮热神糊，陡然而发，脉数大而混糊无序。舌垢腻而层叠厚布，矢气频转，小溲自遗，脘腹痞硬，气粗痰鸣。既非寻常六气所感，亦非真中类中之证。观其漐漐自汗，汗热而不粘指，转侧自如，四体无强直之态，舌能伸缩，断非中风，设使外感，何至一发便剧，而安能自汗。倘守伤寒先表后里，不下嫌迟之例，是坐待其毙矣。亦曾读吴又可先里后表，急下存阴之论否。盖是证也，一见蓝斑则胃已烂，而包络已陷，迅速异常。盍早议下，尚可侥幸，诸同学以为然否？

厚朴　大黄　黄芩　枳实　槟榔　草果　知母　陈皮

再诊　神志得清，表热自汗，腹犹拒按，矢气尚频，便下黏腻极秽者未畅，小水点滴如油，脉数略有次序，舌苔层布垢浊，胃中秽浊蒸蕴之势，尚形燔灼，必须再下。俟里滞渐楚，然后退就于表。吴又可治疫之论，阐发前人所未备，甚至有三四下而后退走表分者，若作寻常发热论治，岂不谬乎？

大黄　枳实　银花　知母　细川连　丹皮　滑石　元明粉　厚朴

三诊　大腹通畅，悉是如酱如饴极秽之物，腹已软而神已爽。表热壮而汗发艰，舌苔半化，脉数较缓，渴喜热饮，小水稍多。此际腑中之蒸变乍平，病已退出表分，当从表分疏通，先里后表之论，信不诬也。

柴胡　枳实　通草　紫厚朴　连翘　橘皮　赤苓　大腹皮　藿香

四诊　表热随汗就和，舌苔又化一层，脉转细矣。神亦倦矣。病去正虚之际，当主以和养中气，佐轻泄以涤余热，守糜粥以俟胃醒，慎勿以虚而早投补剂，补之则反复立至也。

桑叶　石斛　扁豆　神曲　丹皮　豆卷　甘草　橘白　薏仁　半夏曲

疟 疾

1.间疟止后复发，发不归期，或二三日，或七八日，发则寒战热甚，两三月如此。从无汗泄，脉沉而细，形瘦骨立，胃纳式微。证由久疟伤阴，阴损不复，其为劳疟显然。现届夏令，已得可汗之时，且服存阴泄邪，以冀汗泄于表，阴复于里，转准疟期，庶有畔岸可依，拟少阳少阴并治。

柴胡　大生地　地骨皮　黄芩　鳖甲　青蒿　归须　细辛　丹皮

2.伏邪挟积，阻塞中宫，疟发日轻日重，重则神糊烦躁，起卧如狂，此乃食积蒸痰，邪热化火，痰火上蒙，怕其风动痉厥，脉沉实而舌苔黄，邪积聚于阳明。法当通下，仿大柴胡例。

柴胡　黄芩　川朴　枳实　瓜蒌仁　半夏　大黄

再诊 昨日疟来，手足寒冷，即时腹中气胀，上塞咽喉，几乎发厥，但不昏狂耳，此乃少阳疟邪，挟内伏之痰浊，上走心包为昏狂，下乘脾土为腹胀。前日之昏狂，病机偏在阳明，故法从下夺，今腹胀，舌白，脉细，病机偏在太阴，法当辛温通阳，转运中枢为要矣。随机应变，急者为先，莫谓用寒用热之不侔也。

干姜炒黄　陈皮　茯苓　草果　熟附　川朴　蔻仁　槟榔　丁香　通草

3.陈无择云：疟家日久，必有黄痰宿水聚于胸腹膈膜之中，须得脾土旺，而后宿水自行，元气复，而后湿痰自化。余见人久疟有泄水数次而愈者，即宿水自行之效也。

六君子汤加炮姜、木香、神曲、砂仁。

4.三疟久延，营卫两伤，复因产后，下焦八脉空虚，今病将九月，而疟仍未止，腹中结块偏左，此疟邪留于血络，聚于肝膜，是属疟母，淹缠不止，虑成疟劳，夏至在迩，乃阴阳剥复之际，瘦人久病最怕阴伤，趁此图维，迎机导窾，和阳以生阴，从产后立法，稍佐搜络，以杜疟邪之根。

制首乌　枳子　地骨皮　白芍桂枝炒　冬术　川芎　青皮　香附　乌梅
另鳖甲煎丸。

再诊 疟久结癖，夏至前投和阳生阴，通调营卫，参入搜络方法，节后三疟仍来，但热势稍减，痞块略小。然口渴心悸，营阴大亏，情怀郁勃，多致化火伤阴，木曰曲直，曲直作酸，疟来多沃酸水。盖肝木郁热，挟胃中之宿饮上泛使然。夫养营阴须求甘润，理肝郁必用苦辛，久疟堪截，癖块宜消。惟是体虚胃弱，诸宜加谨为上。

党参　鳖甲醋炒　当归　茯神　枣仁　香附　川连吴萸炒　冬术　陈皮　牡蛎　三棱醋炒

另用川贝、半夏、知母研末，姜汁、醋各半泛丸，每服三钱开水送下。

5.疟发而上下血溢，责之中虚而邪又扰之也。血去既多，疟邪尚炽，中原之扰，犹未已也。谁能必其血之不复来耶。谨按古法，中虚血脱之证，从无独任血药之理，而疟病经久，亦必固其中气。兹拟理中一法，止血在是，止疟亦在是。惟高明裁之。

人参　白术　炮姜　炙草

黄　疸

1.疸证多种，黑者属肾，肾气过损者，曰女劳黑疸。今肌肤、舌质尽黑，手指映日俱黯，强壮之年，肾阳早已不举，体虽丰腴，腰软不耐久坐，脉弱神疲，纳减足冷，显属肾脏伤残太甚。尚谓北路风霜所致乎？昔有人患此，遍处医治，皆曰风毒，后遇顾西畴道破证名，宗湿热流入肾精主治。试以此证较之，证虽同而虚实又异矣。现居深冬，姑先治本，需春暖阳和，再商他法。

　　制附子　炒枸杞　炒黄柏　菟丝子　茯苓　牡蛎　茵陈　杜仲　熟地

　　又血余猪油（熬至发枯，取油，盛贮。一切食物中可以用油者具之）。

　　再诊　前方已服二十余剂，肌肤之黑半化，其势渐转阴黄，形神大振，胃纳加餐，且可耐劳理事矣。春令虽交，和暖未回，再拟补养脾肾，耐性摄养为属。

　　人参　沙苑　山药　杜仲　熟地　茯苓　白术　茵陈　杞子　续断　菟丝　泽泻

　　三诊　肤色花斑，证转阴黄，较之黑疸浅一层矣。培植脾肾之药，已进四十余剂，形神色脉俱属平善。节令将交惊蛰，春暖之气已和，治当开泄腠理，以涤肤斑。《内经》云：必先岁气，毋伐天和。《易》曰：待时而动，何不利之有？拟宗仲圣茵陈四逆法加减，三剂即停，接服丸药可耳。黑色退尽之时，当在夏初。

　　制附子　白术　赤小豆　麻黄　炒黄柏　连皮苓

　　2.面目身体悉黄，而中无痞闷，小便自利，此仲景所谓虚黄也，即以仲景法治之。

　　桂枝　黄芪　白芍　茯苓　生姜　大枣

　　③湿停热聚，上逆则咽嗌不利，外见则身目为黄，上注则尿赤而痛。

　　茵陈　厚朴　豆豉　木通　猪苓　橘红　茯苓　黑栀

　　4.两目及身体皆黄，小便自利而清，此属脾胃虚，非湿热也，名曰虚黄。

　　黄芪　白芍　地肤子　茯苓

　　酒浸服。

　　5.面黄无力能食，气急脱力，伤脾之证也。用张三丰伐木丸加味。

　　皂矾泥土包固置糠火中煨一日夜，取出候冷，矾色已红，去泥土净　川朴　茅术米泔浸切炒　制半夏　陈皮盐水炒　茯苓

　　炙甘草共研细末，用大枣肉煎烂为丸，每服二钱，开水送下，饮酒者酒下。

痹　气

　　1.胸痛彻背，是名胸痹，痹者胸阳不旷，痰浊有余也。此病不惟痰浊，且有瘀血交阻膈间，所以得食梗痛，口燥不欲饮，便坚且黑，脉形细涩，昨日紫血从上吐出，究非顺境，必得下行为妥。

　　全瓜蒌　薤白　旋覆花　桃仁　红花　瓦楞子　元明粉　合二陈汤

2. 胸背为阳之分，痹着不通，当痛其阳。盖阳不外行而郁于中，则内反热而外反寒，通阳必以辛温，而辛温又碍于藏气，拟辛润通肺以代之。

紫菀三两

煎汤服。

诸 痛

1. 肝胃气痛，久则气血瘀凝，曾经吐血，是阳明胃络之血，因郁热蒸迫而上也。血止之后，痛势仍作，每发作于午后，诊脉小紧数，舌红无苔，乃血去阴伤，而气分之郁热仍阻于肝胃之络，而不能透达，宜理气疏郁，取辛通而不耗液者为当。

川楝子 延胡 郁金 香附 茯苓 陈皮 旋覆花 山栀姜汁炒 白螺蛳壳 左金丸

2. 心痛有九，痰食气居其三。三者交阻于胃，时痛时止，或重或轻，中脘拒按，饮食失常，痞闷难开，大便不通，病之常也。即有厥证，总不能离乎痛极之时。兹乃反是，其厥也，不发于痛极之时，而每于小便之余，陡然而作，作则手足牵动，头项强直，口目歪斜，似有厥而不返之形，及其返也，时有短长，如是者三矣。此名痫厥，良以精夺于前，痛伤于后，龙雷之火，挟痰涎乘势上升，一身而兼痛厥两病，右脉不畅，左脉太弦。盖弦则木乘土位而痛，又挟阴火上冲而厥，必当平木为主，兼理中下次之。盖恐厥之愈发愈勤，痛之不肯全平耳。

川椒 乌梅 青盐 龙齿 楂炭 神曲 莱菔子 延胡 川楝子 青皮 橘叶 竹沥

3. 病分气血，不病于气，即病于血，然气血亦有同病者，即如此病胃脘，当心而痛，起于受饥，得食则缓，岂非气分病乎？如独气分为病，理其气，即可向安，而此痛虽得食而缓，午后则剧，黄昏则甚。属在阳中之阴，阴中之阴之候，其为血病无疑。况但头汗出，便下紫色，脉形弦细而数，更属血病见证。但此血又非气虚不能摄血之血，乃痛后所瘀者，瘀则宜消，虚则宜补，消补兼施，庶几各得其所。

治中汤合失笑散，另红花、元明粉为末和匀，每痛时服。

4. 当脐胀痛，按之则轻，得食则减，脉形细小而数，舌上之苔，左黄右剥，其质深红，中虚伏热使然。

治中汤加川连、雪羹。

5. 少腹久痛未痊，手足挛急而疼，舌苔灰浊，面色不华，脉象弦急，此寒湿与痰内壅于肝经，而外攻于经络是也。现在四肢厥冷，宜以当归四逆汤加减。

当归小茴香炒　白芍肉桂炒　木通　半夏　苡仁　防风　茯苓　橘红

疝 气

1.寒湿伏于厥阴，久则化热，两胯凹筋藏，左睾丸偏坠，发作则身有寒热，而囊皮肿胀出水，此为湿疝也。屡发不已，防有囊痈之变。

川楝子巴豆同炒，焦去豆　茴香盐水炒　吴萸　黄柏　楂炭　黑栀　橘核　草薢　荔珠核

又疝气方：川楝子巴豆同炒，焦去豆　小茴香盐水炒　青皮炒　木香晒不见火　当归酒炒　全虫酒洗，炙　昆布漂淡炒　楂炭

共研末，用韭汁、葱头汁、丝瓜络泛丸，每日服一钱。

2.子和论七疝，都隶于肝，近因远行劳倦，奔走伤筋，元气下陷，其疝益大。盖筋者肝之合也，睾丸者筋之所聚也。大凡治疝不越辛温苦泄，然劳碌气陷者，苦泄则气益陷，当先举其陷下之气，稍佐辛温，是亦标本兼治之法。

补中益气汤加茯苓、茴香、延胡、全蝎、木香。

又丸方：党参　白术　茯苓　吴萸　乌药　川楝　木香　茴香　当归　苁蓉　枸杞

肿 胀

1.旬日内遍体俱肿，肤色鲜明，始也。原有身热，不慎风而即止，亦无汗泄，诊脉浮紧，气喘促，小便闭，舌白，不思饮，证系水湿之邪借风气而鼓行经随，是以最捷。倘喘甚气塞，亦属至危之道，治当以开鬼门、洁净府为要著。

麻黄　杏仁　赤苓　苏子　桂木　薏仁　紫菀　椒目　浮萍　大腹皮

外用麻黄、紫苏、羌活、浮萍、生姜、防风各五钱，闭户煎汤，遍体揩熨，不可冒风。

2.右关独大而搏指，知病在中焦，饮食不化，痞闷时痛，积年不愈，喉间自觉热气上冲，口干作苦，舌苔白燥，此脾家积热郁湿，当以泻黄法治之。

茅术　葛根　茯苓　石膏　藿香　木香

3.胁下素有痞气，时时冲逆。今见中满，气攻作痛，吞酸呕吐，能俯而不能仰，此厥阴郁滞之气，侵入太阴之分，得之多怒，且善郁也。病久气弱，不任攻达，而病气久郁，亦难补养为掣肘耳。姑以平调肝胃之剂和之，痛定食进，方许万全。

半夏　广皮　川楝子　橘核　茯苓　青皮　炙甘草　木瓜

4.营血本亏，肝火本旺，责在先天，乃后天脾气不健，肝木乘之，所进饮

食，生痰生湿，贮之于胃，尚可从呕而出，相安无事。迟之又久，渗入膜外，气道不清，胀乃作焉。脾为生痰之源，胃为贮痰之器。若非运化中宫，兼透膜外，则病势有加无已，成为鼓病，亦属易易。夫脾统血，肝藏血，病久血更衰少，不得不佐以和养，古人治燥湿互用，正为此等证设也。

归芍六君子汤去参草，加白芥子、莱菔子、车前子、川朴、苏子、腹皮、竹沥、雪羹。

5.大腹主脾，腹大而脐突，属脾无疑。然胀无虚日，痛又间作，舌苔薄白，脉息沉弦，见于经期落后之体，显系血虚，不能敛气，气郁于中，寒加于外，而脾经之湿，因而不消。

逍遥散合鸡金散，加香附。

6.单腹胀，脾气固虚，久则肾气亦虚，大便溏者气更散而不收矣，所用之药，比之寻常温补脾肾者，更当进一层，然用之已晚惜乎。

附桂理中汤加肉果、当归、牡蛎、木瓜、茯苓、生脉散。

7.诸腹胀大，皆属于热，诸湿肿满，皆属于脾。脾经湿热交阻于中，先满后见肿胀，肤热微汗，口渴面红，理之不易。

防己　茯苓　石膏　腹皮　陈皮

再诊　湿热满三焦，前多肿胀之患，如邪势偏于下焦，小便必少，前人之质重开下者，原为此等证而设。然此病已久，尚盛于中上二焦，故以中上二焦法施之，诸恙不减，或者病重药轻之故，将前方制大其剂。

竹叶　石膏　鲜生地　麦冬　知母　半夏　五皮饮

8.咳而腹满，经所谓三焦咳也。苔黄干苦，卧难着枕，肢冷阳缩，股痛囊肿，便溏尿短，种种见证，都属风邪湿热，满布三焦，无路可出，是实证也。未可与虚满者同日而语。

桑皮　骨皮　苓皮　姜皮　大腹皮　姜皮　防己　杏仁　苏子　葶苈子　车前子

痕　癖

1.脉来细而附骨者，积也。已经半载，不过气行作响而已，而其偏于胁下者，牢不可破，是寒食挟痰，阻结于气分也。此等见证，每为胀病之根。

理中汤加神曲、茯苓、半夏、陈皮、麦芽、旋覆花、枳壳、归身。

2.前年秋季，患伏暑，淹缠百日而愈，病中即结癥积，居于左胁之下。入春以来，每至下午必微热，清晨必吐痰，食面必溏泻。此必当时热邪未尽，早进油腻面食，与痰气互相结聚于肝胃之络，当渐消之，否则或胀或鼓，均可虑也。

柴胡盐水炒 青皮巴豆同炒，黄去豆 三棱醋炒 雄黄 大黄皂荚子同炒，黄去子 莪术醋炒

上药为末，神曲糊丸，每服一钱，橘红汤下。午后服六君子丸。

3.少腹两旁结块，渐大渐长，静则夹脐而居，动则上攻至脘，旁及两胁，八九年来如是。据云当年停经半载，皆疑为孕，及产多是污秽臭水，嗣后遂结此块，想系水寒气血瘀聚而成，当溯其源而缓图之。

甘遂面裹煨 香附盐水炒 三棱醋炒 莪术醋炒 桃仁炒 肉桂 五灵脂醋炒 地鳖虫酒浸 川楝子巴豆七粒同炒，去豆

共研末，炼蜜为丸，每服十丸，一日三服。

4.久患休息下痢，或作或辍，四月下旬痢止数日，忽然气攻胸脘板痛，上下不通，几乎发厥。及至大便稍通，板痛递减，匝月以来，大便仅通三次，今又不通十余日矣。而其脘中之板痛者，结而成块，偏于右部，是脾之积也，脉极细而沉紧，面色晦滞，阳气郁伏，浊阴凝聚，当与温通。

附子 干姜 川朴 陈皮 茯苓 香附 延胡 大腹皮

另东垣五积丸、沉香化气丸。

5.脉右关滑动，舌苔黄白而腻，是痰积在中焦也。左关弦搏，肝木气旺，故左肋斜至脐下有梗一条，按之觉硬，乃肝气入络所致。尺寸脉俱微缓，泄痢一载，气血两亏，补之无益，攻之不可，而病根终莫能拔。病根者何？痰积湿热肝气也。夫湿热痰积，须借元气以运之外出，洁古所谓养正积自除，脾胃健则湿热自化，原指久病而言，此病不为不久，攻消克伐，何敢妄施。兹择性味不猛而能通能化者用之。

人参 茯苓 于术 青陈 皮炙 草泽 泻枳壳 神曲 茅术 当归土炒 白芍吴萸煎汁炒 黄芪 防风根

又丸方：制半夏六分（一分木香煎汁拌炒，一分白芥子煎汁拌炒，一分乌药煎汁拌炒，一分金铃子煎汁拌炒，一分猪苓煎汁拌炒，一分醋拌炒），炒毕去诸药，仅以半夏为末，入雄精研末，麝香、独头蒜打烂，用醋打和为丸，每晨服一钱五分，开水送下。

6.心之积名曰伏梁，得之忧思而气结也。居于心下胃脘之间，其形竖直而长，痛发则呕吐酸水，兼挟痰饮，肝气为患也。开发心阳以化浊阴之凝结，兼平肝气而化胃中之痰饮。

桂枝 半夏 川连吴萸炒 茯苓 陈皮 蔻仁 郁金 延胡 川楝子 石菖蒲 瓦楞子

7.少腹块磊上攻及脘，其力猛而痛势剧，转瞬之间，腹中鸣响，则块磊一阵向下及平，证名奔豚者，因其性情踪迹行止类似江豚耳。然考其证有三，犯肺之奔豚属心火，犯心之奔豚属肾寒，脐下悸欲作奔豚者，属水邪。今系肾水寒邪所发，体属阳亏所致。拟以真武汤，参奔豚汤意。

　　茯苓　川芎　小茴　归尾　附子　白芍　半夏　橘核　李根皮

诸　窍

1.郁怒伤阴，木火上乘窍络，耳生息肉，名曰耳菌，最属淹缠，久久不已，防有血出翻化之变。

　　生地　丹皮　北沙参　元参　远志　钩藤　羚羊角　石决明　蒺藜　滁菊

　　另用藜芦、腰黄、硇砂三味，皆少许，为细末，点入耳中，立效。

2.肾虚齿痛，入暮则发，非风非火，清散无益。

　　加减八味丸

　　每服三钱，盐花汤下。

3.肺之络会于耳中，肺受风火，久而不清，窍与络俱为之闭，所以鼻塞不闻香臭，耳聋耳鸣不闻音声也。兹当清通肺气。

　　苍耳子　薄荷　桔梗　连翘　辛夷　黄芩　山栀　杏仁　甘草　木通

4.少阴肾水不足，阳明胃火有余，牙宣出血，晡时微寒壮热，而其脉极细，此素体之阴亏也。当凭证论治，用景岳玉女煎。

　　生地　知母　牛膝　川连　石膏　麦冬　薄荷　芦根

脚　气

1.暑雨潮湿，湿从下受，入于经络，两足腿股酸楚，不能屈伸，起卧转侧，均觉艰难，此属脚气。适值经行之际，少腹窒塞，小便涩痛，湿热自气伤营，故舌苔白而底绛，脉形濡，身微寒热，虑其有气逆冲胸之变，拟东垣防己饮加减。

　　防己　薏仁　萆薢　秦艽　独活　桑寄生　牛膝　木通　防风　归尾　延胡　威灵仙　泽兰　丝瓜络

2.厥阴之邪逆攻阳明，始为肿痛，继而腹疼胸满呕吐，此属脚气冲心，非小恙也。拟《外台》法治之。

　　犀角　槟榔　茯苓　枳实　杏仁　橘红　半夏　木通　木瓜

遗　精

1.遗精无梦，小劳即发，饥不能食，食多即胀，面白唇热，小便黄赤，此脾家湿热流入肾中为遗滑，不当徒用补涩之药，恐积热日增，致滋他族。

　　萆薢　砂仁　茯苓　牡蛎　白术　黄柏　炙草　山药　生地　猪苓

　　2.病由丧子，悲愤抑郁，肝火偏胜，小水淋浊，渐至遗精，一载有余，日无虚度。今年新正，加以左少腹睾丸气上攻胸，心神狂乱，龈血目青，皆肝火亢盛莫制也。经云肾主闭藏，肝司疏泄，二脏皆有相火，而其系上属于心，心为君火，君不制相，相火妄动，虽不交合，精亦暗流而走泄矣。治法当制肝之亢，益肾之虚，宗越人东实西虚泻南补北例。

　　川连　黑栀　延胡　赤苓　沙参　川楝　鲜地　知母　黄柏　龟甲　芡实
　　另当归龙荟丸开水送下。

　　又丸方：川连盐水炒，苦参烘，白术米泔浸晒，牡蛎煅，共研末，用雄猪肚一个，将药末纳入肚中，以线扎好，以水酒各半煮烂，将酒药末共打，如嫌烂，加建莲粉拌干作丸，每朝服三钱。

　　3.左尺极细，寸关微而似数，右三部俱弦滑，下有遗精暗疾，肛门痒而水出，上则头眩耳鸣，舌苔粉白，以脉合证，肾阴下亏，而湿热相火下淫上混，清窍为之蒙闭，法当补肾之阴，以清相火，清金和胃，分利膀胱，以化湿热。

　　大生地蛤粉炒　龟甲　牡蛎　怀山药　麦冬　萆薢　泽泻　赤苓　丹皮　知母　半夏　黄柏

　　又丸方：大生地砂仁陈酒拌蒸　冬术土炒　黄连盐水炒　苦参　天麻　山药皮盐水炒　牡蛎　麦冬元米炒　龟甲酥炙　川芎　半夏　芡实　萆薢盐水炒　泽泻盐水炒　赤苓　黄柏盐水炒　知母盐水炒

　　上药为末，用建莲粉神曲煮糊捣丸。

　　4.肾者主蛰，封藏之本，精之处也。精之所以能安其处者，全在肾气充足，封藏乃不失其职。虚者反是，增出胫酸、体倦、口苦、耳鸣、便坚等症，亦势所不然。然左尺之脉浮而不静，固由肾气下虚，而关部独弦独大独数，舌苔黄燥，厥阴肝脏又有湿热助其相火，火动乎中，必摇其精，所谓肝主疏泄也。虚则补之，未始不美，而实则泻之，亦此证最要之义。

　　天冬　生地　党参　黄柏　炙草　砂仁　龙胆草　山栀　柴胡

小　便

　　1.阴虚之体，心火下郁于小肠，传入膀胱之府，尿中带血，时作时止，左脉沉数，小水不利。

　　生地　木通　甘草　竹叶　火府丹　大补阴丸

　　2.烦劳四十余天，心阳自亢，肾水暗伤，阳坠入阴，故溲数便血，不觉管窒痛痹，实与淋证不同。其中虽不无湿热，而寝食安然，不必渗泄利湿，宜宁心阳，益肾阴，宣通肾气以和之。

熟地炭　人参　霍石斛　丹皮　泽泻　茯苓　远志　柏子仁　湖莲肉

3.肾虚精关不固，湿热混于坎宫，精从尿后而出，左脉虚细，右脉洪大，阴亏而相火胜也。补肾阴，化湿热，用凉八味法。

凉八味汤加萆薢，另威喜丸淡盐汤送下。

再诊　精浊稍止，而两足重坠无力，咳嗽胸痛，金水两亏，湿热不化，拟清暑益气以化湿热，兼固肾阴。

洋参　黄芪　茯苓　五味　神曲　麦冬　苍术　白术　陈皮　前胡　通草
另知柏八味丸。

三诊　精浊已止，腿足重坠无力，舌苔白而恶心，坎宫之湿热虽清，胃家之湿热犹恋，拟和中化湿法。

豆卷　半夏　茯苓　陈皮　麦冬　沙参　扁豆
另资生丸。

四诊　肾虚胃湿，胸闷恶心，口沃清水。凡大便时则精窍自渗如腻浊，拟渗胃湿，固肾精。

熟地　五味　苍术　白茯苓　沙苑　炮姜　黄柏　建莲
另威喜丸。

4.经曰：胞移热于膀胱则癃尿血，又口：水液浑浊皆属于热，又曰：小肠有热者其人必痔。具此三病于一身，若不以凉血之品，急清其热，迁延日久，必有性命之忧。

导赤散合火府丹，加灯心。

又丸方：固本丸合大补阴丸、猪脊髓丸，加萆薢。

5.膏淋血淋同病，未有不因乎虚，亦未有不因乎热者，热如化尽，则膏淋之物必且下而不痛，始可独责乎虚。

大补阴丸加瓜蒌、瞿麦、牛膝、血余。

6.肾开窍于二阴，前有淋浊之新恙，后有肠红之旧疾，皆由于阴虚而有湿热也。寓育阴于利水清热之中，猪苓汤合加味槐花散主之。

茯苓　猪苓　阿胶　生地　槐米　枳壳　六一散　血余炭　侧柏炭

泄　泻

1.恼怒伤中，湿热乘之，脾气不运，水谷并趋大肠而为泄，腹中微疼，脉窒不和，治在中焦。

藿梗　川朴　神曲　泽泻　茯苓　陈皮　扁豆　木瓜

2. 下利转泻，肾病传脾，脾因虚而受邪，温化为宜。

理中汤合四逆散，加陈皮、防风、伏龙肝。

3. 发热之余，腹痛便溏，表邪下陷也。

小柴胡汤加白芍、木香、茯苓、泽泻。

痢　疾

1. 腹痛下痢，昼夜无度，汗冷肢冷，脉细舌白。暑湿热挟滞互结，病经五日不减，嗜酒中虚之体，邪不能化热外达，而见多汗伤阳，多痢伤阴之险。凡里急后重腹痛者，治法宜通，口燥烦躁溲秘者，又当清渗，此证中阳先妥，不能托化，邪滞未动，虚波已至，诚属棘手。姑拟温清并进，宗泻心汤意，参以疏邪化滞。若正气保和之类，何足恃耶。

制附子　厚朴　桂木　藿梗　建曲　赤苓　木香　姜渣　酒炒　黄连

2. 暑湿热病下痢，始系赤白垢腻，昼夜数十余次，旬日后痢虽减，而纯下血矣。伤及肝肾，病情最深，非易治者，姑先清热存阴，宗厥阴下痢之条，拟白头翁汤合黄连阿胶汤意。

白头翁　秦皮　丹皮　黄连　地榆炭　白芍　荷蒂　炒黄柏　阿胶蛤粉拌炒

3. 从来肺有积热者，大肠必燥，以相为表里故也。三五年来，屡发喉证，肺热可知。今秋龈重出血，多服凉药及西瓜等物，遂患下痢赤白，常有干粪夹杂其中，延及百日。近见坚栗而痢反更甚，此必有故。夫脾受瓜果之寒湿，既下流于大肠而为痢，则大肠之燥当除，今独不然，竟若燥与湿各树旗帜，相为犄角之势。岂非以脾属中土而主湿，大肠属燥金而主津，津亏则燥益坚，脾虚即湿愈甚耶。昔秦氏论痢有湿火伤气、燥火伤血之分，此则湿燥两伤，拟撰一方，润燥兼行，气血兼理，或通或塞，均非所宜。

全瓜蒌　当归　木香　川连酒炒　甘草　升麻　藕　陈火腿足骨炙灰

4. 《脉经》云：代则气衰，细则气少。多指阳气而言，今下痢而得是脉，脾肾之阳微特著，况形衰畏冷，而小便清长乎。惟下痢赤者属血分，腹中痛者为有积，立方当从此设想。盖寻其罅而通之补之，亦治病之巧机也。

附子　枳实

理中汤送下驻车丸。

5. 便痢白腻，如水晶鱼脑色，小便不利，少腹偏右板室。诸医以为肠痈，固亦近是。然考肠痈为病，有寒有热，《金匮》并出二方，如大黄牡丹汤、薏仁附子败酱散，概可见矣。此证责属寒积，试观脉弦紧而不数，面色青而不渴，是其征也。鄙意宜用温通，备候商订。

肉桂五苓散加砂仁、楂肉。

6.阳枢之疟邪转入阴枢为痢，痢色红而后重，气堕肛门觉热湿下焦，广肠有热也。白头翁法甚当。然今疟止又来，仍从阴枢达出阳枢，立法佐以和中，使以泄热。

四逆散、异功散、黄芩汤，加生熟谷芽。

大　便

1.大小便易位而出，名曰交肠，骤然气乱于中，多属暴病，此症乃久病，良由瘀血内阻，新血不生，肠胃之气，无所附而失治。故所食之水谷，悉从前阴而出，所谓幽门者不司泌别清浊，而辟为坦途。比之交肠证，有似是而实非者，此时论治，主以化瘀润肠，必大肠之故道复通，乃可拨乱者而返之正。

旋覆花　新绛　葱管　归须　首乌　柏子仁　荠菜花

另旧纱帽一只炙灰，每服一钱五分，酒下。

2.脾约者，津液约束不行，不饥不大便，备尝诸药，中气大困。仿古人以食治之法。

黑芝麻　杜苏子

二味浓煎汁如饴，服三五日即服人乳一杯，炖温入姜汁二匙。

3.痔血虽自大肠来，亦属脾虚湿热，至于大疟。古云：邪伏三阴。薛立斋云：三阴者脾也。上年疟止，直至今夜复作，未免又有暑邪内伏。近日痔血相兼为患。拟用清暑益气汤加味，内化热湿，外解新邪。总以益气扶中为主，俾中枢一运，自然内外分消矣。

党参　炙草　黄芪　苍术　冬术　当归　麦冬　五味　青皮　陈皮　神曲
黄柏　葛根　升麻　泽泻　防风　蜀漆　赤苓　煨姜　大枣

再诊　素有便血之证，而患大疟日久。凡患大疟，其始必有寒邪，邪入三阴，大疟成焉。若阴虚之人，寒久必化为热，热陷三阴，便血作焉，而三阳之寒仍在也。温三阳之阳，以少阳为始，清三阴之热，以少阴为主。然血既由大肠而出，又当兼清大肠，方用棉子肉内具生气，温少阳之阳也，鲜首乌性兼润血，清少阴之热也，柿饼灰性凉而涩，清大肠之血也，标本并治，虽不中不远矣。

棉子肉砂黑　柿饼灰

二味研末用，鲜首乌捣自然汁，取汁去渣，以汁调。神曲煮烂，将上药末捣丸，每服三钱，枣汤下。

4.脾虚不能摄血，便后见红，脾虚不能化湿，腹胀足肿，病根日久，肾阴亦伤，肾司二便，故小便不利，是皆脾肾二经之病也。法以温摄双调。

熟地　炮姜　茯苓　泽泻　陈皮　车前子　川朴　茅术　五味　丹皮　山药　阿胶

5.肠胃有湿热，湿郁生痰，热郁生火，大便下血，晨起吐痰，热处湿中，湿在上而热在下，治上宜化痰理湿，治下宜清热退火。用二陈合三黄为法。

半夏　陈皮　茯苓　川连　杏仁　胡黄连　地榆皮　侧柏叶　百草霜

6.肠痔脱肛便血，其根已久，有时举发，而脉象细数，营阴大伤，面黄少神，脾气大困，兼之腹中鸣响，脾阳且不运矣。一切苦寒止血之药，非惟少效，抑恐碍脾，拟东垣黑地黄丸法。

熟地砂仁拌，炒炭　炮姜　黄芪炙　茅术水泔浸炒　五味炒　党参　荷叶蒂

虫　病

1.阅病原是属虫病无疑，虫由脾土不运，湿热蒸化而生，其发于月底之夜，乃由脾胃虚寒，寒属阴，故夜发也。寒久生热，土虚木强，其发移于月初，必呕吐胸热，乳下跳动，虫随酸苦痰涎而出，多寡不一，时或见于大便，腹中微痛，虽渴甚不能咽水，水下复呕，呕尽乃平。至中旬则康泰无恙矣。所以然者，月初虫头向上，且病久多呕，胃阴亏而虚火上炎，故胸中觉热也。虚里跳动，中气虚也。中气者，乃胸中大气，脾胃冲和之气皆归所统。今中气虚甚，故跳跃也。病延一载，虫属盘踞，未易一扫而除。图治之法，和中调脾，以杜生虫之源，生津平肝，以治胸热口渴，化湿热，降逆气，以治呕吐，久服勿懈，自可见功。欲速求效，恐不能耳。

川楝子　芜荑　党参元米炒　白术　使君子肉　半夏　陈皮　青皮　白芍　茯苓　焦六曲　干姜　榧子　蔻仁

2.喜食生米，积聚生虫，腹痛面黄，口流涎沫，虫之见证无疑，先拟健脾化虫。

茅术米泔水浸　青皮　鹤虱　榧子炒打　芜荑　槟榔　陈米炒黄

3.阳络层伤，阴气素虚，更有湿热郁于营分，日久生虫，扰乱于上中下三焦，以致咳嗽喉痹，恶闻食臭，起卧不安，肛部不舒，舌质深红，其苔黄浊，即仲景所谓狐惑病是也。久研不愈，即入劳怯之途。

川连　犀角　乌梅　人中白　百部　丹皮　甘草

4.人之涎下者，何气使然？曰胃中有热则虫动，虫动则胃缓，胃缓则廉泉开，故涎下。

黄连丸合乌梅丸。

外 疡

1.恼怒抑郁,内火自生,火能燥痰,则热结痰凝,火性上炎,则痰随之上窜,结核成串于左项,安保右项之不发。壮年朴实之体,而得斯疾,谅亦偏于性情之固执也。倘能暂抛诵读,专以舒闷畅怀为事,则痃痰之消,犹可计日而待。盖不若自戕本元者之水亏火旺而燥痰成串也。设听其在络内,四窜久延,必至于溃,则终身之累矣,后悔莫及。聊赠数言,然乎?否乎?

旋覆花 橘络 白芥子 杏仁 苏子 海藻 昆布 丹皮 竹茹 香附

再诊 通络化痰理气开郁之方,已投七服,左项痰核软而可推,余络为窜,脉仍弦数,大便五日不行,内火犹炽,再拟化痰通络之法。

海藻 鳖甲 黑栀 昆布 丹皮 旋覆花 蒌皮 炙甲片 白芥子 竹沥

2.多年湿毒,左足前臁腐烂,今则膝骨臀股上及缺盆疼痛而木肿,此湿得热而蔓延,循经窜络,病在阳明,名湿毒流注,口苦带腻,脉缓而小,湿胜于热,热伏湿中,仿防己饮法。

防己 苍术 黄柏 南星 木通 威灵仙 防风 归身 独活 红花 萆薢 羚羊角 滑石

3.寒痰凝阻,颊车不利,高而肿硬,色白不红。此属阴寒骨餹,与色红身热者不同。

熟地 麻黄 桂枝 防风 制蚕 白芥子 当归 秦艽

4.湿久蕴于下焦,气血凝滞而结,疡生于合纂之旁,滋蔓肛臀之际,初起数日即溃,火甚可知,溃后烂孔极深。迄今四五十日,新肉虽生而嫩,肛臀余肿仍僵,久卧床褥,脾胃之转输自钝,刻当痛楚,形容之色泽尤枯,调治方法自宜补益。高明见解,大略相同愚意,虚处固虚,而实处仍实。拟用煎丸二方,各走一经,虚实兼顾。

六君子汤法去半夏、茯苓,加黄芪、归身、白芍、谷芽。

又丸方:川连酒炒 胡连酒炒 苦参炒 黄柏 当归 乳香 没药 白芷 犀牛 血珀 白矾 刺猬 皮象 牙屑 海螵蛸

共为末用,黄蜡烊化作丸,每朝服五分。

5.湿热结疝初起,肾囊红肿渐止,气上攻胁,胁肋肿痛,已及半月,防成肋痈。病在肝络,肝性上升,甚则恐致气升发厥,非轻证也。

川楝子 延胡 青皮 香附 楂炭 枳壳 旋覆花 桃仁 赤苓 新绛 葱管

6.木郁不达,乳房结核坚硬,胸胁气撑,腰脊疼痛,气血两亏,郁结不解,论其内证即属郁劳，论其外证便是乳岩，皆为难治。

党参 香附 川贝 当归 白芍 青皮 橘核 狗脊 杜仲 砂仁

7.瘰疬二载，自颈延胁，或已溃，或未溃，或溃而不敛，或他处续生，累累然如贯珠，如磊石，溃后色黑而脓稀，外软而内坚，诊脉部甚虚，饮食尚可，细询病由气郁而起，郁则肝、胆、三焦之火循经上走于络，结成病核，小则为疬，大则为瘰，收功非易，必放开胸襟，旷观物理乃佳。

夏枯草 昆布 山慈菇 远志甘草汤煎 元参 川贝母 当归身 天葵草 香附 功劳叶

8.先天元气不足，胎中伏毒，因虚串络，颈项结核，或已溃，或未溃，或溃而不敛，兼以耳聋鼻塞，脑门遇阴雨则胀痛，咳呛牙关不利，皆阴虚阳亢，毒邪上蒙清窍之见端也。若徒治其虚，伏毒何能宣化。拟养阴化毒。

北沙 参花粉 当归 海螵蛸 仙遗粮 川贝 防风 银花 稽豆衣 珠粉 血珀 西黄

妇　女

1.目之乌珠属肝，瞳神属肾，病因经行后，腰痛口干，乌珠起白翳，怕日羞明，瞳神散大，此肝肾之阴不足，而相火上炎也。补阴之药极是，再稍参清泄相火之品。

女贞子 旱莲草 生地 杞子黄柏煎汁炒 潼沙苑 谷精草 丹皮 元参 桑椹子 黑芝麻

另磁朱丸。

再诊　血虚则木旺，木旺则脾衰，脾衰则痰湿不化，肝旺则气火易升，是以腹中时痛，脐右有块，目中干涩，口常甜腻，舌苔白而经水不调也。治法不宜制肝，制则耗其气，但当养阴以和肝，不可燥湿，则劫其阴。只宜和脾以运气，此仲景治肝补脾之要法也。

党参 当归 白芍 茯苓 冬术 半夏 陈皮 丹皮 香附 橘叶

三诊　《脉经》按虚微，是为元气之虚，重按细数，是属营阴之损，左尺细弱，肾水亏也。历诊病情，每遇经来其热辄甚，舌上即布白苔。良以胃中湿浊，因里热熏蒸而上泛也。少腹有块攻痛，聚散无常，是名瘕，瘕属无形之气，隶乎肝肾为多。揆其致病之由，因目疾过服苦寒，戕伐生生之气，胃受寒则阳气郁而生湿，肝受寒则阴气凝而结瘕。阳气郁于胸中，故内热，阴气凝于下焦，故腹痛。经事过则血去而阴虚，故其热甚，甚则蒸湿上泛，故舌苔浊厚也。刻下将交夏令，火旺水衰，火旺则元气耗而不支，水衰则营阴涸而失守。惟恐增剧耳。图治之法，补脾胃以振元气，培肝肾以养营阴，是治其本也。稍佐辛温宣通下焦阴气，是兼治其瘕痛之标也。

党参　黄芪　冬术　茯苓　炙草　归身酒炒　黄肉酒炒　首乌　木香　白芍　吴萸煎汁炒　马料豆　生熟谷芽

2. 血虚木横，两胁气撑胀痛，腹中有块，心荡而寒热，病根日久，损及奇经。经云：冲脉为病，逆气里急；任脉为病，男疝女瘕；阳维为病，苦寒热；阴维为病，苦心痛。合而参之，谓非奇经之病乎，调之不易。

党参　黄芪　当归　白芍　沙苑　茯神　杞子　香附　陈皮　白薇　紫石英

3. 忧愁抑郁，耗损心脾之营，而肝木借逆，胸中气塞，内热夜甚，经事两月不来，脉沉而数，热伏营血之中。拟用柴胡四物汤，和营血以舒木郁。

党参　冬术　生地　当归　白芍　香附　青蒿　白薇　生熟谷芽

4. 经后少腹痛连腰股，肛门气坠，大便不通，小便赤涩。拟泻肝经之郁热，通络脉之凝涩。

金铃子　延胡　郁李仁　归尾黑　栀柴胡　龙胆草　大黄酒炒　旋覆花　新绛　青葱管

5. 病起当年产后，虽经调理而痊，究竟营虚未复，是以至今不育，且经事乖而且多，亦营虚而气不固摄之故。自上年九秋又感寒邪，入于肺为咳嗽，痰中带血。此谓上实下虚，血随气逆，蔓延旬日，加以内热，渐成劳损。姑仿仲景法扶正化邪，以为下虚上实之法。

生地　党参　炙草　当归　豆卷　前胡　茯苓　怀药　麦冬　阿胶　川贝　杏仁　桂枝　枇杷叶

6. 咳嗽发热日久，前投补益脾胃之药六七剂，食谷加增，起居略健，但热势每交寅卯而盛，乃少阳旺时也。少阳属胆，与肝相表里，肝胆有郁热，戕伐生生之气，肺金失其清肃，脾胃失其转输，相火日益炽，阴津日益涸，燎原之势，不至涸极不止也。其脉弦数者，肝旺郁热之候也。刻下处交夏令，趁其胃旺加餐，拟进酸苦法，益阴和阳，清彻肝胆之郁热。考古方柴前连梅煎颇有深意，录出备正。

柴胡猪胆汁浸炒　川连盐水炒　白芍　前胡　麦冬　乌梅　党参　秋石　炙草　薤白

7. 经行后奔走急路，冷粥疗饥，少腹疼痛连腰胁，兼及前阴，此肝肾受伤，又被寒侵而热郁也。经云：远行则阳气内伐，热舍于肾，冷粥入胃，则热郁不得伸，故痛也。遵寒热错杂例，兼腹痛治法。

川连酒炒　炮姜　桂枝　白芍吴萸煎汁炒　全当归　木通　香附　楂炭　黑栀　旋覆花　新绛

8.《内经》有石瘕石水之证，多属阳气不布，水道阻塞之证。少腹有块坚硬者，为石瘕，水气上攻而腹满者，为石水。此证初起小便不利，今反小便不禁，而腹渐胀满，是石水之象。考古石水治法，不越通阳利水，浅则治膀胱，深则治肾，久则治脾。兹拟一方备采。

四苓散去猪苓，加大腹皮、陈皮、桑白皮、川朴、乌药、桂枝、鸡内金。

另朝服肾气丸。

9.体气素虚，频年屡患咳嗽，今春产后悲伤，咳嗽复作，背寒内热，气逆痰多，脉虚数大，便溏。延今百日，病成蓐劳。按产后血舍空虚，八脉之气先伤于下，加以悲哀伤肺，咳嗽剧发，霆动冲脉之气上逆。经云：冲脉为病，逆气里急，阳维为病，苦寒热。频进疏风清热，脾胃再伤，以致腹痛便溏，食减无味。斯皆见咳治咳之弊。越人谓：上损及脾，下损及胃，俱属难治。姑拟通补奇经，镇摄冲脉，复入扶脾理肺，未能免俗，聊复尔尔。

熟地砂仁炒炭　当归小茴香拌炒　白芍桂枝拌炒　紫石英　牛膝盐水炒　茯苓　川贝

10.前年小产，恶露数日即止。因而腹痛结块，心神妄乱，言语如癫。此所谓血风病也。胞络下连血海，上系心胞，血凝动火，火炽生风，故见诸证，诊脉弦搏，肝阳有上亢之象。防加吐血，治法当以化瘀为先，稍佐清火可也。

丹参　延胡　五灵脂　川连　川贝　赤苓　蒲黄　黑栀　茺蔚子　香附

另回生丹。

11.乳房属胃，乳汁血之所化，无孩子而乳房膨胀，亦下乳汁，此非血之有余，乃不循其道，以下归冲脉而为月水，反随肝气上入乳房，变为乳汁，事出反常，非细故矣。夫血犹水也，气犹风也。血随气行，如水为风激而作波澜也。然则顺其气，清其火，息其风，而使之下行，如风回波转可也。正何必参堵截之法，涩其源而止其流哉。噫可为知者道，难与俗人言也。

元精石　赤石脂　紫石英　寒水石　牡蛎　大生地　白芍　归身　茯神　乌药　麦芽　郁李仁

12.痛经数年，不得孕育，经水三日前必腹痛，腹中有块凝滞，状似癥瘕伏梁之类。纳减运迟，形瘦神羸，调经诸法，医者岂曰无之。数载之中，服药无间，何以漠然不应？询知闺阁之时无是病，既嫁之后有是疾，痛之来源，良有以也。是证考古却无，曾见于《济阴纲目》中，姑勿道其名目。宗其意而立方，不必于平时服，俟其痛而进之，经至即止，下期再服。

荆三棱　莪术　延胡　香附　制军　归身　丹皮　川芎　桃仁　枳实

再诊　前方于第二期经前三剂，经来紫黑，下有似胎非胎一块，弥月不复痛而经至矣。盖是证亦系凝结于胞中者，今既下矣，复可虑乎？

白芍　石斛　川芎　醋炒柴胡　橘白　白术　归身　丹皮　谷芽

13. 经停三月，骤然奔冲，阅五月而又若漏卮，询系暴崩属虚，虚阳无附，额汗头震，闻声惊惕，多语神烦，脉微虚软，势将二气脱离，其危至速。拟回阳摄阴法，急安其气血。

附子　鹿角霜　杞炭　熟地　五味子　白芍　人参　龟甲　茯苓　山药

再诊　脱象既除，经漏较稀，脉犹濡细，神思尚怯，气血乍得依附，再宗暴崩属虚之例，拟温补法。

人参　熟地　杞子　鹿角胶　杜仲　巴戟　白芍　归身　阿胶　天冬

14. 上腊严寒生产，受寒必甚，当时瘀露未畅，脐下阵痛，迄今五月未止。阅所服药，皆宗产后宜温之例，固属近是，惜夫考经穴经隧耳。譬诸锁则买矣，何以不付以匙，买者不知，卖者当知，病者不知，医者当知，致使远途跋涉，幸遇善与人配匙者。

肉桂　细辛

同研末，饭丸，匀五服，每晨一服。

小　儿

1. 幼稚伏邪挟积，阻滞肠胃，蒸痰化热，肺气窒痹，是以先泻而后咳，更继之以发热也。今者便泄已止，而气急痰嘶，肺气阻痹尤甚。法当先治其肺，盖恐肺胀则生惊发搐，其变端莫测耳。

葶苈子　莱菔子　六一散　枇杷叶

再诊　痰嘶气逆，平其大半，热势起伏，退而复作，时下多疟，须防转疟。

白萝卜汁一杯　鲜荷叶汁半杯

二味煎浓去上沫，加入冰糖三钱、烊化姜汁一滴，冲服。

2. 先痢而后疟，已经两载，面黄内热，腹满足肿，脾气大虚，舌红形瘦，阴液大伤，童劳证也。

党参　茯苓　白术　陈皮　黄芪　泽泻　川连　神曲　防风根

再诊　疟痢三年，脾胃元气大伤，脉数舌红，腹满足肿，小溲短少，前投升阳益胃，热势略减，今拟补益脾阴，兼以化浊。然童稚阴亏，病延日久，夏令防其增剧。

党参　怀药　冬术　麦冬　五味　白芍　陈皮　茯苓　砂仁　鸡金

3.先天不足，三阴亏损，筋络空虚，两足蜷挛，身热骨瘦，童劳痼疾，难治。

　　生地　当归　牛膝　川断　狗脊　苡米　鳖甲　羚羊角　桑枝

4.断乳太早，元气薄弱，咳嗽发热，已逾四月，形瘦骨立，疳劳重证，唇红而善食，肠胃有疳虫也。

　　川贝　杏仁　茯苓　百部　川连　党参　地骨皮　陈皮　芜荑　款冬花　桑白皮

5.马脾风极重，险危生倏忽，姑与牛黄夺命散。

　　大黄　槟榔　黑牵牛

　　共研末，分二服，白萝卜汁调服。

6.音哑喘咳，疾声嗄咯，风痰袭肺，肺胀夹惊险候。

　　麻黄　杏仁　射干　桔梗　枳壳　菖蒲　前胡　百前　紫菀　桑皮　白萝卜汁冲服。

7.痧后挟积，移热于大肠，腹中热痛，每交寅卯二时痛甚，拟开肺金之郁，仿丹溪论参越桃意。

　　良姜　桔梗　川连　通草　滑石　黑栀　楂炭　砂仁　焦曲

第七章　内科学

第一节　六淫病

伤　寒

伤寒者，感受寒邪而病发也。其证治传变，仲景言之最精。大纲分太阳、阳明、少阳、太阴、少阴、厥阴六者。兹概举如下。

太阳病，头项强痛，腰背骨节疼痛，恶寒发热，时有微汗者，为风伤卫，法主桂枝汤，以祛卫分之风。

壮热无汗者，为寒伤营，法主麻黄汤，以发营分之寒。

头身疼痛，发热恶寒，不汗出而烦躁者，为风寒两伤营卫，法主大青龙汤，营卫互治，风寒并祛。

太阳邪传膀胱，口渴而小便不利，法主五苓散，以祛腑邪。

有为蓄尿过多，膀胱满甚，胀翻出窍，尿不得出，窒胀异常者，名为癃闭，不可用五苓。愈从下利，其胀愈加，而窍愈塞，尿愈不得出。法宜白蔻、砂仁、半夏、肉桂、桔梗、生姜。使上焦得通，中枢得运，而后膀胱之气方能转运，斯窍自顺，而尿得出。

若少腹硬满，小便自利者，为膀胱蓄血，宜桃核承气汤。

阳明病，前额连眼眶胀痛，鼻筑气而流清，发热不恶寒，法主葛根，以解阳明之表。

口燥心烦，汗出恶热，渴欲饮冷，法主白虎汤，以撤其热。

张目不眠，声音响亮，口臭气粗，身轻恶热，而大便闭者，法主小承气汤，微荡其热，略开其闭，加之胃实腹满，微发谵语者，可以调胃承气汤以荡其实而去其满。更加舌苔干燥，喷热如火，痞满实燥坚，与夫狂谵无伦者，法主大承气汤。急驱其阳，以救其阴。

少阳头痛在侧，耳聋喜呕，不欲食，胸胁满，往来寒热，法主柴胡汤，以解少阳之表。口苦，咽干，目眩，法主黄芩汤，以泻少阳里热。

太阴腹满而吐，食不下，时复自痛自利，不渴，手足自温，法主理中汤加砂仁、半夏。

若胸膈不开，饮食无味，而兼咳嗽者，乃留饮为患，法宜理脾涤饮。若由胃而下走肠间，沥沥有声，微痛作泄者，名曰水饮。若由胃而上走胸膈，咳逆倚息短气，不得卧者，名曰支饮。若由胃而旁流入胁，咳引刺痛者，名曰悬饮。若由胃而溢出四肢，痹软酸痛者，名曰溢饮。又有着痹、行痹二证，与溢饮相似而证不同，乃为火旺阴亏，热结经隧，赤热肿痛，手不可近，法宜清热润燥。

若身目为黄，而小便不利，不恶寒者为阳黄，法宜茵陈五苓散。

若腹痛厥逆，身重嗜卧而发黄者为阴黄，法宜茵陈附子汤。

少阴真阳素旺者，外邪传入，则必挟火而动，心烦不眠，嘴肤燥燥，神气衰减，小便短而咽中干，法主黄连阿胶汤，分解其热，润泽其枯。

真阳素虚者，外邪则必挟水而动，阳热变为阴寒，目瞑倦卧，声低息短，少气懒言，身重恶寒，四肢逆冷，腹痛作泄，法主温经散邪，回阳止泄。

厥阴有纯阳无阴之证，有纯阴无阳之证，有阴阳错杂之证。张目不眠，声音响亮，口臭气粗，身轻恶热，热深厥深，上攻而为喉痹，下攻而便脓血，此纯阳无阴之证也，法主破阳行阴，以通其厥。

四肢逆冷，爪足青黑，腹痛拘急，下利清谷，呕吐酸苦，冷厥关元，此纯阴无阳之证也，法主驱阴止泄，以回其阳。

腹中急痛，吐利厥逆，心中烦躁，频索冷饮，饮而即吐，频渴转增，腹痛加剧，此阴阳错杂之证也，法主寒热互投，以祛错杂之邪。

凡病不外乎六经，以六经之法，按而治之，无不立应。一经见证，即用一经之法。经证腑证兼见，即当表里两解。若太阳与阳明两经表证同见，即用桂枝葛根以合解两经之邪。兼少阳，更加柴胡。兼口渴而小便不利，即以三阳表药，加入五苓散之中。兼口苦咽干目眩，更加黄芩。兼口燥心烦渴欲饮冷，当合用白虎汤于其间，并三阳表里而俱解之。若三阳表证，与三阴里寒同见，谓之两感。即当用解表于温经之内。若里重于表者，俱当温里，不可兼表。无论传经合病并病，阴阳两感，治法总不外乎此。

桂枝汤

治太阳风伤卫。

桂枝一钱五分　去皮芍药一钱五分　甘草一钱，炙　生姜一钱五分　大枣四枚，去核

麻黄汤

治太阳寒伤营证。

麻黄四钱，去节　桂枝二钱，去皮　甘草一钱，炙　杏仁十二枚，泡去皮尖

大青龙汤

治风寒两伤太阳。

麻黄去节，六两　桂枝、甘草炙，各二两　杏仁去皮尖，四十个　石膏如鸡子大一块，碎　生姜三两　大枣十二枚，擘

五苓散

治太阳蓄水证。

茯苓三钱　猪苓　泽泻各八分　桂枝一钱　白术一钱五分

桃核承气汤

治太阳蓄血证。

桃仁十个　大黄二钱五分　芒硝一钱五分　甘草一钱　桂枝五分

葛根汤

治阳表证。

葛根四钱　麻黄三钱　生姜三钱　甘草二钱　桂枝二钱　大枣四枚　白芍二钱

白虎汤

治阳明里证。

石膏八钱，碎绵裹　知母三钱，炙　甘草一钱　粳米四钱

麻仁丸

此润肠之主方，治脾约大便难。

麻仁另研　芍药　枳实炒　厚朴各五钱　杏仁五两半，研作脂　大黄一斤，蒸焙

调胃承气汤

治阳明实证之和剂。

大黄四钱，清酒润　炙甘草一钱　芒硝三钱

小承气汤

治阳明实证之轻剂。

大黄四钱　厚朴　枳实各三钱

大承气汤

治阳明实证之重剂。

大黄二钱，酒润　厚朴四钱　枳实　芒硝各二钱

小柴胡汤

治少阳在经之邪。

柴胡四钱　人参　黄芩　炙甘草　生姜各二钱半　半夏二钱　大枣两枚

黄芩汤

治少阳在腑之邪。

黄芩三钱　甘草炙　白芍各二钱　大枣二枚

大柴胡汤

治少阳阳明合病。

柴胡四钱　半夏二钱　黄芩　白芍　枳实各钱半　生姜二钱半　大枣二枚　大黄五分

理中丸汤

治太阴病。

人参　白术　甘草　干姜各三两

茵陈五苓散

治阳黄。

茵陈　白术　茯苓各一钱五分　猪苓　泽泻各七分　桂枝五分

茵陈术附汤

治阴黄。

茵陈一钱　白术二钱　附子五分　干姜五分　甘草炙，一钱　桂枝三分，去皮

四逆汤

治少阴寒证。

甘草四钱，炙　干姜三钱　附子二钱，生用

黄连阿胶汤

治少阴热证。

黄连四两　黄芩一两　芍药二两　阿胶三两　鸡子黄两枚

四逆散

治厥阴热证。

甘草炙　枳实破水渍，炙　柴胡　芍药

乌梅丸

治厥阴寒热错杂之证。

乌梅九十三枚　细辛六钱　干姜一钱　当归四钱　黄连一两六钱　附子六钱，泡
蜀椒四钱，炒　桂枝　人参　黄柏各六钱

温　病

温为春气，其病温者，因时令温暖，腠理开泄，或引动伏邪，或乍感异气，当春而发，为春温。其因冬月伤寒，至春变为温病者，伏邪所发，非寒毒藏于肌肤，亦非伤寒过经不解之谓，乃由冬藏不密，肾阴素亏，虚阳为寒令所遏，仍蹈入阴中，至春则里气大泄，木火内燃，始见必壮热烦冤，口干舌燥，故其发热而渴，不恶寒，脉数盛，右倍于左，大异伤寒浮紧之脉，此热邪自内达外，最忌发汗，宜辛凉以解表热，葱白香豉汤，苦寒以泄里热，黄芩汤，里气一通，自然作汗。

若舌干便秘，或胁热下利，咽痛，心烦，此伏邪自内发，无表证也，其不由伤寒伏邪，病从口鼻吸入而病温者，异气所感，邪由上受，首先犯肺，逆传心包，或留三焦。夫肺主气，温邪伤肺，胸满气窒者，宜辛凉轻剂，杏仁、桔梗、瓜蒌、橘皮、枳壳、连翘。挟风，加薄荷、牛蒡；挟湿，加芦根、滑石。或透湿于热外，或渗湿于热下，俾风湿不与热相搏，则不贻风温湿温之患。如辛凉散风，甘淡祛湿，热劳不解，则入心营而血液受劫，咽燥舌黑，烦渴不寐，或见斑疹者，宜清解营热，兼透斑。斑出热不解者，胃津亡也，主以甘寒。若邪入心包，神昏谵语，目瞑而内闭者，宜芳香逐秽，宣神明之窍，祛热痰之结，盖热气蒸灼，弥漫无形，若药味重浊，直走肠胃，全与病隔矣。若气病不传血分，而邪留三焦，宜分消其上下之势，因其仍在气分，犹可冀其战汗解，或转疟也。

若三焦不得从外解，必致里结肠胃，宜用下法。若脘闷胸痛，若腹胀满或痛，邪已入里，必验其舌，或灰黄，或老黄，或中有断纹，皆当下之。

其病温复感风者，为风温，必阳脉浮滑，阴脉濡弱。风属阳，温化热，两阳熏灼，先伤上焦。上焦近肺，肺气即阻，致头胀脘痞，身热汗出。宜微苦以清降，微辛以宣通，忌温散劫津。若风温误汗，身灼热者，脉阴阳俱浮，自汗身重，多眠鼻鼾，语言难出，危症也，急用蔗浆、麦冬、白芍、生地、炙草、玉竹、阿胶之属。误下误火亦危。

其病温而湿胜者，为湿温，身热，头重，胸满，呕恶，足胫冷，苍术白虎汤或滑石、芦根、苡米、茯苓、半夏。

其冬行春令，袭温气而成病者，为冬瘟。盖本燥秋之余气，故发热咳嗽，喉肿咽干，痰结，甚则见血。其脉虚缓，或虚大无力。

亦有先病冬温，更加暴寒，寒郁热邪，则壮热头痛，自汗喘咳，阳旦汤加桔梗、茯苓。切忌风药升举其邪，致咳愈剧，热愈甚，遂变风温，灼热以死。亦忌辛散，致咽喉不利，痰唾脓血，加减葱白香豉汤调之。若兼风寒外袭，葱豉汤加羌活、紫苏。寒邪盛，汗不出而烦扰者，葱豉汤，加少许麻黄、石膏。

若冬温误汗，致发斑毒者，升麻葛根汤加犀角、元参。如昏愦谵妄者，大便泻，手足冷，不治。

其病温更遇时毒者，为温毒。脉浮沉俱盛，烦闷呕咳，甚则狂言下利而发斑。凡烦闷燥热，起卧不安，皆发斑候也。热毒内攻，陷入营分，乃发斑毒，黄连解毒汤。斑不透者，犀角大青汤。凡红赤为胃热，人参化斑汤。紫为胃伤，犀角地黄汤。黑为胃烂，不治。鲜红起发者吉，紫色成片者重。黑色者凶，青色者不治。由失表者求之汗，由失下者取乎攻。火盛清之，毒盛化之，营气不足，助其虚而和之托之。其轻者则有疹痧，细碎如粟，主治不外肺胃二经，宜辛凉，或甘寒淡渗等法，皆温证中所宜细审者。

葱豉汤

凉解表热。

葱白一握　豆豉一升

苍术白虎汤

即白虎汤加苍术。

阳旦汤

即麻黄汤加黄芩。

升麻葛根汤

升麻二钱　葛根三钱　芍药二钱　甘草二钱

黄连解毒汤

泻血分热毒。

黄连　黄芩　黄柏　山栀

犀角大青汤

大青　犀角　栀子　香豉

人参化斑汤

即白虎汤加人参。

犀角地黄汤

犀角　生地　赤芍　丹皮

中　风

中风者，真中风也，有中腑、中脏、中血脉之殊。

中腑者，中在表也，外有六经之形症，与伤寒六经传变之症无异也。中太阳，用桂枝汤。中阳明，葛根汤加桂枝。中少阳，小柴胡汤加桂枝。其法悉俱伤寒门。

中脏者，中在里也。其人眩仆冒昏，不省人事，或痰声如曳锯，宜分脏腑寒热而治之。假如其人素挟虚寒，或暴中新寒，则风水相遭，寒冰彻骨，而风为寒风矣。假如其人素有积热，或郁火暴发，则风乘火势，火借风威，而风为热风矣。凡热风多见闭证，其症牙关紧急，两手握固，法当疏风开窍。先用嚏鼻散吹之，次用牛黄丸灌之。若大便结闭，腹满胀闷，火势极盛者，以三化汤攻之。凡寒风多见脱证，其症手撒脾绝，眼合肝绝，口张心绝，声如鼾肺绝，遗尿肾绝。更有两目直视，摇头上窜，发直如妆，汗出如珠，皆脱绝之症。法当温补元气，急用大剂附子理中汤灌之。若痰涎壅盛，以三生饮加人参灌之。

间亦有寒痰壅塞，介乎闭脱之间，不便骤补者，用半夏、橘红各一两，浓煎至一盏，以生姜自然汁对冲，频频灌之。其人即苏，然后按其虚而调之。

然予自揣生平，用附子理中治愈者甚多。其用牛黄丸治愈者，亦恒有之。惟三化汤一方，并未举用。此必天时地土人事之不同，然寒热之剂，屹然并立，古方俱在，法不可泯，故两存之，以备参酌。

中血脉者，中在经络之中也，其症口眼歪斜，半身不遂是也，大秦艽汤主之。偏在左，倍用四物汤，偏在右，佐以四君子汤，左右俱病，佐以八珍汤，并虎骨胶丸。此治真中之大法也。

至于口噤角弓反张，痉病也。但口噤而兼反张者，是已成痉也，小续命汤。口噤而不反张者，是未成痉也，大秦艽汤。

不语有心、脾、肾三经之异。又有风寒客于会厌，卒然无音者。大法若因痰迷心窍，当清心火，牛黄丸，神仙解语丹。若因风痰聚于脾经，当导痰涎，二陈汤加竹沥、姜汁，并用解语丹。若因肾经虚火上炎，当壮水之主，六味汤加远志、石斛、菖蒲。若因肾经虚寒厥逆，当益火之源，刘河间地黄饮子，或用虎骨胶丸加鹿茸。若风寒客于会厌，声音不扬者，用甘橘汤加疏散药。

遗尿谓之肾绝，多难救。然反目遗尿者为肾绝。若不反目，但遗尿者，多属气虚，重用参、芪等药，补之即愈。

嚯鼻散

治一切中证，不省人事。用此吹鼻中，有嚏者生，无嚏者难治。

细辛去叶　皂角去皮弦，各二两　半夏生用，五钱

牛黄丸

治中风，痰火闭结，或瘛疭瘫痪，语言謇涩，恍惚眩晕，精神昏愦，不省人事，或喘嗽痰壅烦心等症。

牛黄六钱　麝香　龙脑（以上三味另研）　羚羊角　当归酒洗　防风　黄芩　柴胡　白术　麦冬　白芍各七钱五分　桔梗　白茯苓　杏仁去皮尖　川芎　大豆黄卷　阿胶各八钱五分　蒲黄　人参去芦　神曲各一两二钱五分　雄黄另研，四钱　甘草二两五钱　白蔹、肉桂去皮、干姜各三钱七分　犀角镑一两　干山药三两五钱　大枣五十枚，蒸烂去皮　金箔六百五十片，内存二百片为衣

三化汤

治中风入脏，热势极盛，闭结不通，便尿阻隔不行，乃风火相搏，而为热风，本方主之。设内有寒气，大便反硬，名曰阴结。阴结者，得和气暖日，寒冰自化，不可误用攻药，误即不能复救，慎之慎之。

厚朴姜汁炒　大黄酒阁　枳实面炒　羌活各一钱五分

三生饮

治风寒中脏，六脉沉细，痰壅喉响，不省人事，乃寒痰厥逆之候。

生南星　生乌头去皮尖　生附子各一钱五分　生姜五片　生木香五分

大秦艽汤

治风中经络，口眼歪斜，半身不遂，或语言謇涩。乃血弱不能养于筋。宜用养血疏风之剂。

秦艽一钱五分　甘草炙　川芎　当归　芍药　生地　熟地自制　茯苓　羌活　独活　白术　防风　白芷　黄芩酒炒　细辛各八分

神仙解语丹

白附子炮　石菖蒲去毛　远志去心，甘草水泡　天麻　全蝎去尾，甘草水洗　羌

活　南星牛胆制，多次更佳，各一两　木香五钱　陈皮　茯苓　半夏姜汁炒　炙草各一钱五分

二陈汤

陈皮　茯苓　半夏姜汁炒　炙甘草各一钱五分

地黄饮子

熟地九蒸，晒，二钱　巴戟去心　山萸肉去核　肉苁蓉酒浸，焙　石斛　附子炮　五味杵炒　白茯苓各一钱　石菖蒲去毛　桂心　麦冬去心　远志去心　甘草水泡，炒，各五分

热　证

夏至前发为温证，夏至后发为热证。二证有因冬时伏寒，有因当时乍感，其冬月伤寒，至春夏变为温热者。邪有浅深，则发有迟速，皆自内达外，无表证。

温病以黄芩汤为主方，因春温之发，当少阳司令也。热病以白虎汤为主方，因夏热之发，当阳明司令也，且热甚于温，必以白虎汤重为肃清。以其时方炎暑，其症不恶寒，反恶热，自汗而渴，脉洪大，故以石膏之辛寒，清胃腑蓄蕴之热，以知母之苦寒，净少阳伏邪之源，以甘草、粳米之甘平，保肺胃之气，而热可除也。

若舌上苔滑者，尚有表邪，栀子豉汤主之。若渴欲饮水，口干舌燥者，热在里，必耗津，人参白虎汤主之。如恶热烦渴腹满，舌黄燥或干黑者宜下，凉膈散、承气汤。热兼暑湿者，凉膈散合天水散。小便不利者，竹叶石膏汤。宜与温病参合斟酌治之也。

栀子豉汤

除胸中虚烦。

栀子　豆豉

凉膈散

泻膈上实热。

连翘四两　大黄酒浸　芒硝　甘草各二两　栀子炒　黄芩炒　薄荷各二两

天水散

清暑利湿。

滑石六两　甘草一两

竹叶石膏汤

治肺胃有热，呕渴少气。

竹叶二把　石膏一斤　人参三两　甘草炙，二两　麦冬一升　半夏　粳米各半升

伤　暑

古称静而得之为中暑，动而得之为中热。暑阴而热阳也。不思暑字，以日为首，正言热气之袭人耳，夏日烈烈，为太阳之亢气，人触之则生暑病。

至于静而得之者，乃纳凉于深堂水阁，大扇风车，嗜食瓜果，致生寒疾。或头痛身痛，发热恶寒者，外感于寒也。或呕吐腹痛，四肢厥冷者，直中于寒也。与暑证有何干涉？

大抵暑证辨法，以自汗口渴，烦心尿赤，身热脉虚为的。然有伤暑、中暑、闭暑之不同。伤暑者，感之轻者也，其症烦热口渴，益元散主之。中暑者，感之重者也，其症汗大泄，昏闷不醒，或烦心喘喝妄言也，昏闷之际，以消暑散灌之立醒。既醒，则验其暑气之轻重而清之。轻者益元气，重者白虎汤。闭暑者，内伏暑气，而外为风寒闭之也。其头痛身痛，发热恶寒者，风寒也。口渴心烦者，暑也，四味香薷饮，加荆芥、秦艽主之。

又有暑天受湿，呕吐泻利，发为霍乱，此停食、伏饮所致，宜分寒热治之。热者口必渴，黄连香薷饮主之。寒者口不渴，藿香正气散主之。更有干霍乱症，欲吐不得吐，欲泻不得泻，搅肠大痛，变在须臾，古方以烧盐和阴阳水引而吐之，或以陈皮同煎吐之，或用多年陈香圆煎更佳，俗名搅肠痧、乌痧胀，皆此之类。此系恶气闭塞经隧，气滞血凝，脾土壅满，不能转输，失天地运行之常，则胀闭而危矣，是以治法宜速，切戒饮粥汤，食诸物，入口即败，慎之慎之。

四味香薷饮

治风寒闭暑之证，头痛发热，烦心口渴，或呕吐泄泻，发为霍乱，或两足转筋。

香薷　扁豆　厚朴姜汁炒，各一钱五分　甘草炙，五分

藿香正气散

治暑月贪凉饮冷，发为霍乱，腹痛吐泻，憎寒壮热。

藿香　砂仁　厚朴　茯苓　紫苏　陈皮各二钱　白术土炒　半夏　桔梗　白芷各八分　甘草炙，五分

清暑益气汤

预服此药以防暑风。

黄芪一钱五分 白术一钱 人参 当归 陈皮 麦冬去心 炙甘草各五分 扁豆二钱 茯苓七分 升麻 柴胡 北五味各三分 神曲四分 黄柏 泽泻各三分

湿 证

湿为阴邪，重乃浊有质，不比暑热弥漫无形。其自外受者，雾露泥水，由地气之上蒸，经所谓地之湿气，感则害人皮肉筋脉也。自内生者，水谷生冷，由脾阳之不运，经所谓诸湿肿满，皆属于脾也。湿蒸于上，则头胀如蒙，经所谓因于湿，首如裹也。湿感于下，则跗肿攻注，经所谓伤于湿者，下先受之也。在经络，则痹痿重着，经所谓湿热不攘，大筋软短，小筋弛长，软短为拘，弛长为痿也。在脏腑，则呕恶肿胀，小水赤涩，经所谓湿胜则濡泻也。又或在肌表，则恶寒自汗。在肉分，则麻木浮肿，其身重如山，不利转侧，腰膝肿，筋骨痛，小溲秘，大便溏。又有湿兼风者，有湿兼寒者，有湿兼暑者，有中湿而口歪舌强，昏不知人。

类中风者，在表在上宜微汗，在里在下宜渗泄。中虚宜实脾。挟风而外感者，宜解肌。挟寒而在半表半里者，宜温散。挟暑热而滞于三焦者，宜清利分消。其湿热蒸痰，内闭昏厥者，宜宣窍遂曳，此治湿之要也。

故湿阻上焦者，头胀脘闷，不饥尿涩，宜开肺气，通膀胱，桔梗、通草、滑石、半夏、瓜蒌、厚朴、杏仁、蔻仁、薏米、茯苓、香豉、淡竹叶等。

湿滞中焦者，肠胃属腑，湿久生热，传送即钝，大便不爽，宜主温通，佐淡渗，如枳壳、砂仁壳、橘白、草果、藿香、半夏曲、大腹皮、猪苓、泽泻之类。

湿痰阻窍者，湿郁蒸痰，身呆语謇，宜主开郁，佐辛香，郁金、石菖蒲、厚朴、半夏、佩兰、金银花、茯神、瓜蒌、枳壳之类。

神昏内闭，邪入心胞，宜芳香宣窍，佩兰、银花露、犀角、连翘心等送至宝丹。

湿留关节，体酸骨痛，不利屈伸，独活寄生汤。风湿一身尽痛，除湿羌活汤。湿热脉滑数，尿赤涩，引饮自汗，宜主清火，佐分利，清热渗湿汤。寒湿脉不滑数，尿清便利，身痛无汗，关节不利，牵制作痛，宜温利，七味渗湿汤。

至宝丹

治心脏神昏，从里透表之方。

犀角　玳瑁　琥珀　朱砂　雄黄各一两　牛黄五钱　麝香　冰片各一钱　安息香一两　金、银箔各五十片

独活寄生汤

独活　桑寄生　秦艽　防风　细辛　川芎酒洗　当归酒洗　白芍酒炒　熟地　桂心　茯苓　杜仲姜汁炒　牛膝　人参　甘草等份

除湿羌活汤

羌活　藁本　升麻　柴胡　防风　苍术

清热渗湿汤

黄柏　黄连　甘草　茯苓　泽泻　苍术　白术

七味渗湿汤

苍术　白术　茯苓　炮姜　丁香　橘红　炙甘草

燥　证

燥为阳明秋金之化，金燥则水竭，而灌溉不周。兼以风生燥，原病式所谓诸涩枯涸，干劲皴揭，皆属于燥也。燥有外因，有内因。

因乎外者，天气肃而燥胜，或风热致伤气分，则津液不腾，宜甘润以滋肺胃，佐以气味辛通。

因乎内者，精血夺而燥生，或服饵偏助阳火，则化源日涸，宜柔腻以养肾肝，尤资血肉填补。

叶氏以上燥治气，下燥治血，二语括之，最为简当。今析言之燥在上，必乘肺，为燥嗽，俞氏清燥救肺汤加减。

燥在中，必伤脾胃之阴，为热壅食不下，金匮麦门冬汤。

燥在下，必乘大肠，为大便燥结，其气秘浊阴不降者，东垣通幽汤。此燥在脏腑者也。

若燥在血脉，多见风证，宜滋燥养营汤治外，大补地黄汤治内。

诸痿由于肺热，热亢则液耗，百骸无所荣养，故手足痿弱，不能自收持，反似痹湿之证，养阴药中加黄柏以坚之，切忌用风药。

凡诸燥证，多火灼真阴，血液衰少，故其脉皆细微而涩也。

清燥救肺汤

滋燥清火。

桑叶三钱　石膏二钱五分　阿胶八分　人参七分　麦冬一钱二分　黑芝麻　甘

草各一钱　枇杷叶一片

麦门冬汤

麦冬　半夏　人参　甘草　粳米　大枣

通幽汤

生地　熟地各五分　桃仁研　红花　当归身　甘草炙　升麻各一钱

滋燥养营汤

当归　生地　熟地　白芍　甘草　黄芩　秦艽　防风

疫　疠

天行之气，从经络入，其头痛发热，宜微散，香苏散散之。

病气传染，从口鼻入，其症呕秽胸满，宜解秽，神术散和之。

若两路之邪，归并于里，腹胀满闷，谵语发狂，唇焦口渴者，治疫清凉散清之。便闭不通者，加大黄下之。其清凉散内，人中黄一味，乃退热之要药，解秽之灵丹。

复有虚人患疫，或病久变虚，或妄治变虚者，须用人参、白术、当归等药，加入清凉药内，以扶助正气。如或病气渐重，正气大虚，更宜补益正气为主。

夫发散、解秽、清中、攻下四法外，而以补法驾驭其间，此收效万全之策也。予尝用麦冬、生地各一两，加入人参二三钱，以救津液。又尝用人参汤送下加味枳术丸，以治虚人郁热便闭之症。病气退而元气安，遂恃为囊中活法，谨告同志，各自存神。

又有头面肿大，名曰大头温病者，颈项粗肿，名曰虾蟆温者，古方普济消毒饮并主之。但头肿之极，须用针砭，若医者不究其理，患者畏而不行，多致溃裂腐烂而难救。若颈肿之极，须用橘红淡盐汤吐去其痰，再用前方倍甘橘主之，须宜早治，不可忽也。

香苏散

紫苏茎、叶各二钱　陈皮一钱　甘草五分

治疫清凉散

秦艽　赤芍　知母　贝母　连翘各一钱　荷叶七分　丹参五钱　柴胡一钱五分
人中黄二钱

第二节　杂病

类 中 风

类中风者，谓火中、虚中、寒中、湿中、暑中、气中、食中、恶中也，共八种，与真中相类而实不同也。然类中有与真中相兼者，须细察其形症而辨之。凡真中之症，必连经络，多见歪斜偏废之候，与类中之专气致病者，自是不同。然而风乘火势，邪乘虚入，寒风相搏，暑风相炫，饮食招风。种种辨症，所在多有，务在详辨精细。果其为真中风，则用前祛风法。果其为类中风，则照本门施治。果其为真中、类中相兼也，则以两门医法合治之，斯无弊耳。

兹举类中诸症，详列于下。

一曰火中。火之自来者，名曰贼，实火也。火之自内出者，名曰子，虚火也。中火之症，良由将息失宜，心火暴甚，肾水虚衰，不能制之，故卒然昏倒，不可作实火论。假如怒动肝火，逍遥散。心火郁结，牛黄清心丸。肺火壅遏，贝母瓜蒌散。思虑伤脾，加味归脾汤。肾水枯涸，虚火上炎者，六味地黄汤。若肾经阳虚，火不归原者，八味地黄汤，刘河间地黄饮子并主之，此治火中之法也。或问火中而用桂附者，何也？答曰，肾阳飞越，则丹田虚冷，其痰涎上壅者，水不归原也，面赤烦躁者，火不归原也，惟桂附八味能引火归原，火归水中，则水能生木，木不生风，而风自息矣。

二曰虚中。凡人体质虚弱，过于作劳，伤损元气，以致痰壅气浮，卒然昏倒，宜用六君子汤主之。中风下陷者，补中益气汤主之。

三曰湿中。湿中者，即痰中也。凡人嗜食肥甘或醇酒乳酪，则湿从内受，或山岚瘴气，久雨阴晦，或远行涉水，坐卧湿地，则湿从外受。湿生痰，痰生热，热生风，故卒然昏倒无知也，苍白二陈汤主之。

四曰寒中。凡人暴中于寒，卒然口鼻气冷，手足厥冷，或腹痛，下利清谷，或身体强硬，口噤不语，四肢战摇，此寒邪直中于里也，宜用姜附汤，或附子理中汤加桂主之。

五曰暑中。凡人务农于赤日，行旅于长途，暑气迫逼，卒然昏倒，自汗面垢，昏不知人，急用千金消暑丸灌之，其人立苏，此药有回生之力，一切暑药皆不及此，村落中各宜预备。灌醒后，以益元散清之，或以四味香薷饮，去厚朴加丹参、茯苓、黄连治之。虚者加人参，余详论伤暑门。

六曰气中。七情气结，或怒动肝气，以致气逆痰壅，牙关紧急，极与中风相似，但中风身热，中气身凉，中风脉浮，中气脉沉。且病有根由，必须细究。宜用木香调气散主之。

七曰食中。醉饱过度，或著恼怒，以致饮食填塞胸中，胃气不行，卒然昏倒。宜用橘红二两、生姜一两、炒盐一撮，煎汤灌而吐之，此用神术散和之。其最甚者，胸高满闷，闭而不通，或牙关紧急，厥晕不醒，但心口温者，即以独行丸攻之，药即下咽，其人或吐或泻，自应渐苏。若泻不止者，以冷粥汤饮之，即止。

八曰恶中。登冢入庙，冷屋栖迟，以致邪气相侵，卒然错落妄语，或头面青暗，昏不知人。急用葱姜汤灌之，次以神术散调之，苏和丸亦佳。

加味逍遥散

治肝经郁火，胸肋胀痛，或作寒热，甚至肝木生风，眩晕振摇，或咬牙发痉，一目斜视，一手一足搐搦。

柴胡　甘草　茯苓　白术　当归　白芍　丹皮　黑山栀各一钱　薄荷五分

贝母瓜蒌散

贝母二钱　瓜蒌仁一钱五分　胆南星五分　黄芩　橘红　黄连炒各一钱　甘草　黑山栀各五分

加味归脾汤

黄芪一钱五分　人参　白术　茯神　当归　枣仁炒，各一钱　远志去心，泡　甘草炙，各七分　丹皮　黑山栀各八分　龙眼肉五枚

六味地黄汤

滋水制火，则无上盛下虚之患。

大熟地四钱　山萸肉去核　山药各二钱　丹皮　茯苓　泽泻各一钱五分

六君子汤

理脾祛痰。

人参　茯苓　白术陈土炒　陈皮去白　炙甘草　半夏汤泡七次，各一钱　生姜五分　大枣二枚

补中益气汤

中气下陷，宜服此以升举之。

黄芪一钱五分　白术陈土炒　人参　当归　甘草炙，各一钱　柴胡　升麻各三分　陈皮五分　生姜一片　大枣二枚

苍白二陈汤

即二陈汤入苍术、白术各一钱。

木香调气散

平肝气和胃气。

白蔻仁去壳，研　檀香　木香各一两　丁香三钱　香附五两　藿香四两　炙甘草　砂仁　陈皮各二两

神术散

此药能治行不正之气，发热头痛，伤食停饮，胸满腹痛，呕吐泻痢，并能解秽驱邪，除山岚瘴气、鬼虐尸注、中食中恶诸症，其效致速。

苍术陈土炒　陈皮　厚朴姜汁炒，各二斤　甘草炙，十二两　藿香八两　砂仁四两

独行丸

治中食胸高满闷，吐法不效，须用此药攻之。若昏晕不醒，四肢僵硬，但心头温者，抉齿灌之。

大黄酒炒　巴豆去壳去油　干姜各一钱

苏合丸

治劳瘵骨蒸，痊忤心痛，霍乱吐利，时气鬼魅，瘴疟疫疠，瘀血月闭，疡癖疔肿，惊痫中风，中气痰厥，昏迷等症。

白术　青木香　犀角　香附炒去毛　朱砂水飞　诃黎勒煨，取皮　檀香　安息香酒熬膏　沉香　麝香　丁香　荜茇各二钱　龙脑　熏陆香别研　苏合香各二两

虚　劳

帝曰，阴虚生内热奈何？岐伯曰，有所劳倦，形气衰少，谷气不盛，上焦不行，下脘不通，胃气热，热气熏脑中，故内热，此言气虚之候也。东垣宗其说，发补中益气之论，卓立千古。朱丹溪从而广之，亦为阳常有余，阴常不足。人之劳心好色，内损肾元者，多属真阴亏损，宜用六味汤，加知母、黄柏补其阴，而火自降。此又以血虚为言也。后人论补气者，则宗东垣，论补血者，则宗丹溪。且曰水为天一之元，土为万物之母，其说至为有理。然而阳虚易补，阴虚难疗。治虚损者，当就其阴血未枯之时早补之。患虚损者，当就其真阴未槁之时而重养之。亦庶乎其可矣。

凡虚劳之证，多见吐血痰涌发热，梦遗经闭，以及肺痿肺疽，咽痛音哑，侧卧传尸，鬼注诸疾，今照葛仙翁十药神书例。增损方法，胪列于下下，甲字号

方，止咳嗽为主。予见虚损之成，多由于吐血。吐血之因，多由于咳嗽。咳嗽之原，多起于风寒。仲景云，嗽而喘息有音者，甚则吐血者，用麻黄汤。东垣师其意，改用麻黄人参芍药汤。可见咳嗽吐红之症，多有因于外感者，不可不察也。

予治外感咳嗽，用止嗽散，加荆、防、苏梗以散之。散后肺虚，即用五味异功散，补脾土以生肺金。虚中挟邪，则用团鱼丸解之。虚损渐成，咳嗽不止，乃用紫菀散、月华丸，清而补之。此治虚咳之要诀也。乙字号方，止吐血为主。

凡血证，有阳乘阴者，有阴乘阳者。假如数脉内热，口舌干燥，或平素血虚火旺，加以醇酒炙煿之物，此乃热气腾沸，迫血妄行，名曰阳乘阴，法当清降，四生丸等主之。吐止后，则用六味地黄丸补之。

又如脉息沉迟，口舌清润，平素体质虚寒，或兼受风冷之气，此谓天寒地冻，水凝成冰，名曰阴乘阳，法当温散，理中汤主之。

凡治血证，不论阴阳，俱以照顾脾胃为收功良策，诚以脾胃者吉凶之关也。书云，自上损下者，一损损于肺，二损损于心，三损损于脾，过于脾则不可治。自下损上者，一损损于肾，二损损于肝，三损损于胃，过于胃则不可治。所谓过于脾胃者，吐泻是也。古人有言，不问阴阳与冷热，先将脾胃与安和。丹溪云，凡血证须用四君子之类以收功，其言深有至理。然而补脾养胃，不专在药，而在饮食之得宜。《难经》曰，损其脾者，调其饮食，适于寒温，诚以饮食之补，远胜于药耳，世之损者，亦可恍然悟矣。

丙字号方，治大吐血成升斗者，先用花蕊散止之，随用独参汤补之。所谓血脱益气，阳生阴长之理。贫者以归脾汤代之。

丁字号方，治咳嗽吐红，渐成骨蒸痨热之症。如人胃强气盛，大便结，脉有力，此阳盛生热，法当清凉，清骨散主之。

若胃虚脾弱，大便溏，脉细虚，此阴虚发热，法当养阴，逍遥散、四物汤主之。

若气血两虚而发热者，八珍汤补之。若元气大虚，变症百出，难以名状，不问其脉，不论其病，但用人参养荣汤，诸症自退。经云，甘温能除大热。如或误用寒凉，反伐生气，多至不救。

戊字号方，治肺痿肺痈，久咳不止，时吐白沫如米粥者，名曰肺痿，此火盛金伤，肺热而化金也，保和汤主之。咳嗽吐脓血，咳引胸中痛，此肺内生毒也，名曰肺痈，加味桔梗汤主之。

己字号方，治咽痛喑哑喉疮，夫劳病至此，乃真阴枯涸，虚阳上泛之危症，多属难起，宜用六味丸滋肾水，而以治标之法佐之可也。

庚字号方，治男子梦遗精滑，其梦而遗者，相火之强也。不梦而遗者，心肾之衰也，宜分别之。

辛字号方，治女人经水不调，并治室女经闭成损。按女人经水不调，乃气血不和，其病尤浅。室女经闭，则水源断绝，其病至深。夫所谓天癸者，癸生于子，天一所生之本也。所谓月经者，经常也，反常则灾病至矣。室女乃血气完足之人，尤不宜闭，闭则鬓发焦，咳嗽发热，诸病蜂起，势难为也。

壬字号方，治传尸劳瘵，驱邪杀虫。劳证之有虫，如树之有蠹，去其蠹而后培其根，则树木生长。劳证不驱虫而徒恃补药养，未见其受益者。古法俱在，不可废也。

癸字号方，补五脏虚损。凡病邪之所凑，其气必虚，况由虚致病者乎，则补法为最要。《难经》云，损其肺者益其气，损其心者和其荣卫，损其脾者调其饮食，适其寒温，损其肝者缓其中，损其肾者益其精，按法治之。

团鱼丸

治久咳不止，恐成劳瘵。

贝母去心　知母　前胡　柴胡　杏仁去皮尖及双仁者，各四钱　大团鱼一个重十二两以上者，去肠

海藏紫菀散

润肺止嗽，并治肺痿。

人参五分　紫菀　知母蒸　贝母去心　桔梗　茯苓　真阿胶蛤粉炒成珠，各一钱　五味子　甘草炙，各三分

月华丸

滋阴降火，消痰祛痰，止嗽定喘，保肺平肝，消风热，杀尸虫，此阴虚发咳之圣药也。

麦冬去心蒸　天冬去心蒸　生地酒洗　熟地九蒸晒　山药乳蒸　百部蒸　沙参蒸川贝母去心蒸　真阿胶各一两　茯苓乳蒸　獭肝　广三七各五钱　白菊花二两桑叶

四生丸

治阳盛阴虚，热迫血而妄行，以致吐血咯血衄血，法当清降。
生地黄、生荷叶、生侧柏叶、生艾叶各等份

花蕊石散

能化瘀血为水，而不动脏腑，真神药也。

花蕊石一斤　明硫黄四两

生地黄汤

生地三钱　牛膝　丹皮　黑山栀各一钱　丹参　元参　麦冬　白芍各一钱五分
郁金　广三七　荷叶各等份

四君子汤

人参　白术　茯苓　炙甘草各一钱　大枣二枚　生姜一片

独参汤

人参一两，去芦

归脾汤

白术　人参　当归　枣仁炒　白芍各二钱　黄芪一钱五分　远志去心泡，七分
甘草炙，五分　龙眼肉五枚

清骨散

柴胡　白芍各一钱　秦艽七分　甘草五分　丹皮　地骨皮　青蒿　鳖甲各一钱二分
知母　黄芩　胡黄连各四分

四物汤

治一切失血体弱或血虚发热，或痈疽溃后，及妇人月经不调，崩中漏下，
胎前腹痛下血，产后血块不散。

大熟地自制　当归　白芍各一钱五分　川芎五分

八珍汤

治气血虚，发热潮热。

人参　白术　茯苓　甘草炙　熟地　当归　白芍各一钱　川芎五分　大枣
两枚

人参养荣汤

白芍炒，二钱　人参　黄芪蜜炙　当归　白术　熟地各一钱五分　甘草炙　茯
苓　远志去心泡，各七分　北五味　桂心　陈皮各四分　姜一片　枣二枚

保和汤

治肺痿。

知母蒸，五分　贝母二钱　天冬去心、麦冬各心，各一钱　苡仁五钱　北五味十粒

甘草　桔梗　马兜铃　百合　阿胶蛤粉炒成珠，各八分　薄荷二分

加味桔梗汤

治肺痈。

桔梗去芦　白及　橘红　甜葶苈微炒，各八分　甘草节　贝母各一钱五分　苡仁　金银花各五钱

百药煎散

治咽痛。

百药煎五钱　硼砂一钱五分　甘草二钱

通音煎

治音疮。

白蜜一斤　川贝母一两，去心为末　款冬花二两，去梗为末　胡桃肉十二两，去衣研烂

柳华散

治喉疮并口舌生疮，咽喉胀痛诸症。

真青黛　蒲黄炒　黄柏炒　人中白各一两　冰片三分　硼砂五钱

秘精丸

有相火必生湿热，则水不清，不清则不固，故本方以理脾导湿为先，湿祛水清而精自止矣，治浊之法亦然。

白术　山药　茯苓　茯神　莲子肉去心蒸，各二两　芡实四两　莲花须　牡蛎各一两五钱　黄柏五钱　车前子三两

十补丸

气浮能摄精，时下体虚者众，服此累效。

黄芪　白术各二两　茯苓　山药各一两五钱　人参一两　大熟地三两　当归　白芍各一两　山萸肉　杜仲　续断各二两　枣仁二两　远志一两　北五味　龙骨　牡蛎各七钱五分

泽兰汤

通经通血脉，治闭经。

泽兰二钱　柏子仁　当归　白芍　熟地　牛膝　芫蔚子各一钱五分

益母圣金丹

熟地　当归各四两　白芍酒炒，三两　川芎一两五钱　牛膝二两　白术　香附酒醋姜汤盐水各炒一次　丹参　茺蔚子各四两

驱虫丸

明雄黄一两　芜荑　雷丸　鬼箭羽各五钱　獭肝一具　丹参一两五钱　麝香分五厘

补天大造丸

补五脏虚损。

人参二两　黄芪蜜炙　白术陈土蒸，各三两　当归酒蒸　枣仁去壳炒　远志去心，甘草水泡，炒　白芍酒炒　山药乳蒸　茯苓乳蒸，各一两五钱　枸杞子酒蒸　大熟地九蒸晒，各四两　河车一具，甘草水洗　鹿角一斤，熬膏　龟甲八两，与鹿角同熬膏

咳　嗽

咳嗽证，虚劳门已言之，而未详及外感诸病，因故再言之。肺体属金，譬若钟然，钟非叩不鸣。风寒暑湿燥火，六淫之邪，自外袭之则鸣。劳欲情志饮食炙煿之火，自内攻之则亦鸣。医者不去其鸣钟之具，而日磨剞其钟，将钟损声嘶，而鸣之者如故也，钟能其保乎，吾愿治咳者，作如是观。

夫治风寒初起，头痛鼻塞，发热恶寒而咳嗽者，用止嗽散，加荆芥、防风、苏叶、生姜以散邪，即散而咳不止，专用本方，调和肺气，或兼用人参胡桃汤以润之。

若汗多食少，此脾虚也，用五味异功散加桔梗补脾土以生肺金。

若中寒入里而咳者，但温其中而咳自止。

若暑气伤肺，口渴烦心尿赤者，其症最重，用止嗽散加黄连、黄芩、花粉以直折其火。

若湿气生痰，痰涎稠黏者，用止嗽散，加半夏、茯苓、桑白皮、生姜、大枣以祛其湿。

若燥气焚金，干咳无痰者，用止嗽散，加瓜蒌、贝母、知母、柏子仁以润燥。此外感之治法也。

然外感之邪，初病在肺，肺咳不已，则移于五脏，脏咳不已，则移于六腑，须按《内经》十二经见症，而加减如法，则治无不痊。

经云咳而喘息有音，甚则唾血者，属肺脏。此即风寒咳血也，止嗽散加荆芥、紫苏、芍药、丹参。

咳而两胁痛，不能转侧，属肝脏，前方加柴胡、枳壳、赤芍。

咳而喉中如梗状，甚则咽肿喉痹，属心脏，前方倍桔梗，加蒡子。

咳而右胁痛，阴引肩背，甚则不可以动，动则咳剧，属脾脏，前方加葛根、秦艽、郁金。

咳而腰背痛，甚则咳涎者，属肾脏，前方加附子。

咳而呕苦水者，属胆脏，前方加黄芩、半夏、生姜。

咳而失气者，属小肠腑，前方加芍药。

咳而呕，呕甚则长虫出，属胃腑，前方去甘草，加乌梅、川椒、干姜，有热佐之以黄连。

咳而遗矢，属大肠腑，前方加白术、赤石脂。

咳而遗尿，属膀胱腑，前方加茯苓、半夏。

久咳不止，三焦受之，其症腹满不食，令人多涕唾，面目浮肿气逆，以止嗽散，和五味异功散并用，投之对症，其效如神。

又以内伤论，前症若七情气结，郁火上冲者，用止嗽散，加香附、贝母、柴胡、黑山栀。

若肾经阴虚，水衰不能制火，内热，脉细数者，宜朝用地黄丸滋肾水，午用止嗽散，去荆芥，加知母、贝母，以开水郁，仍佐以葳蕤胡桃汤。

若客邪混合，肺经生虚热者，更佐以团鱼丸。若病热深沉，变为虚损，或尸虫入肺，喉痒而咳者，更佐以月华丸。

若内伤饮食，口干痞闷，五更咳甚者，乃食积之火，至此时流入肺经，用止嗽散，加连翘、山楂、麦芽、莱菔子。

若脾气虚弱，饮食不思，此气弱也，用五味异功散加桔梗。此内伤之治法也。

凡治咳嗽，贵在初起得法为善。经云，微寒微咳，咳嗽之因属风寒者，十居其九。故初治必须发散，而又不可以过散。不散则邪不去，过散则肺气必虚，皆令缠绵难愈。薛立斋云，肺有火则风邪易入，治宜解表，兼清肺火。肺气虚则腠理不固，治宜解表，兼补肺气。又云，肺属金，生于己土，久咳不已，必须补脾土以生肺金，此诚格致之言也。然清火之药，不宜久服，无论脉之洪大滑数，数剂后，即宜舍去，但用六味丸，频频服之，而兼以白蜜胡桃润之，其咳自住。

若脾肺气虚，则用五味异功散、六君子等药。补土生肺，反掌收功，为至捷也。

治咳者，宜细加详审。患咳者宜戒口慎风，毋令久咳不除，变为肺痿肺疽、虚损劳瘵之候。慎之戒之。

止嗽散

治诸般咳嗽。

桔梗炒　荆芥　紫菀蒸　百部蒸　白前蒸，各二斤　甘草炒，十二两　陈皮水洗去白，一斤

人参胡桃汤

止咳定喘。

人参五分　胡桃肉三钱，连衣研　生姜三斤

喘

经云诸病喘满，皆属于热。盖寒则息微而气缓，热则息粗而气急也，由是观之，喘之属火无疑矣。然而外感寒邪，以及脾肾虚寒，皆能令喘，未便概以火断也。假如风寒外感而喘者，散之。直中于寒而喘者，温之。热邪传里便闭而喘者，攻之。暑热伤气而喘者，清而补之。湿痰壅遏而喘者，消之。燥火入肺而喘者，润之。此外感之治法也，各宜分治。

若夫七情气结，郁火上冲者，疏而达之，加味逍遥散。肾水虚而火上炎者，壮水制之，知柏八味丸。肾经真阳不足，而火上泛者，引火归根，桂附八味丸。若因脾虚不能润肺而喘者，五味异功散，加桔梗，补土生金。此内伤之治法也。

夫外感之喘，多出于肺。内伤之喘，未有不由于肾者。经云，诸痿喘呕皆属于下。定喘之法，当于肾经责其真水真火之不足而主之。如或脾气大虚，则以人参白术为主，参术补脾土以生肺金，生金则能生水，乃隔二、隔三之治也。

更有哮证与喘相似，呀呷不已。喘息有音，此表寒束其内热，致成斯疾，加味甘橘汤主之，止嗽散亦佳。古今治喘证，方论甚繁，大意总不出此。

知柏八味丸

即六味丸加知母、黄柏。

加味甘橘汤

治喘定哮。

甘草五分　桔梗　川贝母　百部　白前　橘红　茯苓　旋覆花各一钱五分

吐　血

暴吐血，以祛瘀为主，而兼之降火。久吐血，以养阴为主，而兼之理脾。古方四生丸，十灰散，花蕊石散，祛瘀降火之法也。古方六味汤，四物汤，四君子汤，养阴补脾之法也。

然血证有外感内伤之不同，假如咳而喘息有音，甚则吐血者，此风寒也，加味香苏散散之。务农赤日，行旅长途，口渴自汗而吐血者，此伤暑也，益元散清之。夏令火炎，更兼秋燥，发为干咳，脉数大而吐血者，此燥火焚金也，三黄解毒汤降之。此外感之治法也。

又如阴虚吐血者，初用四生丸、十灰散以化之，兼用生地黄汤以清之，吐止则用地黄丸补之。阳虚大吐，血成升斗者，初用花蕊石散以化之，随用独参汤以补之，继则用四君八珍等以调之。脏冷吐血，如天寒地冻，水凝成冰也，用理中汤以温之。其或七情气结，怒动肝火者，则用加味逍遥散以疏达之。伤力吐血者，则用泽兰汤行之。治法也，夫血以下行为顺，上行为逆。暴吐之时，气血未衰，饮食如常，大便结实，法当导之下行。病势即久，气血衰微，饮食渐减，大便不实，法当养阴兼补脾气。大凡吐血咯血，须用四君子之类以收功，盖阴血生于阳气，脾土旺则能生血耳。治者念之。

十灰散

祛瘀生新，止血之利剂。

大蓟　小蓟　茅根　茜根　老丝瓜　山栀　蒲黄　荷叶　大黄　乱发

痹

痹者痛也，风寒湿三气杂至，合而为痹也。其风气胜者，为行痹，游走不定也。寒气胜者，为痛痹，筋骨挛痛也。湿气胜者，为着痹，浮肿坠也。然即曰胜，则受病有偏重矣。治行痹者，散风为主，而以除寒祛湿佐之，大抵参以补血之剂，所谓治风先治血，血行风自灭也。

治痛痹者，散寒为主，而以疏风燥湿佐之，大抵参以补火之剂，所谓热则流通，寒则滞塞，通则不痛，痛则不通也。

治着痹者，燥湿为主，而以祛寒散风佐之，大抵参以补脾之剂，盖土旺则能生湿而气足，自无顽麻也。通用蠲痹汤加减主之，痛甚者佐以松枝酒。

复有患痹日久，腿足枯细，膝头肿大，名曰鹤膝风，此三阴本亏，寒邪袭于经络，遂成斯证。宜服虎骨胶丸，外贴普救万全膏，则渐次可愈，失之则不治，则成痼疾而成废人矣。

蠲痹汤

通治风寒湿三气合而成痹。

羌活　独活各一钱　桂心五分　秦艽一钱　当归三钱　川芎七分　甘草炙五分　海风藤二钱　桑枝三钱　乳香透明者　木香各八分

松枝酒

治白虎历节风，走注疼痛，或如虫行，诸般风气。

松节　桑枝　桑寄生　钩藤　续断　天麻　金毛狗骨　虎骨　秦艽　青木香　海风藤　菊花　五加皮各一两　当归二两

虎骨膏丸

治鹤膝风，并治瘫痪诸症。

虎骨二斤，锉碎，洗净，用嫩桑枝、金毛狗脊背去毛，白菊花去蒂，各十两，秦艽二两，煎水熬虎骨成胶，收起如蜜样，和药为丸，如不足量加炼蜜　大熟地四两　当归三两　牛膝　山药　茯苓　杜仲　枸杞　续断　桑寄生各二两　熟附子七钱　厚肉桂去皮不见火，五钱　丹皮　泽泻各八钱　人参二两，贫者以黄芪四两代之

普救万全膏

治一切风气，走注疼痛，以及白虎历节风，鹤膝风，寒湿流注，痈疽发背，疔疮瘰疬，跌打损伤，腹中食积痞块，多年疟母，顽痰瘀血停蓄，腹痛泄利，小儿疳积，女人癥瘕诸症，并贴患处。咳嗽疟疾，贴背脊心第七椎。予制此膏普送，取效甚速。倘贴后起泡出水，此病气本深，尽为药力拔出，吉兆也。不必疑惧。

藿香　白芷　当归尾　贝母　大风子　木香　白蔹　乌药　生地　莱菔子　丁香　白及　僵蚕　细辛　蓖麻子　檀香　秦艽　蜂房　防风　五加皮　苦参　肉桂　蝉蜕　陈皮　白鲜皮　羌活　桂枝　全蝎　赤芍　高良姜　元参　南星　鳖甲　荆芥　两头尖　独活　苏木　枳壳　连翘　威灵仙　桃仁　牛膝　红花　续断　花百头　杏仁　苍术　艾绒　藁本　骨碎补　川芎　黄芩　麻黄　甘草　黑山栀　川乌　牙皂　半夏　草乌　紫荆皮　青风藤各一两五钱　大黄三两　蜈蚣三十五条　蛇蜕五条　槐枝　桃枝　柳枝　桑枝　楝枝　榆枝　楮枝各三十五寸　男人血余三两以上俱浸油内　真麻油十五斤　松香一百斤，棕皮滤净　百草霜十斤，细研筛过

痿

痿，大证也，诸痿生于肺热。经云，五脏因肺热叶焦，发为痿躄。肺气热，则皮毛先痿而为肺鸣。心气热，则脉痿经疭，不任地。肝气热则筋痿，口苦而经挛。脾气热则肉痿，肌肤不仁。肾气热则骨痿，腰脊不举。

丹溪治泻南方、补北方法。泻南方则肺金不受刑，补北方则心火自下降。俾西方清肃之令下行，庶肺气转清，筋脉骨肉之间，湿热渐消而痿可愈也。然

经云，治痿独取阳明。何也？盖阳明为脏腑之海，主润宗筋，宗筋主束骨而利机关也，阳明虚则宗筋疚，带脉不引，故足痿不用也，由前论之，则曰五脏有热，由后论之，则曰阳明之虚，二说似异而实同。盖阳明胃属湿土，土虚而感燥热之化，则母病传子。肺金受伤，而痿症作矣，是以治痿独取阳明也，取阳明者所以祛其燥。泻南补北者，所以清其热。治痿之法，不外补中祛燥、养阴清热而已矣。

五痿汤

治五脏痿。

人参　白术　茯苓各一钱　甘草炙，四分　当归一钱五分　苡仁三钱　麦冬二钱黄柏炒褐色　知母各五分

虎潜丸

龟甲四两　杜仲　熟地各三两　黄柏炒褐色　知母各五钱　牛膝　白芍药　虎骨酒炙酥　酒当归各三钱　陈皮四钱　干姜二钱

脚　气

脚气者，脚下肿痛，即痹证之类也。因其痛专在脚，故以脚气名之。其肿者名湿脚气，不肿者名干脚气。湿脚气，水气胜也，槟榔散主之。干脚气，风气胜也，四物汤加牛膝木瓜主之。

槟榔　牛膝　防己　独活　秦艽各一钱　青木香　天麻　赤芍各八分　桑枝二钱　当归五分

疠　风

疠风即癞也，早见于《内经》，俗称大麻风。乃湿热在内，而为风鼓之，则肌肉生虫，白屑重叠，瘙痒顽麻，甚则眉毛脱落，鼻柱崩坏，事不可为矣。治法清湿热，祛风邪。以苦参汤、地黄酒，并主之。外以当归膏涂之，往往取效。未可据视为废疾而忽之也。

苦参汤

苦参一钱五分　生地二钱　黄柏五分　当归　秦艽　牛蒡子　赤芍　白蒺藜丹皮　丹参　银花　贝母各一钱

地黄酒

生地二两　黄柏　苦参　丹参　萆薢　菊花　银花　丹皮　赤芍　当归　枸杞子　蔓荆子　赤茯苓各一两　秦艽　独活　威灵仙各五钱　桑枝一两五钱　乌梢

蛇去头尾，一具

加味当归膏

治一切疮疹，并痈肿，收口皆效。

当归　生地各一两　紫草　木鳖子去壳　麻黄　大风子肉去壳研　防风　黄柏
元参各五钱　麻油八两　黄蜡二两

噎　膈

古方治噎膈，多以止吐之剂通用。不思吐湿证也宜燥，噎膈燥证也宜润。
经云，三阳结胃之膈结，结热也热甚则物干。凡噎膈证，不出胃脘干槁四字。
槁在上脘者，水饮可行，食物难入。槁在下脘者，食难可入，久而复出。夫胃
即槁矣，而复以燥药投之，不愈益其燥乎，是以大小半夏二汤，在噎膈门为禁
剂。予尝用启膈散开关，更佐以四君子汤调理脾胃。挟郁者，则用逍遥散主之。
虽然，药逍遥而人不逍遥，亦无益也。张鸡峯云，此证乃神思间病，法当内观
静养。斯言深中病情。然其间有挟虫、挟血、挟痰与食而为患者，皆当按法兼
治，不可忽也。

启膈散

通噎膈，开关之剂，屡效。

沙参三钱　丹参三钱　茯苓一钱　川贝母去心，一钱五分　郁金五分　砂仁壳四分
荷叶蒂二个　杵头糠五分

调中散

通噎膈，开关，和胃。

北沙参三两　荷叶去筋净，一两　广陈皮浸去白，一两　茯苓一两　川贝母去心
糯米拌炒，一两　丹参三两　陈仓米炒熟，三两　五谷虫酒炒焦黄，一两

河间雄黄散

雄黄　瓜蒂　赤小豆各一钱

痢　疾

古人治痢，多用坠下之品，如槟榔、枳实、厚朴、大黄之属，所谓通因通
用。法非不善矣，然而效者半，不效者半，其不效者，每至缠绵难愈，或呕逆
不食而成败症者，比比皆是。予为此症，按细揣摩不能置，忽见烛光，遂恍然
有得，因思火性炎上者也，何以降下于肠间而为痢，良由积热在中，或为外感
风寒所闭，或为饮食生冷所遏，以致火气不得舒伸，逼迫于下，里急而后重也。

医者不察，更用槟榔等药下坠之，则降者愈甚矣。

予因制治痢散以治痢证。初起之时，方用葛根为君，鼓舞胃气上行也。陈茶、苦参为臣，清湿热也。麦芽、山楂为佐，削宿食也。赤芍药、广陈皮为使，所谓行血则便脓自愈，调气则后重自除也。制药普送，效者极多。

惟于腹中胀痛，不可手按者，此有宿食，更佐以朴黄丸下之。若日久脾虚，食少痢多者，五味异功散，加白芍、黄连、木香清而补之。气虚下陷者，补中益气汤升提之。若邪热秽气塞于胃脘，呕逆不食者，开噤散启之。若久痢变为虚寒，四肢厥冷，脉微细，饮食不消者，附子理中汤加桂温之。夫久痢必伤肾，不为温暖元阳，误事者众矣，可不谨欤。

治痢散

专治痢疾初起之时，不论赤白皆效。

葛根　苦参炒　陈皮　陈松萝茶各一斤　赤芍酒炒　麦芽炒　山楂炒，各十二两

朴黄丸

治痢疾初起，腹中实痛，不得手按，此宿食也，宜下之。

陈皮　厚朴姜汁炒，各十二两　大黄一斤四两，酒蒸　广木香四两

开噤散

治呕逆食不入。书云，食不得入，是有火也。故用黄连。痢而不食，则气益虚，故加人参。虚人久痢，用此法。

人参　川黄连姜水炒，各五分　石菖蒲七分，不见铁　丹参三钱　石莲子去壳，即建莲中有黑壳者　茯苓　陈皮　陈米一撮　冬瓜仁去壳，一钱五分　荷叶蒂二个

泄　泻

书云，湿多成五泻。泻之属湿也明矣。然有湿热，有湿寒，有食积，有脾虚，有肾虚，皆能致泻，宜分而治之。

假如口渴尿赤，下泻肠垢，湿热也。尿清口和，下泻清谷，湿寒也。胸满痞闷，嗳腐吞酸，泻下臭秽，食积也。食少便频，面色㿠白，脾虚也。五更天明，依时作泻，肾虚也。

治泻，神术散主之。寒热积食，随症加药。脾虚者，香砂六君子汤。肾虚者，加减七神丸。凡治泻，须利小便。然有积食未消者，正不宜利小便，必俟食积既消，然后利之。斯为合法。

加味七神丸

止肾泻如神。

肉豆蔻面裹煨　吴茱萸去梗，汤泡七次　广木香各一两　补骨脂盐酒炒，二两　白术陈土炒，四两　茯苓蒸，二两　车前子去壳蒸，二两

疟　疾

疟者，暴疟之状，因形而得名也。经曰，阴阳相搏而疟作矣。阴搏阳而为寒，阳搏阴而热，如二人交争，此胜则彼负，彼胜则此负，阴阳互相胜负，故寒热并作也。善治疟者，调其阴阳，平其争胜，察其相兼之症，而用药得宜，应手可愈。大法疟症初起，香苏散散之，随用加减小柴胡汤和之。二三发后，止疟丹截之。久疟脾虚，六君子汤加柴胡补之。中气下陷，补中益气汤举之，元气即回，疟疾自止。书云，一日一发者其病浅，两日一发者其病深，三日一发者其病尤深。然而寒热往来，总在少阳，久而不愈，总不离乎脾胃，盖胃虚亦恶寒，脾虚亦发热也。疏理少阳，扶助脾胃，治疟无余蕴矣。

加减小柴胡汤

治疟证之通剂，须按加减法主之。

柴胡　秦艽　赤芍各一钱　甘草五分　陈皮一钱五分　生姜一片　桑枝二钱

止疟丹

治疟证二三发后，以此止之，应手取效。

常山火酒炒　草果仁去壳　半夏曲姜汁炒　香附米酒炒　青皮去穰醋炒，各四两

水　肿

水肿证，有表里、寒热、肾胃之分。大抵四肢肿，腹不肿。腹亦肿者，里也，烦渴口燥，尿赤便闭，饮食喜凉，此属阳水，热也。不烦渴，大便自调，饮食喜热，此属阴水，寒也。

先喘而后肿者，肾经聚水也。先肿而后喘，或但肿而不喘者，胃经蓄水也。经云，胃之关也。关闭则水积，然胃病而关亦自闭矣。治胃者，五皮饮加减主之。治肾者，肾气丸加减主之。或问，书云，先喘后肿，其病在肺，何也？答曰，喘虽肺病，其本在肾。经云，诸痿喘呕，皆属于下，是也。若外感致喘，或专属肺经受邪。内伤致喘，未有不由于肾者。治者详之。

五皮散

治胃经聚水。乃通用之剂，华佗《中藏经》之方也，累用累验。

大腹皮黑豆汁洗　茯苓皮　陈皮　桑白皮各一钱五分　生姜皮八分

金匮肾气丸

治肾经聚水，小便不利，腹胀肢肿，或痰喘气急，渐成水蛊，其效如神。然肾经聚水，亦有阴阳之分，不可不辨也。经云，阴无阳无以生，阳无阴无以化。经又云，膀胱者州都之官，津液藏焉，气化则能出矣。假如肾经阳虚，阴无以生，真火不能制水者，宜用此丸。假如肾经阴虚，阳无以化，真阴不能化气者，宜用本方去附桂主之。东垣云，土在雨中化为泥，阴水之象也。河间云，夏热之甚，庶土蒸溽，阳水之象也。知斯意者，可以治水也。

大熟地八两　山药四两　山萸肉　丹皮　泽泻　车前子　牛膝各二两　茯苓六两
肉桂一两　附子一两，虚寒者倍之

鼓　胀

或问方书有鼓胀、蛊胀之别，何也？答曰，鼓者，中空无物，有似于蛊者，中实有物，非虫即血也。中空无物，填实则消。经所谓热因寒用是也。中实有物，消之则平，经所谓坚者削之是已。然胀满有寒热、虚实、浅深、部位不同，若不细辨，何由取效。

假如尿清便溏，脉细无力，色㿠白，气短促，喜饮热汤，舌燥，多属于寒。又如腹胀按不痛，或时胀时减者为虚。按之愈痛，腹胀不减者为实。凡胀满饮食如常者，其病浅。饮食减少者，其病深。且胀有部分，纵是通腹胀满，亦必有胀甚之部，与病先起处，即可知属脏腑，而用药必以之为主。东垣治胀满总不外枳术、补中二方，出入加减，寒热攻补，随症施治。予因制和中丸，普送效者甚多，有力者当修合以济贫乏。又气虚中满，宜用白术丸，而以六君子汤佐之。中空无物，不用枳实，恐伤气也。

枳术丸

除胀消食。

枳实一两，麸炒　白术二两，陈土炒

和中丸

白术陈土炒，四两　扁豆炒，三两　茯苓一两五钱　枳实麸炒，二两　陈皮三两
神曲炒黑　麦芽炒　山楂炒　香附姜汁炒，各二两　砂仁一两五钱　半夏姜汁炒，一两
丹参二两，酒炙　五谷虫三两，酒拌炒焦黄色　荷叶一枚

白术丸

治气虚中满。

白术 白茯苓 陈皮各二两 砂仁 神曲各一两五钱 五谷虫四两

三黄枳术丸

治熟食所伤，肚腹胀痛，并湿热胀满，大便闭结者。

黄芩一两，酒炒 黄连四钱，酒炒 大黄七钱五分，酒蒸 神曲炒 枳实麸炒 白术陈土炒 陈皮各五钱

积 聚

积者，推之不移，成于五脏，多属血病。聚者，推之则移，成于六腑，多属气病。治积聚者，当按初、中、末之三法焉。邪气初客，积聚未坚，宜直消之而后和之。若积聚日久，邪盛正虚，法从中治，须以补泻相兼为用。若块消及半，便从末治，即住攻击之药，但和中养胃导达经脉。俾荣卫流通，而块自消矣。更有虚人患积者，必先补其虚，理其脾，增其饮食，然后用药攻其积，斯为善治，此先补后攻之法也。初治，太无神功散主之；中治，和中丸主之；末治，理中汤主之。予尝以此三法，互相为用，往往有功。

太无神功散

治痞积，不拘气血饮食、虫积痰水，皆效。

地扁蓄 瞿麦穗 大麦芽各五钱 神曲二钱五分 沉香 木香各一钱五分 甘草炙，五钱 大黄酒蒸，二两

奔豚丸

川楝子煨去肉，一两 茯苓 橘子盐水炒，各一两五钱 肉桂三钱 附子炮 吴茱萸汤泡七次，各五钱 荔枝子煨，八钱 小茴香 木香各七钱

疝 气

疝者，少腹痛引睾丸也。经云，任脉为病，男子外结七疝，女子带下瘕聚。七疝者，一曰冲疝，气上冲心，二便不通也。二曰狐疝，卧则入腹，立则出腹也。三曰㿉疝，阴囊肿大，如升如斗也。四曰厥疝，肝气上逆也。五曰瘕疝，腹有癥瘕，痛而热，时下白浊也。六曰溃疝，内里脓血也。七曰溃癃疝，内里脓血，小便不通也。愚按厥疝即冲疝，溃癃疝即溃疝。其名有七，其实五者而已。疝之根起于各脏，而归并总在厥阴。以肝主筋，又主痛也。治疝之法非一，而分别不外气血。气则逆走不定，血则凝聚不散也。橘核丸加减主之。

橘核丸

通治七疝。

橘核二两，盐酒炒　小茴香　川楝子煨去肉　桃仁去皮尖及双仁者，炒　香附醋炒　山楂子炒，各一两　广木香　红花各五钱　神曲三两

痰　饮

凡病未有不发热，不生痰者，是痰与热乃杂病兼见之症，似无容专立法门矣。然亦有杂病轻而痰饮重，则专以痰饮为主治。书有五痰之名，以五脏分主之也，五饮之名，随症见也，其实犹未确当。大抵痰以燥湿为分，饮以表里为别。

湿痰滑而易出，多生于脾，脾实则消之，二陈汤，甚则滚痰丸。脾虚则补之，六君子汤，兼寒兼热，随症加药。燥痰涩而难出，多生于肺，肺燥则润之，贝母瓜蒌散。肺受火刑，不能下降，以致真水上泛，则滋其阴，六味丸。

饮有在表者，干燥发热而咳，面目四肢浮肿，香苏五皮散。饮有在里者，或停心下，或伏两肢，咳则相引而痛，或走肠间，辘辘有声，用小半夏加茯苓汤，随其部位而分治之，此治痰饮之大法也。书云，治痰先理脾，以痰属湿，脾土旺则能胜湿耳，治痰如此，饮亦宜然。然脾经痰饮，当健脾以祛其湿。若肾虚水泛，为痰为饮者，必滋其肾，肾水不足，则用六君，若命门真火衰微，寒痰上泛者，则用八味肾气丸，补火生土，开胃家之关，导泉水下流，而痰饮自消矣。

二陈汤

治胃中寒湿痰浊之主方，然只能治实痰之标，不能治虚痰之本。吐血、消渴、妊娠忌用。

半夏、茯苓、陈皮去白，各一钱　甘草炙，五分　生姜二片　大枣二枚

滚痰饮

治实热老痰，变生怪症。

大黄蒸片刻　黄芩炒，各四钱　青礞石硝煅金色　沉香细判，各三钱

贝母瓜蒌散

贝母一钱五分　瓜蒌一钱　花粉　茯苓　橘红　桔梗各八分

十味肾气丸

即八味加车前、牛膝。

吐，呕，哕。呕者，声与物俱出。吐者，有物无声。哕者，有声无物，世俗谓之干呕。东垣以此三者，皆因脾胃虚弱，或寒气所客，或饮食所伤，以致气逆而食不得下也，香砂二陈汤主之。然呕吐多有属火者，经云，食不得入，是有火也。食入反出，是有寒也。若拒格饮食，点滴不入者，必用姜水炒黄连以开之，累用累效。至于食入反出，固为有寒，若大便闭结，须加血药以润之，润之不去，宜蜜煎导而通之，盖下窍开，上窍即入也。其有因脾胃虚弱而吐者，补中为主，八味丸。复有呃逆之症，气自脐下直冲上，多因痰饮所致，或气郁所发，扁鹊丁香散主之。若火气上冲，橘皮竹茹汤主之。至于大病中见呃逆者，是谓土败木贼为胃绝，多难治也。

橘皮竹茹汤

陈皮去白，二钱　竹茹一团　半夏　人参　甘草各一钱

三　消

经云，渴而多饮为上消，消谷善饥为中消，口渴小便如膏者为下消。三消之证，皆燥热积聚也。大法，治上消者，宜润其肺，兼清其胃，二冬汤主之。治中消者，宜清其胃，兼滋其肾，生地八物汤主之。治下消者，宜滋其肾，兼补其肺，地黄汤、生脉散并主之。夫上消清胃者，使胃火不得伤肺也。中消滋肾者，使相火不得攻胃也。下消清肺者，滋本源以主水也。三消之治，不必专执本经，而滋其化源，则病易痊矣。

书又云，饮一溲一，或饮一溲二，病势危急。仲景用八味丸主之，所以安固肾气也，而河间则用黄芪汤和平之剂，大抵肺肾虚而不寒者，宜用此法。又按仲景少阴篇云肾经虚，必频饮热汤以自救，乃同气相求之理。今肾经虚寒，则引水自灌，虚寒不能约制，故小便频数，似此不必与消证同论，宜用理中汤，加益智仁主之。然予尝见伤暑发喘之症，小便极多，不啻饮一溲二者，用六味加知柏而效。可见此证，又由肾经阴虚而得。治宜通变，正当临证制宜，未可一途而取也。

二冬汤

治上消。

天冬二钱，去心　麦冬三钱，去心　花粉一钱　黄芩一钱　知母一钱　甘草五分　人参五分　荷叶一钱

生地八物汤

治中消。

生地三钱　山药一钱五分　知母一钱五分　麦冬三钱　黄芩一钱　黄连一钱　黄柏一钱　丹皮一钱五分　荷叶二钱

生脉散

麦冬二钱　人参一钱　北五味十五粒

黄芪汤

治肺肾两虚，饮少溲多。

黄芪三钱　五味子一钱　人参　麦冬　枸杞子　大熟地各一钱五分

小便不通

小便不通，谓之癃闭。癃闭与淋证不同，淋则便数而茎痛，癃闭则小便点滴而难通。东垣云，渴而小便不通者，热在上焦气分也，宜用四苓散，加山栀、黄芩等药以分利之。若大便亦闭，加大黄、元明粉之类。不渴而小便不利者，热在下焦血分也，宜用滋阴化痰之法，若滋肾丸之类是已。大法无阳则阴无以生，无阴则阳无以化。下元真阴不足，则阳气不化，必滋其阴。若下元真阳不足，则阴气不生，不必补其阳。譬如水肿鼓胀，小便不通者，服金匮肾气丸。而小便自行，阴得阳以生也，复有用桂附服之而亦效者，阳得阴而化也，此阴阳气化之精义也。更有小便不通，因而吐食者，名曰关格。经云，关则不得小便，格则吐逆。关格者，不得尽其命矣，宜用假苏散治之。又丹溪治孕妇转胞，小便不通者，用补中益气汤，随服而探吐之，往往有效，譬如滴水之器，上窍闭则下窍不通，必上窍开，然后下窍之水出焉。丹溪初试此法以为偶中，后来屡验，遂恃为救急良法。每见今人治转胞证，投补中益气，而不为探吐，且曰古法不效，有是理乎。予尝用茯苓升麻汤，治此有验。盖用升麻以举其胎气，用茯苓以利小便，用归芎以活其胎，用苎根理胞系之缭乱。此升剂为通之法也，附录于此，以俟明哲。

四苓散

即五苓散去桂枝。

滋肾丸

黄柏炒褐色　知母蒸，各二两　肉桂去皮，一钱

茯苓升麻汤

茯苓赤白各五钱　升麻一钱五分　当归二钱　川芎一钱　苎根三钱

大便不通

经曰，北方黑色，入通于肾，开窍于二阴，是知肾主二便。肾经津液干枯，则大便闭结矣。然有实闭、虚闭、热闭、冷闭之不同。如阳明胃实，燥渴谵语，不大便者，实闭也，小承气汤下之。若老弱人精血不足，新产妇人气血干枯，以致肠胃不润，此虚闭也，四物汤加松子仁、柏子仁、肉苁蓉、枸杞、人乳之类以润之，或以蜜煎导而通之。若气血两虚，则用八珍汤。热闭者口燥唇焦，舌苔黄，小便赤，喜冷恶热，此名阳结，宜用清药及攻下之法，三黄枳术丸主之。冷闭者，唇淡，口和，舌苔白，小便清，喜冷恶热，此名阴结，宜用温药，而兼润燥之法，理中汤加归芍主之。凡虚人不大便，未可勉强通之，大便虽闭，腹无所苦，但与润剂，积久自行不比伤寒邪热，消烁津液，有不容刻缓之势也。

予尝治老人虚闭，数至圊而不能便者，用四物汤及滋润药加升麻，屡试验，此亦救急之良法也。大小肠交，阴阳拂逆也，大便前出，小便后出，名曰交肠，五苓散主之。复有老人阴血干枯，大肠结燥，便尿俱自前出，此非交肠，乃血液枯涸之征，气血衰败之候也，多服大剂八珍汤或可稍延岁月耳。

遗尿有二证，一因脾胃虚弱，仓廪不固，肠滑而遗者。一因火性急速，逼迫而遗者，宜分别治之。脾虚，理中汤。火盛，芍药甘草汤加黄连。

脱肛亦有二证，一因气虚下陷而脱者，补中益气汤。一因脾胃有火，肿胀下脱者，四物汤，升麻、黄芩、荷叶之属。

小便不禁

经云：膀胱不利为癃，不约为遗尿。所以不约者，其因有三。一曰肝热，肝气热则阴挺失职，书云：肝主疏泄是已，加味逍遥散主之。二曰气虚，中气虚则不能统摄，以致遗尿，十补汤主之，大抵老幼多见此证，悉属脬气不固，老人挟寒者多，婴儿挟热者众，挟寒者用本方，挟热者六味地黄丸。三曰肾败，狂言反目，溲便自遗者，此肾绝也。伤寒日久见之，多难救。中症见之，随用大剂附子理中汤，频灌间有得生者。盖暴脱者，可以暴复。若病势日深，则不可为也。然中症亦有阴虚而遗尿者，不宜偏用热药。治者详之。

便　血

便血证，有肠风，有脏毒，有寒，有热。病人脏腑有热，风邪乘之，则下鲜血，此名肠风，清魂散主之。若肠胃不清，下如鱼肠，或如豆汁，此名脏毒，芍药汤主之。凡下血证，脉数有力，唇焦口燥，喜冷畏热，是为有火，宜用前方加黄芩、丹皮、生地之属。若脉细无力，唇淡口和，喜热畏寒，或四肢厥冷，是为有寒，宜用温药止之，理中加归芍主之。若便久不止，气血大虚，宜用归脾、十全辈统血归经，血本属阴，生于阳气，治者宜滋其化源。

清魂散

荆芥三钱　当归五钱

尿　血

心主血，心气热则遗热于膀胱，阴血妄行而尿出焉。又肝主疏泄，肝火盛，亦令尿血，清心，阿胶散主之；平肝，加味逍遥散主之。若久病气血俱虚而见此症，八珍汤主之。凡治尿血，不可轻用止涩药，恐瘀于阴茎，痛楚难当也。

阿胶散

阿胶水化开冲服，一钱　丹皮　生地各二钱　黑山栀　丹参　血余即乱发灰存性　麦冬　当归各八分

遗　精

梦而遗者，谓之遗精。不梦而遗者，谓之精滑。大抵有梦者，由于相火之强。不梦者，由于心肾之虚。然今人体薄，火旺者，十中之一，虚弱者，十中之九。

予因以二丸分主之，一曰清心丸，泻火止遗之法也；一曰十补丸，大补气血，俾气旺则能摄精也。其有因诵读劳心而得者，更宜补益，不可轻用凉药。复有因于湿热者，湿热伤肾，则水不清，法当导湿为先，湿去水清，而精自固矣，秘精丸主之。

清心丸

清心火，泻相火，安神定志，止梦泄。

生地四两，酒洗　丹参二两　黄柏五钱　牡蛎　山药　枣仁炒　茯苓　茯神　麦冬各一两五钱　北五味　车前子　远志各一两

十补丸

大熟地四两　当归二两　白芍二两　黄芪四两　人参二两　白术四两　茯苓二两　山药三两　枣仁二两　远志二两　山萸肉三两　杜仲三两　续断二两　北五味一两　龙骨一两　牡蛎一两

黄　疸

黄疸者，目珠黄，渐及皮肤，皆见黄色也，此湿热壅遏所致，如盦曲相似，

湿蒸热郁而黄色成矣。然湿热之黄，黄如橘子、柏皮，因火气而光彩，此名阳黄。又有寒湿之黄，黄如熏黄色，暗而不明，或手足厥冷，脉沉细，此名阴黄。阳黄者，栀子柏皮汤。若便闭不通，宜用茵陈大黄汤。阴黄者，茵陈五苓散，如不应，用茵陈姜附汤。其间有伤食者，名曰谷疸。伤酒者，名曰酒疸。出汗染衣，名曰黄汗，皆黄之类也。

谷疸，胸膈满闷，嗳腐吞酸，以加味枳术汤，加茵陈治之，应手辄效。酒疸，更加葛根。黄汗，用栀子柏皮汤，加白术。其间有女劳黄及阴疸之类，宜用姜附汤，加参术补之。复有久病之人，及老年人，脾胃亏损，面目发黄，其色黑暗不明，此脏腑之真气泄露于外，多为难治，宜用六君子汤主之。

加味枳术汤

白术二钱　枳实　陈皮　麦芽　山楂　茯苓　神曲　连翘各一钱　茵陈　荷叶各一钱五分　泽泻五分

不 能 食

有风寒食不消者，病气退而自食进。有积滞食不消者，祛其积而食自消，古方神术散、保和汤、枳术丸，皆消积进食之法也。然有脾气虚弱，不能化者。有命门火衰，不能生脾土而食不消者。东垣云，胃中元气盛，则能食而不伤，过时而不饥。脾胃俱旺，则能食而肥；脾胃俱衰，则不能食而瘦。坤土虚弱，不能消食者，岂可更行勉伐，宜用六君子、补中益气汤补之。徐学士云，不能食者，未可专责之脾，肾经元阳不足，不能熏蒸腐化，譬如釜中水谷，底下无火，其何能熟。火为土母，虚则补其母，庶元气蒸腾，饮食增益，八味丸主之。世俗每见不能食症，辄用枳朴黄连，实者当之尤可，虚人得之，祸不旋踵矣。大凡不能食，而吞酸嗳腐，胸膈满闷，未必尽属积食也，多有脾虚、肾弱而致此者，治者详之。

不 得 卧

有胃不和卧不安者，胃中胀闷疼痛，此食积也，保和汤主之。有心血空虚，卧不安者，皆由思虑太过，神不藏也，归脾汤主之。有风寒邪热传心，或暑热乘心，以致躁扰不安者，清之而神自定。有寒气在内，而神不安者，温之而神自藏。有惊恐不安卧者，其人梦中惊跳怵惕是也，安神定志丸主之。有湿痰壅遏，神不安者，其症呕恶，气闷，胸膈不利，用二陈汤导去其痰，其卧立至。更有被褥冷暖太过，天时寒热不均，皆令不得安卧，非关于病，医家慎勿误治也。

安神定志丸

茯苓　茯神　人参　远志各一两　石菖蒲　龙齿各五钱

自汗盗汗

自汗证，有风伤卫自汗出者，有热邪传里自汗出者，有中暑自汗出者，有中寒冷汗自出者，治法俱见本门。然风火暑热证，自汗太多，尤恐亡阳，尚当照顾元气。矧在虚寒者乎，是以人参芪术，为敛汗之圣药，挟寒者则以附子佐之，轻剂不应，则当重剂以投之，设仍不应，则以龙骨、牡蛎、北五味等收涩之品，补助而行，或以人参养荣汤，相兼而用，盖补可去弱，涩可固脱，自然之理也。

其盗汗证，伤寒邪客少阳则有之，外此悉属阴虚。古方当归六黄汤，药味过凉，不宜于阴虚之人，阴已虚而更伤其阳，能无损乎？宜用八珍汤，加黄芪、麦冬、五味主之。方有黄芪，以气旺则能生阴也。

当归六黄汤

当归　黄芪　黄芩　黄柏　黄连　甘草各等份

癫 狂 痫

经云，重阴为癫，重阳为狂。而痫证，则痰涎聚于经络也。癫者，痴呆之状，或笑或泣，如醉如梦，言语无序，秽洁不知，此志愿太高而不遂所欲者多得之，安神定志丸主之。狂者，发作刚暴，骂詈不避亲疏，甚则登高而歌，弃衣而走，逾垣上屋，此痰火结聚所致，或伤寒阳明邪热所发痰火，生铁落饮、滚痰丸，并治之。伤寒邪热，大承气汤下之。痫者，忽然发作，眩仆倒地，不省高下，甚则瘛疭抽制，目斜口歪，痰涎直流，叫喊作畜声，医家听其五声，分为五脏，如犬吠者，肺也，羊嘶者，肝也，马鸣者，心也，牛吼者，脾也，猪叫者，肾也。虽有五脏之殊，而痰涎则一，定痫丸主之，即愈之后，则用河车丸以断其根。以上三证，皆频治取验者也，若妄意求奇，失之远矣。

生铁落饮

天冬心　麦冬去心　贝母各三钱　胆南星　橘红　远志肉　石菖蒲　连翘　茯苓　茯神各一钱　元参　钩藤　丹参各一钱五分　辰砂三分　生铁落五钱

定痫丸

男妇小儿痫证，并皆治之，凡癫狂证，亦有服此药而愈者。

明天麻一两　川贝母一两　胆南星九制者，五钱　半夏姜汁炒，一两　陈皮洗去白，七钱　茯苓去木蒸，一两　丹参二两　麦冬去心，二两　石菖蒲石杵碎取粉，五钱　远志去心，甘草水泡，七钱　全蝎去尾，甘草水洗，五钱　僵蚕甘草，水洗去嘴炒，五钱　真琥珀五钱，腐煮，灯草研　辰砂细研，水飞，三钱

河车丸

紫河车一具　茯苓　茯神　远志各一两　人参五钱　丹参七钱

惊 悸 恐

惊者，惊骇也；悸者，心动也；恐者，畏惧也。此三者皆发于心，而肝肾因之。方书分为三门，似可不必。经云，东方青色，入通乎肝，其病发惊骇，惊虽属肝，然心有主持则不惊矣，心惊然后胆怯，乃一定之理。

心气热，朱砂安神丸主之。心气虚，安神定志丸主之。悸为心动，谓之怔忡，心筑筑而跳，摇摇而动也，皆由心虚挟痰所致，定志丸加半夏、橘红主之。恐为肾志，亦多由心虚而得。经云，心怵惕思虑则伤神，神伤则恐惧自失，十全大补汤主之。若肾经真阳不足以致恐者，更佐以八味丸，加鹿茸、人参之类。予尝治惊悸恐惧之症，有用大补数十剂，或百余剂而后愈者。毋谓七情之病，而忽视之也。

朱砂安神丸

黄连酒炒，一钱五分　朱砂水飞，一钱　甘草五分　生地黄酒洗，五钱　当归酒拌，二钱

眩 晕

眩，谓眼黑，晕者头旋也，俗称头旋眼花是也。其中有肝火内动者，经云，诸风掉眩，皆属肝木，是也，逍遥散主之。有湿痰壅遏者，书云，头旋眼花，非天麻、半夏不除是也，半夏白术天麻汤主之。有气虚挟痰者，书曰，清阳不升，浊阴不降，则上重下轻也，六君子汤主之。亦有肾水不足，虚火上炎者，六味汤。亦有命门火衰，真阳上泛者，八味汤。此治眩晕之大法也。

予尝治大虚之人，眩晕自汗，气短脉微，其间有用参数斤而愈者，有用参十数斤而愈者，有用附子二三斤者，有用芪术熬膏近半石者，其所用方，总不离十全、八味、六君子等。惟时破格投剂，见者皆惊，坚守不移，闻者尽骇，及至事定功成，甫知非此不可，想因天时薄弱，人禀渐虚，至于如此，摄于生者可不知所慎欤。

半夏白术天麻汤

半夏一钱五分　天麻　茯苓　橘红各一钱　白术三钱　甘草五分　生姜一片　大枣二枚

头　痛

头为诸阳之会，清阳不升，则邪气乘之，致令头痛。然有内伤外感之异，外感风寒者宜散之。热邪传入胃腑，热气上攻者宜清之。直中证，寒气上逼者，宜温之。治法相见伤寒门，兹不赘。然除正风寒外，复有偏头风，雷头风，客寒犯脑，胃火上冲，痰厥头痛，大头天行，破脑伤风，眉棱骨痛，眼眶痛等症。更有真头痛，朝不保暮，势更危急，皆宜细辨。偏头风者，半边头痛，有风热，有血虚。风热者，筋脉抽搐，或闭塞，常流浊涕，清空膏主之。血虚者，昼轻夜重，痛连眼角，逍遥散主之。雷头风者，头痛而起核块，或头中雷鸣，多属痰火，清震汤主之。客寒犯脑者，脑痛连齿，手足厥冷，口鼻气冷，羌活附子汤主之。胃火上冲者，脉洪大，口渴饮冷，头筋扛起者，加味升麻汤主之。痰厥头痛者，胸膈多痰，动则眩晕，半夏白术天麻汤主之。肾厥头痛者，头重足浮，腰膝酸软，经所谓下虚上实是也，肾气衰则下虚，浮火上泛，故上实也。然肾经有真水虚者，脉必数而无力，有真火虚者，脉必大而无力。水虚六味丸，火虚八味丸。

大头天行者，头肿者甚如斗，时疫之证也，轻者名发颐，肿在耳前后，皆火郁也，普济消毒饮主之，更加针砭以佐之。破脑伤风者，风从破处而入，其症多发抽搦，防风散主之。眉棱骨痛或眼眶痛，俱属肝经，见光则痛者，属血虚，逍遥散。痛不可开者，属风热，清空膏。真头痛者，多属阳衰。头统诸阳，而脑为髓海，不任受邪。若阳气大虚，脑受邪侵，则发为头痛，手足青至节，势难为矣，速用补中益气汤，加蔓荆子、川芎、附子，并八味丸。间有得生者，不可忽也。

清空膏

羌活　防风各六钱　柴胡五分　黄芩半生半炒，一钱五分　川芎四分　甘草炙，一钱　薄荷三分　黄连酒炒，六分

加味附子汤

升麻一钱　苍术一钱　荷叶一个，全用　甘草炙　陈皮各八分　蔓荆子　荆芥各一钱五分　薄荷五分

羌活附子散

羌活一钱　附子　干姜各五分　炙甘草八分

加味升麻汤

升麻　葛根　赤芍　甘草各一钱　石膏二钱　薄荷三分　灯心二十节

半夏白术天麻汤

半夏一钱五分　白术　天麻　陈皮　茯苓各一钱　甘草炙，五分　生姜二片　大枣三个　蔓荆子一钱

普济消毒饮

治大头症，肿甚者宜砭之。

甘草　桔梗　黄芩酒炒　黄连酒炒，各一钱　马勃　元参　橘红　柴胡各五钱　薄荷六分　升麻二分　连翘　牛蒡子炒，八分

防风散

治破脑伤风。

防风　生南星炮，各等份

心　痛

当胸之下岐骨陷处属心之部位，其发痛者，则曰心痛。然心不受邪，受邪则为真心痛，且暮不保矣。凡有痛者，胞络受病也。胞络者，心主之宫城也。寇凌宫禁，势已可危，而况犯主乎，故治之宜亟亟也。心痛九种，一曰气，二曰血，三曰热，四曰寒，五曰饮，六曰食，七曰虚，八曰虫，九曰疰，宜分而治之。

气痛者，气壅攻刺而痛，游走不定也，沉香降气散主之。血痛者，痛有定处不移，转侧若刀锥不利，手拈散主之。热痛者，舌燥唇焦，尿赤便闭，喜冷畏热，其痛或作或止，脉洪大有力，清中汤主之。寒痛者，其痛暴发，手足厥冷，口鼻气冷，喜热畏寒，其痛绵绵不休，脉沉细无力，姜附汤加肉桂主之。饮痛者，水饮停积也，干呕吐涎，或咳，或噎，甚则摇之作水声，脉弦滑，小半夏加茯苓汤主之。食痛者，伤于饮食，心胸胀闷，手不可按，或吞酸嗳腐，脉紧滑，保和汤主之。虚痛者，心悸怔忡，以手按之则痛止，归脾汤主之。虫痛者，面白唇红，或唇之上下有白斑点，或口吐白沫，饥时更甚，化虫丸主之。疰痛者，触冒邪祟，卒而心痛，面目青暗，或昏愦谵语，脉来乍大乍小，或两手如出两人，神术散、葱白酒、生姜汤并主之。此治心痛之大法也。

或问久痛无寒，暴痛无火，然乎否乎？答曰，此说亦宜斟酌。如人素有积

热，或受暑湿之热，或热食所伤而发，则暴痛亦属火矣，岂宜热药疗之。如人本体虚寒，经年累月，频发无休，是久痛亦属寒亦矣，岂宜寒药疗之。且凡病始受热中，未传寒中者，比比皆是，必须临证审确，逐一明辨，斯无误也。又或谓诸病为实，痛无补法，亦非也。如人果属实痛则不可补，若属虚痛，必须补之。虚而且寒，则宜温补并行。若寒而不虚，则专以温补主之。丹溪云，温即是补。若虚而兼火，则补剂中须加凉药，此治痛之良法，治者宜详审，至于《内经》论痛，寒证居十九，热证仅十一，则以寒滞热散故也。

沉香降气散

治气滞心痛。

沉香三钱，细锉　砂仁七钱　甘草炙，五分　香附子盐水炒，五两　延胡索一两，酒炒　川楝子煨，去肉净，一两

手拈散

治血积心痛。

延胡索醋炒　香附酒炒　五灵脂去土醋炒　没药箬上炙干，等份

清中汤

治热厥心痛。

香附　陈皮各一钱五分　黑山栀　金铃子　延胡索各八分　甘草炙，五分　川黄连姜汁炒，一钱

姜附汤

治寒厥心痛。

高良姜酒炒　香附醋炒，等份

保和汤

治伤食心痛。

麦芽　山楂　莱菔子　厚朴　香附各一钱　甘草　连翘各五分　陈皮一钱五分

归脾汤

治气血虚弱，以致心痛。

黄芪一钱五分　白术　人参　茯神　枣仁　当归各一钱　远志七分　木香　甘草炙，各五分　龙眼肉五枚

化虫丸

治虫齿心痛。

芜荑去梗　白雷丸各五钱　槟榔一钱五分　雄黄一钱五分　木香　白术　陈皮各三钱　神曲四钱，炒

胸　痛

胸者肺之分野，然少阳胆经受病，亦令胸痛，此邪气初转入里，而未深入于里，故胸痛也。古方用柴胡汤加枳壳治之，如未应，本方加小陷胸汤一服，其效如神。又风寒在肺，胸满痛气喘，宜用甘橘汤，加理气散风之剂。又饮食填塞者，宜用吐法。其肺痈、肺痿二证，详见虚劳，兹不赘。

胁　痛

伤寒胁痛，属少阳经受邪，用小柴胡汤。杂症胁痛，左为肝气不和，用柴胡疏肝散，七情郁结，用逍遥散。若兼肝火、饮食积、瘀血，随症加药。右为肝移邪于肺，用推气散。凡治实证胁痛，左用枳壳，右用郁金，皆为之剂。然亦有虚寒作痛，得温则散，按之则止者，又宜温补，不可拘执也。

柴胡疏肝散

治左胁痛。

柴胡　陈皮各一钱二分　川芎　赤芍　枳壳麸炒　香附醋炒，各一钱　甘草炙，五分

雄黄散

治右胁痛。

枳壳一钱　郁金一钱　桂心　甘草炙，各五分　桔梗　陈皮各八分　姜二片枣二枚

瓜蒌散

治肝气燥急而胁痛，或发水泡。

大瓜蒌一枚，连皮捣烂　粉甘草二钱　红花七分

胃脘痛

胃脘痛，治法与心痛相仿。但停食一症，其胀痛连胸者吐之，胀痛连腹者下之。其积食之轻者，则用神术散消之。又有胃脘痈证，呕而吐脓血者，不得妄治。书云，呕家有脓，不须治，呕脓尽自愈。

腹　痛

腹中痛，其寒热，食积，气血，虫蛊，辨法亦与心痛相符，惟有肝木乘脾、搅肠痧、腹内痈，兹三证有不同耳。经云，诸痛皆属于肝，肝木乘脾则腹痛，仲景以芍药甘草汤主之，甘草味甘，甘者已也，芍药味酸，酸者甲也，甲已化土，则肝木平而腹痛止矣。伤寒证中，有由少阳传入太阴而腹痛者，柴胡汤加芍药。有因误下传入太阴而腹痛者，桂枝汤加芍药，即同此意。寻常腹痛，全在寒热食积，分别详明为主。

凡腹痛，乍作乍止，脉洪有力，热也，以芍药甘草汤加黄连清之。若嗳腐吞酸，饱闷膨胀，腹中有一条扛起者，是食积也，保和丸消之，消之而痛不止，便闭不行，腹痛拒按者，三黄枳术丸下之。设或下后仍痛，以手按其腹，若更痛者，积未尽也，仍用平药再消之。若按之痛止者，积已去而中气虚也，五味异功散补之。若消导攻下之后，渐变寒中，遂至恶冷喜热，须易温中之剂，此火痛兼食之治法也。

若腹痛绵绵不减，脉迟无力者，寒也，香砂理中汤温之。若兼饱闷胀痛，是有食积，不便骤补，香砂二陈汤加姜、桂、芽、厚朴而消之。消之而痛不止，大便反闭，名曰阴结，以木香丸药下之，下后仍以温剂和之，此寒痛兼食之治法也。若因浊气壅塞，走注疼痛，木香调气散散之。若因瘀血积聚，呆痛不移，泽兰汤行之。虫齿而痛，唇有斑点，饥时更甚，化虫丸消之。伤暑霍乱，四味香薷饮解之。

更有干霍乱证，欲吐不得吐，欲泻不得泻，变在须臾，俗名搅肠痧是也。更有遍体紫黑者，名曰乌痧胀，急用烧盐，和阴阳水吐之，或用四陈汤服之，外或武侯平安散，点左右大眼角，其人即苏。其腹内痈一证，当脐肿痛，转侧作水声，小便如淋，千金牡丹皮散化之。

古方治腹痛证，多以寒者为虚，热者为实，未尽然也。盖寒证亦有实痛者，热证亦有虚痛者。如寒痛兼食则为实矣，挟热久痢则为虚矣。凡看证之法，寒热虚实，互相辨明，斯无误也。

芍药甘草汤

止腹痛如神。

白芍药酒炒，三钱　甘草炙，一钱五分

三黄枳术丸

消热食积滞，腹痛拒按，便闭尿赤，名曰阳结，宜用本方。若冷食所伤，宜用木香丸。若冷热互伤，须酌其所食冷热之多寡而并用之，此东垣法也。

黄芩一两　黄连五钱　大黄七钱五分　神曲　白术　枳实　陈皮各五钱　荷叶
一枚

香砂二陈汤

即二陈汤加木香、砂仁。

木香丸

治寒积冷食，腹痛拒按，或大便闭结，谓之冷闭，名曰阴结，本方攻之。

木香　丁香各一钱五分　干姜三钱　麦芽炒，五钱　陈皮三钱　巴豆三十粒，去
壳炒黑

诸葛武侯平安散

朱砂二钱　麝香　冰片各五厘　明雄黄　硼砂各五分　白硝二分

四陈汤

陈皮去白　陈香丸去瓤　陈枳壳去瓤，麸炒　陈茶叶等份

千金牡丹皮散

治腹内痈。

牡丹皮三钱　苡仁五钱　桃仁十粒　瓜蒌仁去壳，去油净，二钱

少　腹　痛

书云大腹属太阴，当脐属少阴，少腹属厥阴。少腹痛甚，此热邪也，宜下
之。若热结在里，蓄血下焦，亦宜下之。若直中厥阴，少腹冷痛，则为寒邪，
宜温之，治法已详本门。

寻常少腹痛，多属疝瘕奔豚之类。书云，男子外结疝瘕，女子带下瘕聚。
古人更有疝癖癥瘕之名，皆一类也。疝如弓弦，筋扛起也。瘕者隐僻，沉附着
骨也。癥则有块可症，尤积也，多于属血。瘕者假也，忽聚而忽散，气为之也。
奔豚者，如江豚之上窜，冷气上冲也。其癥瘕之气，聚于小肠，则曰小肠气。
聚于膀胱，则曰膀胱气也。小肠气，矢气则快。膀胱气，少腹热，若沃以汤，
涩于小便也。凡治少腹痛当用坠降之药，其行气皆当用核，乃能宣达病所以取
效也，橘核丸、奔豚丸并主之。

橘核丸

通治癥瘕疝癖，小肠膀胱等气。

橘核盐酒炒, 二两　川楝子煅, 去肉　山楂子炒　香附姜汁浸炒, 各一两五钱
荔枝核煨研　小茴香微炒, 各一两　神曲四两

身　痛

身体痛, 因伤外感均有之。如身痛而拘急者, 外感风寒也。身痛如受杖者,
中寒也。身痛而重坠者, 湿也。劳力辛苦之人, 一身酸软无力而痛者, 虚也。
治法, 风则散之, 香苏散。寒则温之, 理中汤。湿则燥之, 苍白二陈汤。虚则
补之, 补中益气汤。大抵身痛多属于寒, 盖热主流通, 寒主闭塞也。无论风湿
与虚, 挟寒者多, 挟热者少, 治者审之。

苍术二陈汤

即二陈汤加苍白术。

肩　背　痛

肩背痛, 古方主以茯苓丸, 谓痰饮为患也。而亦有不尽然者, 凡背痛, 多
属于风。胸痛多属于气, 气滞兼痰凝, 脏腑之病也, 背为诸俞之所伏, 凡风邪
袭人, 必从俞入, 经络之病也。间有胸痛连背者, 气闭其经也。亦有背痛连胸
者, 风鼓其气也。治胸痛者理痰气, 治背痛者祛风邪, 此一定之理。

理痰气, 宜用木香调气散, 并前丸。祛风邪, 宜用秦艽天麻汤, 挟寒者加
附桂, 挟虚者以补中益气加秦艽、天麻主之。如或风邪痰气, 互相鼓煽, 痰饮
随风走入经络, 而肩臂肿痛, 则前丸二方酌量合用, 治无不效矣。

茯苓丸

茯苓　半夏各二两, 姜汁炒　风化硝　枳壳麸炒, 各三钱

秦艽天麻汤

秦艽一钱五分　天麻　羌活　陈皮　当归　川芎各一钱　炙甘草五分　生姜三片
桑枝三钱, 酒炒

腰　痛

腰痛, 有寒, 有热, 有湿, 有瘀血, 有气滞, 有痰饮, 皆标也, 肾虚其本
也。腰痛拘急, 牵引腿足, 脉浮弦者, 风也。腰冷如冰, 喜得热手熨, 脉沉迟
或紧者, 寒也, 并用独活汤主之。腰痛如坐水中, 身体沉重, 腰间如带重物,
脉濡细者, 湿也, 苍白二陈汤主之。若腰重疼痛, 腰间发热, 痿软无力, 脉弦
数者, 湿热也, 恐成痿证, 前方加黄柏主之。若因闪挫跌扑, 瘀积于内, 转侧
若刀锥刺, 大便黑色, 脉涩或芤者, 瘀血也, 泽兰汤主之。走注刺痛, 忽聚忽

散，脉弦急者，气滞也，橘核丸主之。腰间肿，按之濡软，不痛，脉滑者，痰也，二陈汤加白术、萆薢、白芥子、竹沥、姜汁主之。腰痛似脱，重按稍止，脉细弱无力者，虚也，六君子汤加杜仲、断续主之。若兼阴冷，更佐以八味丸。

大抵腰痛，悉数肾虚，即挟邪气，必须祛邪。如外邪，则惟补肾而已。然肾虚之中，又须分辨寒热二证。如脉虚软无力，尿便清溏，腰间冷痛，此为阳虚，须补命门之火，则用八味丸。若脉滑数无力，便结尿赤，虚火时炎，此肾气热，髓减骨枯，恐成骨痿，斯为阴虚，须补先天之水，则用六味丸，合补阴丸之类，不可误用热药，以灼其阴。

独活汤

治肾虚，兼受风寒湿气。

独活　桑寄生　防风　秦艽　威灵仙　牛膝　茯苓各一钱　桂心五分　细辛　甘草炙，各三分　当归　金毛狗脊各二钱　生姜二片

泽兰汤

治闪挫跌扑瘀血内蓄，转侧若刀锥之刺。

泽兰三钱　丹皮　牛膝各二钱　桃仁十粒，去皮尖研　红花五分　当归五钱　广三七一钱　赤芍药一钱五分

补阴丸

治肾虚气热，腰软无力，恐成骨痿。

熟地三两　丹皮　天冬　当归　枸杞子　牛膝　山药　女贞子　茯苓　龟甲　杜仲　断续各一两二钱　人参　黄柏各五钱

第八章　妇科学

第一节　经带

月经不调

经，常也，一月一行，循乎常道，以象月盈则亏也。经不行，则反常，而灾难至矣。方书以趱前为热，退后为寒，其理近似。然亦不可尽拘也。假如脏腑空虚，经水淋漓不断，频频数见，岂可便断为热？又如内热血枯，经脉迟滞不来，岂可便断为寒？必须察其兼症，如果脉数内敛，唇焦口燥，畏热喜冷，斯为有热。如果脉迟腹冷，舌淡口和，喜热畏寒，斯为有寒。阳脏阴脏，于斯而别。再问其经来，血色多鲜者，血有余也；血少色淡者，血不足也。将行而腹痛拒按者，气滞血凝也；既行而腹痛，喜手按者，气虚血少也。予以益母胜金丹及四物汤加减主之，应手取效。

益母圣金丹

大熟地砂仁酒拌，九蒸九晒　当归酒蒸，各四两　白芍酒炒，三两　川芎酒蒸，一两五钱　丹参蒸，三两　茺蔚子酒蒸，四两　香附四两　醋　酒　姜汁　盐水各一两　白术四两，陈土炒　益母草八两

四物汤

调经养血之要药。如血热者，加丹参、丹皮、益母草；血寒者，加桂心、牛膝；经行而腹痛拒按者，加延胡、香附、木香；经既行而腹痛拒按者，加人参、白术；血少色淡者，亦并如此。若腹中素有痞，饮食满闷者，本方内除熟地，专用三物加丹参、陈皮、香附之属。

熟地　川芎　当归　白芍

经　早

先期至者主血热，加味四物汤，添鲜藕、红枣。立斋分肝经血燥，脾经郁滞，肝经怒火，血分有热，劳役动火。景岳分血赤浓紫。脉洪多火而经早者，微火阴虚；内热动血者，脉症无火，心脾不摄。经亦早者数项，若一月二三至

者，乃气血败乱，当调其寒热虚实，不得以经早血热概之。大约血热者，腹多不痛，其来必多，固经丸加生地黄、芍药。

固经丸

黄柏　白芍各三两　黄芩二两　炙龟甲四两　椿根皮　香附各半两

经　迟

后期者主血虚，加味八珍汤。立斋分脾经血虚，肝经血少，气血俱弱。景岳分血淡不鲜。脉微迟无火数例，亦有阴火内烁血本热，而仍后期者，乃水亏血少。过期作痛者，气血两虚，肥人过期色淡为痰。大约血虚者，腹多空痛，脉大无力或濡细，八珍汤加香附。

加味八珍汤

柴胡　黄芪各五分　香附　丹皮各八分　人参　云苓　白术　甘草　当归　川芎　地黄　芍药各八分

八物汤

地黄　当归　川芎　芍药　延胡　苦楝各一钱　木香　槟榔各五分

经　乱

迟早无定，乍前乍后，多因心肺虚损，滋血汤。或因受惊气乱经亦乱者，或气盛于血不受孕者。景岳分三阴亏，兼阳虚者，忧思损心脾者，食少脾不健运者。脾虚不摄，为淋漓者，肝虚不藏，多警惕者，情志不遂，肝脾气结，经期乱者，宜别之。

滋血汤

人参　黄芪　茯苓　山药各一钱　川芎　芍药　地黄各八分

经　痛

有经前身痛拘急者，散其风；有经前腹痛畏冷者，温其寒；气滞者行其滞；血瘀者，逐其瘀；气血瘀者，理其络；癥瘕痞胀者，调其气血；虚寒急痛者，温其里；痛在经后者，补其虚；一切心腹攻筑，胁肋刺痛，月水失调者，和其肝；经滞腹痛，痛不可忍者，导其壅。《金匮》云：妇人腹中痛，当归芍药汤主之。此补中泻木。又云：妇人腹痛，小建中汤主之。此亦补脾伐肝之意。

当归芍药汤

当归　白芍　川芎　茯苓　泽泻各一钱

小建中汤

温中散寒，补脾伐肝。

芍药六两　桂枝　生姜各三两　甘草二两　枣十二枚　饴糖一升

经　色

凡经以色红为正，其紫者风也，四物汤加荆防、白芷；黑者热甚也，四物汤加芩、连；紫黑兼腹痛者，气血并也，四乌汤加蓬术、川连；不痛者，但加川连；淡白者，虚而兼带也，芎归汤加参、芪、术、芍；或如米泔水，或如屋漏水，或带黄混浊模糊者，湿痰也，六君汤加苍术、香附；如豆汁者，热也，四物汤加丹参、丹皮；成块成片者，血随气凝，或风乘之也，通瘀煎。

四乌汤

乌药　香附　甘草　川芎　当归　地黄　芍药

芎归汤

川芎　当归

六君子汤

即四君子加陈皮半夏。

通瘀煎

当归尾　大黄各三钱　白术　木通各一钱　红花五分　桃仁泥三十粒

倒　经

经期气逆，直犯清道，而为吐衄，宜折其逆势而调之，用山栀、丹皮、生地、丹参、白芍、苏子、郁金、童便。风用四物汤，和韭汁、童便服。因怒火伤肝致逆者，龙胆、丹皮、青皮、黄芩、白芍、山栀。因心气不足，衄血面黄者，茯苓补心汤。又有三月一行为居经，俗名按季，或由脉微，气血俱虚，或由寸口脉微而涩，少阴脉微而迟，或由阳脉浮大，阴脉反弱。又一岁一行者为避年，此因禀受不齐，勿与经闭同治。

茯苓补心汤

茯苓六钱　桂枝三钱　甘草二钱　紫石英一两　麦冬　人参各五钱　大枣四枚
赤小豆一合

室女经闭

妇人经闭，其治较易；室女经闭，其治较难。妇人胎产乳子之后，气血空虚，经水一时不至，俟其气血渐回，而经脉自通矣。室女乃浑全之人，气血正旺，不应阻塞，其闭也，若非血海干枯，则经脉逆转。血海枯则内热咳嗽，鬓发焦而成怯证，经脉逆转，则失其顺行之常，而为吐为衄。夫血以下行而顺，上行为逆，速宜调其经脉。俾月水流通，庶几可救。予以益母圣金丹加牛膝主之。若其人肝经怒火炽盛者，则颈生瘰疬，或左胁刺痛，更佐以加味逍遥散及消瘰丸。若其人脾气虚弱，不能消化饮食，血无从生，更佐以五味异功散。若其人精神倦怠，晡热内热，此气血两虚，无经可行，更佐以八珍汤，此治室女闭经之良法。倘妄行霸道，破血通经，其不偾事者几稀矣。

消瘰丸

此方治瘰疬奇效。

玄参蒸　煅牡蛎　蒸贝母各四两

五味异功散

即四君子汤加陈皮。

暴崩下血

经云：阴虚阳搏谓之崩。此言热迫血而妄行也。又曰：阳络伤则血外溢，阴络伤则血内溢。外溢者，从上出；内溢者，从下流也。病人过于作劳，喜怒不时，则络脉伤损而血妄行矣。前证若因热迫血而妄行者，用加味四物汤；若因络脉伤损者，用八珍汤；若于血凝积，佐以独圣丸；若因肝经火旺不能藏血者，加味逍遥丸散；若因脾气虚不能统血者，四君子汤加归芍主之；若因思虑伤脾，不能摄血归经者，归脾汤；若气血两亏，血崩不止，更用十全大补汤。丹溪云：凡血证须用四君子之类以收功。若大吐大下，毋以脉论，当急用独参汤救之；若潮热咳嗽，脉数，乃元气虚弱，假热之象，尤当用参术调补脾土；若服参术不相安者，即专以和平饮食调理之。此等证候，无不由脾气先损，故脉息虚浮而大，须令脾胃健旺，后天根本坚固，乃为可治。设或过用寒凉复伤胃气，反不能摄血归经，是速其危也。

独圣丸

治瘀血凝积，瘀血不去，则新血不得归经，此独圣丸主之。虚人以补药相间而用。

五灵脂去土炒烟尽为末，醋丸绿豆大，每服一二钱，淡醋水下，清酒亦得。

带 下

带下，系湿热浊气流注于带脉，连绵而下，故名带下。妇女多有之，赤带属热，因血虚而多火。白带属湿，因气血而多痰。亦有五色兼下者，多六淫七情所伤，滑泄不止，则腰痛膝酸，宜调脾肾，或用升提，或用摄固。又当分白带、白浊、白淫三项。白带者，流出黏稠清冷，此出于胞宫，精之余也。白浊者，胃中浊气，渗自膀胱，水之浊也。白淫者，尿后滑精流出无多，此房后男精不能摄也。景岳云：带证之因有六，一心旌摇，心火不静，而带下者，清心莲子饮；一无邪火，但心虚带下者，秘元煎；一欲事过度，滑泄不固者，固经丸；一人事不畅，精道逆，而为带浊者，威喜丸；一湿热下流，而为带浊，脉必滑热，保阴煎；一元气虚，而带下者，寿脾煎。凡带下，肥人多湿痰，越鞠丸加滑石、海石、蛤粉、茯苓、半夏、椿皮；瘦人多热痰，大补丸加滑石、败龟甲、椿皮。

清心莲子饮

清心火。

莲子二钱　人参　茯苓　黄芪各一钱　黄芩　麦冬　车前　地骨皮　甘草各七分

秘元煎

摄精。

远志　山药　芡实　枣仁　金樱子各二钱　白术　茯苓各一钱半　炙甘草　人参各一钱　五味子十四粒

固精丸

镇固。

牡蛎　菟丝子　韭子　龙骨　五味子　桑螵蛸　白石脂　茯苓

威喜丸

祛湿浊。

茯苓　猪苓　黄蜡

保阴煎

生地　熟地　白芍各二钱　山药　续断　黄芩　黄柏各一钱半　生甘草一钱

寿脾煎

温脾。

人参 白术 当归 甘草 山药 枣仁 炮姜 远志 莲子

越鞠丸

香附 苍术 川芎 神曲 栀子

大补丸

黄柏盐酒炒，研

第二节 胎产病

恶 阻

妊娠之际，经脉不行，浊气上干清道，以致中脘停痰，眩晕呕吐，胸膈满闷，名曰恶阻。法当理脾化痰，升清降浊，以安胃气，用二陈汤加枳壳主之。若脾虚者，用六君子汤，加苏梗、枳壳、砂仁、香附主之。其半夏虽为妊中禁药，然痰气阻塞中脘，阴阳拂逆，非此不治。以姜汤泡七次，炒透用之，即无碍也。若与参术同行，尤为稳当。凡安胎气，止呕定眩，须用白术为君，而以半夏、茯苓、陈皮、砂仁佐之，往往有效。夫人参恶阻，似属寻常，然呕吐太多，恐伤胎气。

二陈汤

陈皮一钱 半夏二钱 甘草五分 茯苓一钱

六君子汤

即四君子汤加半夏、陈皮。

胎动不安

妊娠胎动不安，多因起居不慎，或饮食触犯禁忌，或风寒搏其冲任之脉，或跌扑伤损，或怒动肝火，或脾气虚弱，宜各推气因而治之。大法若因母病而胎动，但治其病而胎自安；若因胎动而致病，但安其胎儿母病自愈。再诊其色，若面赤舌青，则子难保；若面青舌赤，吐沫，母亦难全。妊娠中切宜谨戒。

安胎饮

当归 川芎 白芍药酒炒 大熟地九制 茯苓 阿胶各一钱 甘草炙 艾叶各三钱 白术二钱

佛手散

当归五钱　川芎二钱五分

胎　漏

女人之血，无孕时则为经血，有孕时则聚之以养胎，蓄之为乳汁。若经水忽下，名曰漏胎，血沥尽则胎不保矣。治法若因风热动血者，用四物汤，送下防风黄芩丸；若因血虚用本方，加茯神、阿胶、艾叶；若因怒动肝火，用加味逍遥散；若去血太多，用八珍汤；如不应，用补中益气汤。凡脾虚下陷，不能摄血归经者，皆宜补中益气；假如气血俱盛而见血者，乃小儿饮少也，不必服药。

防风黄芩丸

细实条芩炒焦　防风各等份

子　悬

子悬者，胎上逼也。胎气上逆，紧塞于胸次之间，名曰子悬。其证由于患怒伤肝者居多，亦有不慎起居者，亦有脾气郁结者，宜用紫苏饮加减主之。更有气逆之甚，因而厥晕，名曰子眩，并用前药主之。然子悬有由脾虚挟痰者，宜用六君子汤；若顽痰闭塞，而脾气不虚者，二陈汤加竹沥、姜汁。虚实之间，所当深辨也。

紫苏饮

当归　川芎　紫苏各一钱　甘草炙　人参　白芍药酒炒，各五分　大腹皮黑豆煎水洗，八分　生姜一片　葱白一寸

胎 不 长

妊娠胎不长者，多因产母宿有疾，或不慎起居，不善调摄，以致脾胃亏损，气血衰弱，而胎不长也。法当祛其宿疾，补其脾胃，培其气血。更加调摄得宜，而胎自长矣。补脾胃，五味异功散主之；培气血，八珍汤主之；祛宿疾，随证治之。

半　产

半产者，小产也。或至三五月而胎堕，或未足月而欲生，均谓之小产。小产重于大产。盖大产如瓜熟蒂落，小产如生断其根蒂，岂不重哉？其将产未产之时，当以安胎为急，安胎饮主之；既产而腹痛拒按者，此瘀血也，法当祛瘀

生新，当归泽兰汤主之；若小产后血不止，或烦渴面赤，脉虚微者，此气血大虚也，八珍汤加炮姜以补之；若腹痛呕泻，此脾胃虚也，香砂六君子汤加姜桂以温之。其在产母，更宜慎风寒，节饮食，多服补药，以坚固气血，毋使轻车熟路，每一受孕，即至期损动，而养育艰难也。戒之慎之。

当归泽兰汤

当归　泽兰　白芍酒炒　川芎　大熟地九制，各一钱五分　延胡索酒炒　红花香附　丹皮各五分　桃仁去皮尖及双仁者炒研，七粒

子　烦

妊娠子烦者，烦心闷乱也。书云：孕四月，受少阴君火以养精；六月少阳相火以养气。子烦之证，大率由此。窃谓妇人有孕，则君相二火，皆翕聚为养胎，不独四六两月而已。治法火盛内热而烦者，淡竹叶汤；若气滞痰凝而闷乱者，二陈汤加白术、黄芩、苏梗、枳壳；若脾胃虚弱，呕恶食少而烦者，用六君子汤。子烦之候，不善调摄，则胎动不安矣。

淡竹叶汤

淡竹叶七片　黄芩　知母　麦冬各一钱　茯苓二钱

子　痫

妊娠中血虚受风，以致口噤，腰背反张，名曰子痫。其证最暴，且急审其果挟风邪，则用羚羊角散定之。若兼动怒肝火，佐以逍遥散加人参；若兼胎气上逆，佐以紫苏饮；若兼脾虚挟痰，佐以六君子汤；若因中寒而发者，宜用理中汤加防风、钩藤，此证必须速愈为善；若频发无休，非惟胎妊骤下，将见气血随胎涣散，母命亦难保全。大抵此证胎气未动，以补气养血定风为主。胎气既下，则以大补气血为主，此一定之理，予屡治屡验矣。

羚羊角散

羚羊角镑　独活　当归各一钱　川芎　茯神　防风　甘草炙，各一分　钩藤三钱人参八分　桑寄生二钱　生姜五分　大枣二枚

子　鸣

妊娠腹内自鸣，系小儿在腹内哭声也，谓之子鸣，又谓之腹内钟鸣。古方用鼠穴中土二钱，加麝香少许，清酒调下。或用黄连浓精呷。但黄连性寒，麝香开窍，不宜轻用。此证乃脐上疙瘩，儿含口中，因孕妇登高举臂，脱出儿口，以此作声。令孕妇曲腰就地，如拾物，一二刻间，疙瘩仍入儿口，其鸣即

止，可服四物汤加白术、茯苓一二剂，安固胎气。

子 痫

妊娠至八九月间，忽然不语，谓之子痫。但当饮食调养，不须服药，昔黄帝问于岐伯曰：人有重身，九月而痫，何也？岐伯对曰：胞胎系于肾，肾脉贯系舌本，故不能言。十月分娩后，自为之言矣。愚按：肾脉贯系舌本，因胎气壅闭，肾脉阻塞，致不能言，自应调摄以需之，不必惊畏，或用四物汤加茯苓、远志数剂亦可。倘妄为投药，恐反误事。

鬼 胎

凡人脏腑安和，气血充实，精神健旺，荣卫条畅，则妖魅之气，安得而乘之。惟夫体质虚衰，精神惑乱，以致邪气交侵，经闭腹大，如怀子之状。其面色青黄不泽，脉涩细或乍大乍小，两手如出两人，或寒热往来，此乃肝脾膹郁之气，非胎也，宜用雄黄丸攻之。而以各经见证之药，辅佐以六君子汤，此证乃元气不足，病气有余。或经事愆期，失于调补所致，不可浪行攻击，而忘根本，则鬼胎行而元气无伤矣。复有梦与鬼交者，亦由气血空虚，神志惑乱，宜用安神定志丸主之。

雄黄丸

明雄黄　鬼白去毛　丹砂细研水飞，各五钱　延胡索七钱　麝香一钱　川芎七钱半夏一两，姜汁炒

安神定志丸

茯苓　茯神　人参　远志各一两　石菖蒲　龙齿各五钱

热病胎损

妊娠热病不解，以致胎损腹中，不能出者，须验产母，母面赤舌青者，其子已损；若面青舌赤，母亦难全。古方通用黑神散下之。然药性燥烈，不宜于热病，应用平胃散，加朴硝五钱下之，为稳当也。

黑神散

隆冬寒月，及体气虚寒者须此。

桂心　当归　芍药　甘草炙　干姜炒　生地黄各一两　黑豆炒，去皮，二两附子炒，去皮脐，五钱

平胃散

苍术泔浸，二钱　厚朴姜汁炒　陈皮　甘草各一钱

妊娠小便不通

妊娠小便不通，乃小肠有热，古方用四物汤加黄芩、泽泻主之。然孕妇胞胎坠下，多致压胞，胞系缭乱，则小便点滴不通，名曰转胞。其祸最速，法当升举其胎。俾胎不下坠，则小便通矣。丹溪用补中益气，随服而探吐之，往往有验。予用茯苓升麻汤，亦多获效，皆升举之意也。然则仲景治转胞，用桂附八味汤，何也？予曰：此下焦虚寒，胎气阴冷，无阳则阴不化，寒水断流，得桂附温暖命门，则阳气宣通，寒水解冻，而小便行矣。况方内复有茯苓、泽泻为之疏决乎。然亦有阳亢阴消，孤阳无阴，不能化气者，必须补其真阴，古方用滋肾丸，予尝用六味加车前、牛膝，往往收功。斯二者，一阴一阳，一水一火，如冰炭相反，最宜深究。大抵右尺偏旺，左尺偏弱，脉细数而无力者，真水虚也；左尺偏旺，右尺偏弱，脉虚大而无力者，真火虚也。火虚者，腹中阴冷，喜热胃寒，小便滴沥而清白；水虚者，腹中烦热，喜冷畏热，小便滴出如黄柏。脉证自是不同，安危在于反掌，辨之不可不早也。复有于分娩之时，稳婆不谨，偏损尿胞，以致小便滴沥淋漓，不知约束，因思在外肌肉，尚可补完，腹中之肉，独不可补乎。遂用大剂八珍汤，加紫河车三钱，而以猪胞中汤，煎药饮之。如此数服即愈，但须早治，不可轻忽。

滋肾丸

黄柏　知母各二两　肉桂一钱

胎水肿漏

妊娠胎水肿漏，名曰子肿，又名子气。其证多属胞胎壅遏，水饮不及通流，或脾虚不能制水，以致停蓄。大法胎水壅遏，用五皮饮，加白术、茯苓主之；脾虚不能制水，用六君子汤主之；凡腰以上肿，宜发汗，加秦艽、荆芥、防风；腰以下肿者，宜利小便，加车前、泽泻、防己。胎水通行，生息顺易，宜先时治之，不可俟其既产而自消也。

五皮饮

脾虚肤肿。

陈皮　茯苓皮　姜皮　桑白皮　大腹皮

乳 泣

妊娠乳自出，名曰乳泣，生子多不育。然予以为气血虚弱，不能统摄，用八珍汤，频频补之，其子遂育。夫医理有培补之功，赞化之能，岂可执常说而自画欤？

八珍汤

当归　生地　白芍　川芎　人参　白术　甘草　茯苓

胞衣不下

胞衣不下，或因气力疲惫，不能努力，宜于剪脐时用物系定，再用归芎汤一服即下，或血入衣中，胀大而不能下，以致心腹胀痛，喘急，速用清酒下失笑散丸三钱。俾血散胀消，其衣自下，如不应，更佐以花蕊石散，或牛膝散亦可。

失笑丸

治瘀血胀胞，并治儿枕痛神效。

五灵脂去土炒　蒲黄炒，等份

花蕊石散

治产后败血不尽，血迷血晕，胎衣不下，胀急不省人事。

花蕊石一斤　上色硫黄四两

牛膝散

治胎衣不下，腹中胀急，此药腐化而下。

牛膝　川芎　蒲黄微炒　丹皮各二两　当归一两五钱　桂心四钱

产后血晕

产后血晕，宜烧漆器，熏醋炭以开其窍。若瘀血上攻，胸腹胀痛拒按者，宜用归芎汤下失笑丸；若去血过多，心慌自汗，用清魂散，虚甚者更加附子；若脾胃虚弱，痰厥头眩而呕恶者，用六君子汤。大抵产后眩晕，多属气虚，察其外证，面白眼合，口张手撒，皆为气虚欲脱之象。若兼口鼻气冷，手足厥冷，此为真虚挟寒，速宜温补，每用人参两余，而以姜附佐之，庶得回春，不可忽也。

清魂散

泽泻　人参各二钱半　川芎八分　荆芥穗醋炒，二钱　甘草一钱　童便一杯

产后不语

不语之证，有心病不能上通者，有脾病不能运动舌本者，有肾病不能上交于心者，虽致病之因不同，而受病之处，总不出此三经耳。产后不语，多由心肾不交，气血虚弱，纵有微邪，亦皆由元气不足所致，古方七珍散主之。若兼思虑伤脾，倦怠少食，更佐以归脾汤；若兼气血两虚，内热晡热，更佐以八珍汤；若兼脾虚生痰，食少呕恶，更佐以六君子汤；若兼肾气虚，寒厥冷痹痛，更佐以地黄饮子；若兼水虚火炎，内热面赤，更佐以六味地黄汤。如此调治，自应渐愈，倘妄行祛风攻痰，失之远矣。

七珍散

人参 石菖蒲 生地黄 川芎各一两 防风 辰砂另研水飞，各五钱 细辛二钱

地黄饮子

治心肾不交，舌瘖足痹。

地黄三两 巴戟酒浸 山茱萸 肉苁蓉 金石斛 附子炮 茯苓 菖蒲 远志 肉桂 麦冬各一两 五味子五钱

产后发热

产后若无风寒，而忽发热者，血虚也，宜用四物汤补阴血，加以黑干姜之苦温从治，收其浮散，使归依于阴，则热即退矣。如未应，更加童子小便为引，自无不效。然产后多有脾虚，伤食而发热者，误作血虚，即不验矣。法当调其饮食，理其脾胃，宜用五味异功散，加神曲、麦芽。大凡风寒发热，昼夜不退，血虚与伤食，则日晡发热，清晨即退，是以二证相似也。然伤食之证，必吞酸嗳腐，胸膈满闷，显然可辨。若血虚证，则无此等证候。然产后复有气血大虚，恶寒发热，烦躁作渴，乃阳随阴散之危证，宜用十全大补汤。如不应，更加附子，若呕吐泻利，食少腹痛，脉沉细或浮大无力，更佐以理中汤。此皆虚寒假热之候。设误认为火而清之，祸如反掌。

产后癫狂

产后癫狂，及狂言谵语，如见鬼神。其间有败血上冲者，有血虚神不守舍者，大抵败血上冲，则胸腹胀痛，恶露不行，宜用泽兰汤并失笑丸。若血虚神不守舍，则心慌自汗，胸腹无苦，宜用安神定志丸，倍人参加归芎主之，归脾汤亦得。此证多由心脾气血不足，神思不宁所致，非补养元气不可。倘视为实证而攻之，祸不旋踵。

泽兰汤

泽兰　生地酒洗　当归　赤芍各一钱五分　甘草炙，五分　生姜一钱　大枣四枚
桂心三分

产后心神惊悸

产后心神惊悸，或目睛不转，语言健忘，皆由心血空虚所致。夫人之所
主者心，心之所主者血，心血一虚，神气不守，惊悸所由来也。法当补养气血
为主。

产后汗多变痉

产后汗出不止者，皆由阳气顿虚，腠理不密，而津液妄泄也，急用十全大
补汤止之。如不应，用参附、芪附、术附等汤。若病势危急，则以参芪术三汤
合饮之。如或汗多亡阳，遂变为痉，其症口噤咬牙，角弓反张，尤为气血大虚
之恶候，更当速服前药，庶可救疗。或问无汗为刚痉，有汗为柔痉，古人治以
小续命汤者，何也? 答曰：此外感发痉也。病属外感，则当祛邪为急。若产后
汗多发痉，此内伤元气，气血大亏，筋无所养，虚极生风，借非十全大补加附
子安能敛汗液，定搐搦，而救此垂危之证乎? 且伤寒汗下过多，溃疡脓血大泄，
亦多发痉，并宜补养气血为主，则产后之治法，更无疑矣。甚矣察证宜明，而
投剂贵审也。

十全大补汤

即八珍汤加黄芪、肉桂。

产后身痛

产后遍身疼痛，良由生产时百节开张，血脉空虚，不能荣养，或败血乘虚
而注于经络，皆令作痛。大法若遍身疼痛，手按更痛者，是瘀血凝滞也，用四
物汤加黑姜、桃仁、红花、泽兰补而化之。若按之而痛稍止，此血虚也，用四
物汤加黑姜、人参、白术补而养之。其或由兼风寒者，则发热恶寒，头痛鼻塞，
口出火气，斯为外感，宜用古拜散加当归、川芎、秦艽、黑姜以散之。散后痛
未除，恐血虚也，宜用八珍汤以补之，此治身痛之大法也。

古拜散

治产后受风，筋脉引急，或发搐搦，或昏愦不省人事，或发热恶寒，头痛
身痛。

荆芥穗

产后腰痛

　　腰以下皆肾所主，因产时劳伤肾气，以致风冷客之，则腰痛。凡腰痛上连脊背，下连腿膝者，风也。若独自腰痛者，虚也，风用独活寄生汤，虚用八珍汤加杜仲、续断、肉桂之属。若产后恶露不尽，流注腿股，痛如锥刺，手不可按，速用桃仁汤消化之，免作痈肿。凡病虚则补之，实则泻之，虚中有实，实中有虚，补泻之间，更宜斟酌焉。

独活寄生汤

　　羌独活　防风　当归　川芎　细辛　桂心　人参　半夏　菖蒲　茯神　远志　白薇各五钱　甘草炙，二钱半

桃仁汤

　　桃仁十粒，炒研　当归三钱　牛膝二钱　泽兰三钱　苏木一钱

恶露不绝

　　产后恶露不绝，大抵因产时劳伤经脉所致也。其证若肝气不和，不能藏血者，宜用逍遥散。若脾气虚弱不能统血者，宜用归脾汤。若气血两虚，经络亏损者，宜用八珍汤。若瘀血停积，阻碍新血，不得归经者，其症腹痛拒按，宜用归芎汤，送下失笑丸，先祛其瘀，而后补其新，则血归经矣。

归芎汤

　　当归　川芎各等份

产后心腹诸痛

　　产后心腹诸痛，若非风冷客之，饮食停之，则为瘀血凝积。然产后中气虚寒，多致暴痛，宜各审其因而药之。大法风寒者口鼻气冷，停食者吞酸满闷，俱用二香散主之。瘀血者转侧若刀锥之刺，手不可按，痛不可移，失笑丸主之。中气虚寒者，腹中冷痛，按之稍止，热物熨之稍松，理中汤加桂心主之。若小腹痛，气自脐下逆冲而上，忽聚忽散者，此瘕气也，橘核丸主之。若小腹痛处有块，不可手按，此瘀血壅滞，名曰枕痛，并用失笑丸，瘀血行而痛止矣。

二香散

　　散寒消食。

　　砂仁　木香　黑姜　陈皮　炙甘草各一两　香附三两，姜汁炒

橘核丸

橘核　川棟子　海藻　海带　昆布　桃仁各二两　桂心　厚朴　枳实　延胡　木通　木香各五钱

蓐　劳

产后气血空虚，真元未复，有所作劳，则寒热食少，头目四肢胀痛，名曰蓐劳，最难调治。大法阳虚则恶寒，阴盛则发热；清气不升则头痛，血气不充则四肢痛，宜用大剂八珍汤以补之。若脾虚食少，即用六君子加炮姜以温补之，诸症自退。凡产后调治之法，或补养气血，或温补脾土，虽有他症，从未治之。此一定之法也。

喘　促

新产后，喉中气急喘促，因荣血暴竭，卫气无依，名曰孤阳，最为难治，宜用六味汤加人参以益其阴。若脾肺两虚，阳气不足，宜用四君子汤加黑姜、当归以益其阳。若自汗厥冷，更加附子。若兼外感，即于四君子方内加荆芥、陈皮、炮姜、川芎、当归以散之。若瘀血入肺，口鼻起黑气及鼻衄者，此肺胃将绝之候，急服二味参苏饮，间有得生者。

二味参苏饮

人参一两　苏木三钱，杵细

第三节　乳疾

乳汁多少

乳汁为气血所化，而源出于胃，实水谷精华也。惟冲脉隶属于胃，故升而为乳，降而为经。新产三日后，发寒热，名蒸乳，宜逍遥散，去术。少妇初产，乳胀不得通畅，宜清利，连翘金贝煎。若产多乳少，由气血不足，宜滋补，异功散加归、芍、枸子、熟地、蒌仁，仍以羹臛引之。产后乳自出，属胃气虚，宜固补，七福饮加黄芪、五味子以摄之。乳多胀痛而溢者，以温帛熨而散之。有气血颇壮，乳汁不即下者，通草猪蹄汤，或迷传涌泉散行之。痰气闭阻经络，乳汁不下，肥人为多，神效瓜蒌散，疏降之，或以丝瓜络、莲子烧存性，酒下三钱，盖被取汗即通。其气血虚亏，乳汁不下，玉露散，或八珍汤加黄芪、麦冬调补之。因肺胃虚寒，乳汁不下，千斤钟乳汤温养之。

连翘金贝汤

金银花　土贝母　蒲公英　花粉　夏枯草各三钱　红藤七钱　连翘五钱

七福饮

人参　地黄各三钱　当归　枣仁各二钱　白术钱半　炙甘草　远志各五分

涌泉散

王不留行　白丁香　漏芦　花粉　僵蚕　山甲片

瓜蒌散

瓜蒌一个　生甘草　当归各五钱　乳香　没药各一钱

玉露散

人参　茯苓　川芎　白芷　当归　白芍　桔梗各一钱　甘草五分

钟乳汤

石钟乳四钱　甘草　漏芦各二钱　通草　栝楼根各半两

内外吹乳

小儿吮乳，鼻风吹入，令乳房壅结肿痛，名外吹，不急治，多成乳痈，内服瓜蒌散。外以南星末敷之，甚则连翘金贝煎。孕妇胎热，寒热肿乳，名内吹，用橘叶散治之。新产儿，未能吮乳，余乳停蓄，滋胀发热，内渴肿硬结痛，名妒乳，宜挤去宿乳，或吮通之，以贝母、瓜蒌、甘草节、木通煎服，倘儿或不育，产母蒸乳，寒热胀痛，宜断乳法，以炒麦芽一两，煎服，消之。

橘叶散

柴胡　黄芩　青皮　陈皮　川芎　山栀　连翘　石膏各一钱　橘叶二十张

乳 痈

妇女胆胃二经热毒，壅遏气血，乳肿焮痛，名乳痈。初起寒热肿痛，肉色焮赤，宜凉血疏邪，四物汤加柴胡、山栀、丹皮、贝母、瓜蒌、甘草。乳房结核，肿痛色赤，宜疏肝清胃，内服牛蒡子汤，外用活鲫鱼，连头骨捣烂，以香腊糟一团研匀敷上，即消。气血凝滞，结核不散，连翘饮子。肝失条畅，乳痈结核，寒热肿溃，清肝解郁汤。心脾郁伤，乳痈，发热结核，腐溃，归脾汤，芪术草，生用。乳病肿痛，用大贝母、白芷、乳香、没药、当归身，每服四钱，白酒下。乳病溃烂，用两头尖、雄鼠粪、土楝子（经霜者佳）、露蜂房各三钱，俱煅存性，研末，分三服，酒下，间两日一服，痛止脓敛。如脓成不溃，或脓水清稀，用托里透脓散，溃久不敛，用桑根、木芝、或茵，烧灰，和梅片末掺之，即愈。

牛蒡子汤

陈皮　牛蒡　山栀　银花　甘草　瓜蒌　黄芩　花粉　连翘　角刺　柴胡　青皮

连翘饮子

连翘　川芎　瓜蒌　角刺　橘叶　青皮　甘草节　桃仁各一钱

清肝解郁汤

当归　川芎　生地　白芍　陈皮　半夏　甘草　茯苓　青皮　贝母　苏梗　桔梗　山栀　远志　木通　香附　姜

托里消毒散

人参　黄芪　白术　茯苓　当归　白芍各一钱　银花　白芷各七分

乳　岩

乳内结小核一粒如豆，不红不肿，内热倦怠，月事不调，名乳岩。急早调治，若年久渐大，肿坚如石，时作抽痛，数年溃腐，如巉岩深洞，血水淋沥者不治。溃后大如覆碗，不痛而痒极者，内生蛆虫也。症因忧思郁结，亏损肝脾气血而成。初起小核，用生蟹壳爪数十枚，砂锅内，焙研末，酒下。再用归、陈、枳、贝、翘、蒌、白芷、甘草节煎服。数十剂勿间，可消。若未消，内服益气养荣汤，外以木香饼熨之，阴虚晡热，加味逍遥散，去焦术，加熟地。寒热抽痛，归脾汤。元气削弱，大剂人参煎服，可消。若用攻坚解毒，必致溃败不救。凡溃后最忌乳没等药。

益气养营汤

人参　茯苓　陈皮　贝母　黄芪　熟地　白芍　当归　川芎　香附各一钱　甘草　桔梗各五分　生白术二钱

乳　悬

产后两乳伸长，细如鸡肠，垂过小腹，痛难刻忍，名乳悬，此怪症也。偶亦有之，急用芎、归各一斤，切片，只取四两，水煎服。令产妇伏桌上，下置火炉，将余片芎、归，入炉漫烧，以口鼻及乳吸烟令上。如药尽未收，如前法煎服熏吸，便可缩上。否则用蓖麻子三粒，研涂发顶心，少顷便去之。即收。

第四节 前阴病

阴 肿

肝脉抵少腹，环阴器。督脉起少腹，以下骨中央，女子入系廷孔，循阴器。凡妇科前阴诸症，不外肝督二经主病。阴肿而玉门焮肿，并两拘俱痛，憎寒发热，小水涩少，肝经湿热也，龙胆泻肝汤，渗而清之。阴肿急痛，寒热往来，肝火血虚也，加味逍遥散，凉而调之。热客于阴经，焮发肿痛，小水淋沥，积热闭结也，玄参、荆芥、藁本、甘草梢加入大分清饮，宣以泻之。阴肿下坠，气血虚陷也，补中益气汤，举而补之。但肿痛者，加味四物汤，凉而和之。肿痛而玉门不闭者，挟虚也，逍遥散，或十全大补汤，和而补之。湿痒出水，兼痛者，忧思过也，归脾汤加丹芍柴栀，调畅之。腐溃者，内服逍遥散，外以黄柏面、海螵蛸末掺之。如因产伤阴户而肿者，不必治肿，但调气，肿自退。产后受风而肿者，芎归汤加羌、防、荆芥等，煎汤洗之。阴肿如石，痛不可忍，二便不利，用枳实、陈皮各四两，炒香研末，乘热以绢包从上身熨至下部，并阴肿处，频频熨之，冷则互换，气行自愈。又阴肿以海螵蛸散外敷。

大分清饮

茯苓　猪苓　泽泻　木通　山栀　枳壳　车前子各一钱

海螵蛸散

治阴肿、阴痒及下疳皆效。

海螵蛸　人中白各等份

阴 痒

阴中痒，多由肝经湿热，化䘌虫，微则痒，甚则痛，或脓水淋沥，治宜清肝火，加味逍遥散，龙胆泻肝汤。如小腹胀痛，晡发寒热者，加味小柴胡汤。怒伤肝脾，胸闷，阴痒者，加味归脾汤。瘦人阴虚燥痒者，六味丸三钱合滋肾丸一钱。外用蛇床子、川椒煎汤熏洗，日三次。痒甚必有虫，以甘蔗渣烧灰，入冰片擦之。或以猪肝煮肉，纳阴中，引虫出。一妇患此，诸药不效，因食黍稷米饭粥而愈。

阴 冷

妇人阴冷，由风冷客于子脏，宜五加皮酒。其肥盛而阴冷者，多湿痰下流，二术二陈汤加羌活、防风。立斋谓：阴冷属肝经湿热，外乘风冷。若小便涩滞，小腹痞痛，宜龙胆泻肝汤，内伤寒热，经候不调，宜加味逍遥散。寒热体倦，饮食少思，加味四君子汤。郁怒发热，少寐懒食，加味归脾汤。下元虚冷，腹痛便溏，八味丸。阴冷用温中坐药，蛇床子研末，百分少许，和匀如枣大，绵裹纳阴中，自热。或以蛇床子五钱、吴茱萸三钱加麝少许，为末蜜丸，以绵裹纳之。

五加皮酒

五加皮　干姜　丹参　蛇床子　熟地　杜仲各三两　杞子一两　钟乳粉四两

二术二陈汤

即二陈汤加苍白术。

阴　挺

妇人阴中挺出数寸，如茵如芝，因损伤胞络，或临产用力所致，以升补元气为主，补中益气汤。若肝经湿热，小水涩滞，龙胆泻肝汤。阴虚滑脱，秘元煎。肝脾气郁，归脾汤服药不效，用一捻金丸，妇人瘕聚，阴中突出如茄子，与男疝同，亦名癞疝，卧则上升，立则下坠，多因气虚，劳力举重，宜大补元煎。

一捻金丸

延胡　川楝肉　全蝎　茴香各等份

大补元煎

人参　熟地　山药　杞子　萸肉　当归　炙草　杜仲

阴　蚀

阴中生疮如小蛆，名曰𧏾，痛痒如虫行，脓水淋沥，乃七情郁火，伤损肝脾，致湿热下注。其外症突出蛇头，或如鸡冠，肿痛湿痒，溃烂出水。其内症口干内热，经候不调，饮食无味，体倦发热，胸膈不利，小腹痞胀，赤白带下。其治法肿痛者，加味四物汤；湿痒者，加味归脾汤；淋涩者，龙胆泻肝汤；溃腐者，加味逍遥散；肿闷脱坠者，补中益气汤加山栀、丹皮，佐以外治法。《肘后方》：杏仁、雄黄、白矾各五钱，麝香二分，为末传入。

阴　脱

此证由忧思太过，致阴户开而不闭，痒痛水出，宜逍遥散，或归脾汤加柴胡、栀子、白芍、丹皮服之。有产后得者，宜补中益气汤加五味子、白芍服之。外俱用荆芥、枳壳、诃子、文蛤之属，煎汤熏洗。

阴　吹

《金匮》云：胃气下泄，阴吹而正喧，此谷气之实也，膏发煎主之。盖因谷气既不能上升清道，复不能循经下走后阴，阴阳怪僻所致。亦有因产后食葱而致者，甚者簌簌有声，如后阴之矢气状，宜补中益气加五味。

膏法煎

使病从小便出。

猪膏半斤　乱发鸡子大，三枚

第九章　幼科学

第一节　初生

不　啼

儿生落地，啼声即发，形生命立矣。有不啼者，俗云草迷，多因临产时有生育艰难，以致儿生气闭不通也。急以葱鞭其背，使气通则啼。又有时值天寒之际，儿气为寒所偪，亦不能啼，宜用熏脐带法，急为挽回，庶气通而啼声出也。若气绝无声，面青甲黑，是形虽存而命已不立，安望其生。

眼　不　开

小儿初生眼不开者，因孕妇饮食不节，恣情厚味，热毒熏蒸，以致热蕴于内也。治法当以熊胆少许，蒸水洗眼上，一日七次，如三日不开，用生地黄汤。凡初生小儿，须洗令净，若不洗净，则秽汁浸渍于眼眦中，使眼赤烂，至长不瘥。

洗眼方

熊胆　黄连各少许

生地黄汤

治初生小儿眼不开。

干地黄　赤芍药　川芎　当归去芦　栝楼根　甘草

不　乳

不乳谓初生胞胎不吮乳也。婴儿初出胎时，其声未发，急以手拭其口，令恶血净尽，不得下咽，即无他病。若拭口不全，恶秽入腹，则令腹满气短，不能吮乳，当用一捻金治之。若产母取冷过度，胎中受寒，致令儿腹痛多啼，面色青白，宜用茯苓丸治之。若四肢厥逆，理中汤治之。

茯苓丸

赤茯苓　川黄连去须　枳壳炒，各等份

吐 不 止

儿自胞胎即脱以后，有因便秘，腹中秽恶不净，令儿腹满，其吐不止者，木瓜丸主之。若生育时触冒寒邪，入里犯胃，则曲腰而啼，吐沫不止，香苏饮温散之。又有胎热受热，面黄赤，手足温，口吐黄涎酸黏者，二陈汤加黄连主之。若胎前受寒，面青白，四肢冷，口吐清稀白沫者，理中汤主之。

木瓜丸

木瓜　麝香　腻粉　木香　槟榔各等份

香苏饮

藿香　苏叶　厚朴姜炒　陈皮　枳壳麸炒　茯苓　木香煨　炙甘草

黄连二陈汤

半夏姜制　陈皮　茯苓　生甘草　黄连姜炒

不 小 便

小儿初生不尿者，多因在胎时，母恣食噉，热毒之气，流入胎中，儿饮其血，是以生而脐腹肿胀。如觉脐四旁有青黑色，及口撮，即不可救也。如未有青黑色，不饮乳者，宜服导赤散；热盛者，八正散主之。外用豆豉膏贴脐上，则小便自通矣。

导赤散

生地黄　木通　生甘草　淡竹叶

八正散

萹蓄　瞿麦　滑石飞　木通　赤苓　车前子　生大黄　生栀子

豆豉膏

淡豆豉一勺　田螺十九个　葱一大束

不 大 便

小儿初生之日或次日即大便者，俗云脐下屎。此肠胃通和，幽门润泽也。若至二三日不大便者，名曰锁肚，乃胎中受辛热之毒，气滞不通也。其儿必面赤腹胀，不乳多啼，宜先用朱蜜法治之。设若不应，用一捻金量儿与之，继令妇人以温水漱口咂儿前后手心足心并脐下共七处，以皮见红赤色为度。仍以轻粉半钱、蜜少许温水化开，时时少许服之，以通为止。如更不通，即使肛门内合，当以物透而通之。金簪为上，玉簪次之，须刺入二寸许，以苏合香丸纳入孔中，粪出为快。若肚腹膨胀不能乳食，作呻吟声，至于一七，则难望其生矣。

苏合香丸

苏合香五钱，入安息香内　安息香一两，另为末，用无灰酒半斤熬膏　丁香　青木香　白檀香　沉香　荜茇　香附子　诃子煨，去肉　乌犀镑　砂各一两，水飞　熏陆香　片脑各五钱，研　麝香七钱半

垂 痈

一名悬痈。凡喉里上腭肿起，如芦箁盛水状者即是。芦箁，芦笋也。此乃胎毒上攻，可以绵缠长针，留刃处如粟米许大以刺决之，令气泄，去青黄赤血汁。若一日未消，来日又刺之。不过三刺，自消尽。余小小未消，三次亦止。刺后再以盐汤洗拭，急用如圣散，或一字散掺刷。

如圣散

铅霜　真牛黄　元精石　朱砂水飞曝干，各等份

一字散

朱砂　硼砂各半钱　龙脑　朴硝各一字

重 舌

重舌者，近舌根处，形如舌而短，故名。此因受胎时受热太盛，致发于上焦，急以鸡内金为末干掺口内，并用地黄膏掺之，内服清热饮。

地黄膏

郁金皂荚水煮干，切焙　豆粉各半两　甘草一份，炙　马牙硝研，一钱

清热饮

黄连生　生地　木通　甘草生　连翘去心　莲子

重龈重腭

两证皆因小儿在胎有热，蓄于胃中，故牙根上腭，重如水泡，名曰重龈重腭，治法用针刺破，以盐汤拭净，外敷一字散，内服清胃散，其肿自消。

清胃散

生地　丹皮　黄连　当归　升麻　石膏煅

噤　风

又名噤口，如果失治，多致不救。其候舌上生疮如粟米状，吮乳不得，啼声渐小，因胎热所致也。法当清热疏利，以龙胆汤主之。若肚腹胀硬，二便不通者，紫霜丸主之。又有一种口吐白沫，牙关紧急者，此胎热内结，复为风邪外袭，当以秘方擦牙散先擦其牙关，次服辰砂全蝎散。中病即止，不可过服。症退当调和脾胃，以匀气散主之。如口噤不开，服诸药不效者，擦牙散用指蘸生姜汁，于大牙根上擦之，立开。

龙胆汤

柴胡　黄芩　生甘草　钩藤钩　赤芍　大黄纸裹煨　龙胆草　蜣螂去翅足　桔梗　赤茯苓

秘方擦牙散

生南星三钱，去皮脐　龙脑少许

全蝎散

治初生儿口噤。

辰砂飞，半钱　全蝎头尾全去毒，二十枚，炙　硼砂　龙脑　麝香合一字

鹅　口

鹅口者，白屑生满口舌，如鹅之口，故名。由在胎中，受母饮食热毒之气，蕴于心脾二经，故生后隧发于口舌之间。治法以清热泻脾散主之，外用新棉花蘸水拭口，搽保命散，日敷二三次，白退自安。倘治之稍迟，必口舌糜烂，吮乳不得，则难痊矣。一法，用新棉花缠指头蘸井水揩拭之，睡时，黄丹煅出火气，掺于舌上。不效，则煮栗蒩汁令浓，以棉缠指头拭之。春夏无栗蒩，煮栗木皮，如用井水法，亦得。或用牙硝，细研，舌上掺之，日三五度，或用桑白皮汁和胡粉传之。

保命散

治婴儿初生七日内，胎毒舌上有白屑如米，连舌下有膜如石榴子大，令儿声不发。

白矾烧灰　朱砂水飞，各二钱半　马牙硝半两

清热泻脾散

山栀炒　石膏煅　黄连姜炒　生地　黄芩　赤苓

撮　口

婴儿胎气挟热，亦因母有邪热传染，或生下洗浴当风，襁褓失度，致令婴儿啼声不出，乳哺艰难，名曰撮口不开病。七日之内尤甚。舌强唇青，面色黄赤，乃心脾之热，受自胎中而然也。其症为危候，急当随症治之。如气高痰盛者，辰砂僵蚕汤主之。二便秘结者，紫霜丸主之，身热多惊者，龙胆汤主之。手足抽搐者，撮风散主之。若更口吐白沫，四肢厥冷，虽有神丹，终属无济。

辰砂僵蚕散

辰砂五分，水飞　僵蚕一钱，选直身者去丝嘴炒　蛇蜕皮一钱，炒　麝香五分

撮风散

治小儿撮口。

赤脚蜈蚣半条，炙　钩藤二钱半　朱砂　真僵蚕焙　全蝎梢各一钱　麝香一字

脐　风

脐者，小儿之根蒂也，名曰神阙，穴近三阴，喜温恶凉，喜干恶湿。如断脐依法，脐风何自而起。惟不知慎重，以致水湿风冷之气，入于脐中，儿必腹胀脐肿，日夜啼叫，此脐风之将作也。须急用祛风散治之。若寒邪深入，已成脐风者，又当视其所兼之形症治之。如肚腹胀硬，大便不通者，风兼实也，黑白散主之；面青肢冷，二便不实者，风兼虚也，理中汤主之；痰涎壅盛，气高喘急者，风兼痰也，辰砂僵蚕散主之；身体壮热，面赤口干者，风兼热也，龙胆汤主之；面青呕吐，曲腰多啼者，风兼寒也，益脾散主之；撮口唇青，抽搐不止者，风兼惊也，撮风散主之。若脐边青黑，口噤不开者，是为内抽，不治，脐风见于一腊者，亦不治。以腊者，七日也。儿生七日，血脉未凝，病已中脏，治之无益。

驱风散

苏叶　防风　陈皮　厚朴姜炒　枳壳麸炒　木香煨　僵蚕炒　钩藤钩　生甘草

黑白散

治脐风气实者，及急惊壮热发搐。

黑牵牛半生半炒　白牵牛半生半炒　大黄生用　陈皮去白　槟榔各半钱　甘草炙，三钱　元明粉二钱

益脾散

白茯苓 人参 草果煨 木香湿纸裹煨 甘草 陈皮 厚朴姜制 紫苏子炒，
各等份

脐 湿

儿生洗浴，不可久在水中，任意洗涤。既包裹毕，宜时当留意，勿令尿湿
浸脐。如不知慎，遂致肚脐浸渍不干，此即所谓脐湿也，须以渗脐散敷之。若
婴儿脐中肿湿，经久不瘥，至百日即危。

渗脐散

枯矾 龙骨煅，各二钱 麝香少许

脐 疮

此因浴儿水入脐中，或尿湿（左衣右朋）袍，致脐中受湿，肿烂成疮。或
一日解脱，为风邪所袭，入于经络，则成风痫。若脐肿不干，久则发搐。凡嫩
赤成疮者，须以金黄散敷之，庶寒湿之气，不至内攻。

金黄散

川黄连二钱半 胡粉 龙骨煅，各一钱

脐 突

初生之儿，热在胸腹，频频呻吟，睡卧不宁，努张其气，冲入其间，故脐
忽肿赤，虚大光浮，此由胎中母多惊悸，或恣食热毒之物所致。对证与药，其
热自散，脐即归本，若以药传之，恐反为害。

胎 惊

小儿壮热吐呃，心神不宁，手足抽掣，身体强直，眼目反张，乃胎惊风证
也。盖妊妇调摄乖常，饮酒嗜恣，忿怒惊扑，母有所触，胎必感之。或外挟风
邪，有伤于胎，故儿生下即病。其候，月内壮热，翻眼握拳，噤口咬牙，身腰
强直，涎潮呕吐，抽掣惊啼，腮缩囟开，或两颊绛赤，或面青眼合。其有搭眼
噤口之类，亦此一种之所发也。视其眉间气色，赤而鲜碧者可治，若黯黑者不
治。虎口指纹曲入里者可治，反出外者不治。先宜解散风邪，利惊化痰调气，
及贴囟法。甚者以朱银丸利之。大抵小儿脏腑脆弱，不可辄用银粉镇坠之剂。
如遇此候，急取猪乳，细研牛黄、麝香各少许，调抹入口中，仍服导赤散，即
愈。月里生惊，急取猪乳，细研辰砂、牛黄各少许，调抹口中，神效。乳母则

服防风通圣散三剂，其惊自消。或用辰砂，以新汲水浓磨汁，涂五心上，治惊抽似中风欲死者，良效。或用全蝎，头尾全者，用生薄荷叶包，外以麻线缠扎，火上汁燥为末，别研生朱麝香少许，煎麦门冬汤调下。

朱银丸

治小儿胎风壮热，痰盛翻眼，口噤，取下胎中蕴受之毒，亦治惊积，但量与之。

水银一钱蒸，枣研如泥　白附子一钱半　全蝎　南星　朱砂各一钱　天浆子　芦香　牛黄各半两　铅霜半钱，和水银煅研　龙脑一字　麝香少许　真僵蚕炒，七个

胎　痫

一名天钓，此因为产前，腹中被惊，或母食酸碱过多，或为七情所汩，致伤胎气。儿生百日内有者是也。邪热痰涎，壅塞胸中，不得宣通，惊悸壮热，眼目上翻，手足瘛疭，爪甲青色，症似惊风，但目多仰视，较惊风稍异耳。痰盛兼搐者，九龙控涎散主之。惊盛兼风者，牛黄散主之。搐盛多热者，钩藤饮主之。爪甲皆青者，苏合香丸主之。

九龙控涎丹

赤脚蜈蚣一条，酒涂炙干　滴乳香　天竺黄各二钱，同研匀　腊茶　雄黄　炙甘草各二钱　荆芥穗炒　白矾枯各一钱　绿豆百粒，半生半熟

牛黄散

牛黄一钱，细研　朱砂一钱，水飞细研　麝香五分　天竺黄二钱　蝎梢一钱　钩藤钩二钱

钩藤饮

人参　全蝎去毒　羚羊角　天麻　炙甘草　钩藤钩

内　钓

此因肝脏素病，外受寒冷，其候粪青潮搐者，作汁有时也。伛偻腹痛者，曲腰而痛也。口吐涎沫，症虽与惊痫相类，但目有红丝血点。瘛疭甚者，钩藤饮主之，急啼腹痛者，木香丸主之，若肢冷甲青，唇口黑者，养脏散主之。然内钓至此，乃中寒阴盛不治之症。用此救治，庶或保全。

木香丸

没药　煨木香　茴香炒　钩藤钩　全蝎　乳香各等份

养脏散

当归　沉香　煨木香　肉桂　川芎各半两　丁香二钱

胎　风

小儿初生，其身如有汤火泼伤者，此皆乳母过食膏粱所致也。其母宜服清胃散及逍遥散以清其血。儿亦饮数滴可也。有身无皮肤，而不焮赤者，皆由产母脾气不足也，用粳米粉传之。焮赤发热者，皆由产母胃中火盛也，用石膏传之。如脑额生疮者，湿热下流，攻击肾水也，难治。如脚上有疮者，阴虚火盛也，此不满五岁而毙。如未满月而撮口握拳，腰软如随者，此肝肾中邪胜正弱所致也，三日内必不治。如男指向里，女指向外，尚可治。眉红亦不可治，可治者，用全蝎散、钩藤散等类治之。若因大病亏损胃气，而诸脏虚弱所致者，用补中益气汤、地黄丸。若面唇赤色，正属肾水不足，肝经阴虚火动，而内生风热耳，当滋水以制阳光。其身软者，由秉气不足，肌肉未坚也，当参无软而施治之。

胎　热

儿在胎中，母多惊悸，或因食热毒之物，降生之后，旬日之间，儿多虚痰，气急喘满，眼闭目赤，目胞浮肿，神困呵欠，呢呢作声，遍体壮热，小便赤色，大便不通，时时惊烦。此因胎中受热，或误服温剂，致令热蓄于内，熏蒸胎气，故有此证。若经久不治，则鹅口、重舌、木舌、赤紫、丹瘤，自此而生。宜先以木通散，煎与母服，使入于乳，令儿饮之，通心气，解烦热。然后以四圣散，温洗两目。目开进地黄膏，亦令母服。凡有胎疾，不可求速效，当先令乳母服药，使药过乳，渐次解之，百无一失。若即以凉药攻之，必生他病。乳母仍忌辛辣酒面，庶易得安，不致反覆。

木通散

主小儿上膈热，小府闭，诸疮丹毒，母子同服。

木通　地萹蓄各半两　大黄　甘草　赤茯苓各三钱　瞿麦　滑石　山栀子　车前子　黄芩各二钱半

四圣散

主芽儿胎受热毒，生下两目不开。

灯心　黄连　秦皮　木贼　枣子各半两

地黄膏

治胎热。

上栀仁　绿豆粉各一两半

胎　寒

婴儿初生百日内，觉口冷腹痛，身起寒栗，时发战栗，曲足握拳，昼夜啼哭不已，或口合不开，名曰胎寒。其证在胎时，母因腹痛而致产。经云：胎寒多腹痛。亦有产妇喜啖甘肥生冷时果，或胎前外感风寒暑湿，治以凉药，内伤胎气，则生后昏昏多睡，间或呢乳泻白，若不早治，必成慢惊慢脾。又有手足稍冷，唇面微青，额上汗出，不顾乳食，至夜多啼，颇似前证，但无口寒战，名曰脏寒。其疾夜重日轻，腹痛肠鸣，泄泻清水，间有不泻者。此证亦在百日内有之，皆因临产在地稍久，冷气侵逼，或以凉水参汤洗儿，或断脐带短，而又结缚不紧，为寒所伤如此，宜白豆蔻散主之。外用熨脐法，其效甚速。

白豆蔻散

白豆蔻　砂仁　青皮醋炒　陈皮　炙甘草　香附米制　蓬莪术各等份

胎肥胎怯

胎肥者，生下肌肉厚，遍身血红色，满月以后，渐渐羸瘦，目白，睛粉红色，五心烦热，大便难，时时生涎，浴体法主之。胎怯者，生下面无精光，肌肉薄，大便白水，身无血色，时时哽气，多哕，目无精采，亦宜以浴体法主之。

浴体方

天麻二钱　蝎尾去毒　朱砂各五份　乌蛇肉酒浸，焙干为末　白矾各三钱　麝香一字　青黛三钱

胎　黄

小儿生下，遍体面目皆黄，状如金色，身上壮热，大便不通，小便如栀汁，乳食不思，啼哭不止，此胎黄之候。皆因乳母受湿热而传于胎也。凡有此证，母子皆宜服地黄汤及地黄饮子。有生下百日，及半周，不因病后身微黄者，胃热也。若自生而身黄者，胎疸也，犀角散主之。若淡黄兼白者，胃怯也，白术散主之。

地黄汤

生地黄　赤芍药　天花粉　赤茯苓去皮　川芎　当归去芦　猪苓　泽泻　甘

草　茵陈各等份

地黄饮子

治小儿生下满身面目皆黄，状如金色，或面赤身热，眼闭不开，满身生疮。

生地黄　赤芍药各二钱　羌活去芦　当归去芦　甘草各一钱

犀角散

治小儿胎黄，一身尽黄。

犀角　茵陈　栝楼根　升麻煨　甘草　龙胆草　生地黄　寒水石煅，等份

胎　赤

此因孕妇过食辛热之物，以致毒热凝结，蕴于胎中，遂令小儿生下，头面肢体，赤若丹涂，故名胎赤，当以清热解毒汤主之。热盛便秘者，化毒汤主之，或先用牛黄散托里，续用蓝叶散涂外，乳母服清凉饮子三大剂。

清热解毒汤

生地　黄连　金银花　薄荷叶　连翘去心　赤芍　木通　甘草生

化毒方

犀角　黄连　桔梗　玄参　薄荷叶　甘草生　大黄生，各一两　青黛五钱

呃　乳

小儿呃乳，证非一端，有宿乳停痰，胃寒胃热之分，不可一例而治。如面色多赤，二便微秘，手足指热，此为热呃也，宜和中清热饮主之。面色青白，粪青多沫，手足指冷，此因寒而呃也，宜温中止吐汤主之。口热唇干，夜卧不宁，手足心热，此为伤乳而呃也，宜平胃散主之。胸膈膨胀，呕吐痰涎，此因停痰而呃也，宜枳桔二陈汤主之。若吃乳过多，满而自溢者，不须服药，惟节乳则呃自止矣。

和中清热饮

黄连姜炒　半夏姜制　陈皮　茯苓　藿香　砂仁

温中止吐汤

白豆蔻研　茯苓　半夏姜制　生姜

平胃散

苍术炒　陈皮　厚朴姜炒　甘草炙　麦芽炒　砂仁研

枳桔二陈汤

枳壳麸炒　桔梗　陈皮　半夏姜制　茯苓　甘草制

夜　啼

小儿初生夜啼，其因有二，一曰脾寒，一曰心热，皆受自胎中，观其形色，便知病情矣。如面色青白，手腹俱冷，不欲吮乳，曲腰不伸者，脾寒也，钩藤饮主之。面赤唇红，身腹俱热，小便不利，烦躁多啼者，心热也，导赤散主之。若非以上形证，但夜啼者，用蝉花散最当。

钩藤饮

川芎　白当归　茯神　白芍炒　茯苓　甘草　木香煨　钩藤钩

导赤散

生地黄　木通　生甘草　竹叶

蝉花散

蝉蜕不拘多少，用下半截

赤　游　风

小儿赤游风证，多由胎中热毒而成，或生后过于温暖，热毒蒸发于外，以致皮肤赤热而肿，色若涂丹，游走不定，行于遍身，故曰赤游风。多发于头面四肢之间，若内归心腹则死。治法当服犀角解毒饮，如不愈，继以蓝叶散，外用砭法刺出毒血。毒甚者，敷以神功散，在百日内者，小儿忌砭血，以其肌肉难任也，须用猪肉贴法，或以赤小豆末，鸡子清调涂之，甚效。

犀角解毒饮

牛蒡子炒　犀角　荆芥穗　防风　连翘去心　金银花　赤芍药　生甘草　川黄连　生地黄

蓝叶散

蓝叶五钱　黄芩　犀角屑　川大黄剉，微炒　柴胡　栀子生，各二钱　川升麻一钱　石膏一钱　生甘草一钱

神功散

黄柏炒　草乌生，等份

初生无皮

婴儿生下无皮，其证有二，或因父母素有杨梅结毒，传染胞中，故生下后，或上半身赤烂，或下半身赤烂，甚至色带紫黑，又有因月份未足，生育太早，遍体浸渍，红嫩而光。二证俱属恶候。遗毒者，内服换肌消毒散，外用鹅黄散敷之。胎元不足者，内服当归饮，外用稻米粉扑之。若能毒解形完，其皮自渐渐完生，而体亦坚实。

换肌消毒散

当归　生地黄　赤芍药　川芎　皂刺　土茯苓　金银花　连翘去心　甘草生
白芷　苦参　白鲜皮　防风

当归饮

何首乌制　白鲜皮　白蒺藜　甘草　当归　生地黄　白芍药　人参　黄芪　川芎

鹅黄散

黄柏生　石膏煅，各等份

第二节　杂病

天　痘

痘疮由于胎毒，亦每因时令不正之气，及相传染而发，小儿所不能避者也。今牛痘盛行，此病渐减，爰仅择起发、灌浆、收靥、落痂四者略述之。痘疮起发，但以出匀为期，不可拘定日数。疮出以渐，其发亦以渐，谓之适中。若已齐发，便皮肉虚肿，此表气虚，毒气奔溃而出，表虚不能收敛，必生痒塌，或成溃烂。宜急救表，十宣散，调活血散服之。若出已尽，当起不起，或起不透，此里气虚，毒气留伏，壅遏而不出，必增烦躁，腹满喘促，或后为壅毒，急宜救里。十全大补汤，合匀气散服之。凡痘疮出欲尽，发欲透，至于养脓，便要成脓。饱满者，脓已成也。浑浊者，脓之形也。黄白者，脓之色也。若当作脓之时，犹是空壳，气载毒行，血不附气，毒者血也。血既不至，则毒犹伏于血中而不出，四物汤合紫草饮加蝉蜕主之。如已成水，清淡灰白，不能做脓，此气血俱虚，所有之水乃初时一点血气，解而为水，非自内潮起之水，十全大补汤主之。此二证者，为痒塌，为壅毒，不可不知。痘疮成脓之后，鲜明肥泽，饱满坚实，以手拭之，疮头微焦硬着者，此欲靥也。大小先后以渐收靥，不失太急，不失太缓为正。已靥者，痂壳周圆，无有凹凸，洁净而无淫湿破溃者为正。大抵收靥不可拘以日数。痘疮本稀，元气实者，自然易出易靥。若疮本稠密，元气虚者，难出难靥，只须先后有次，疾徐得中，饮食如常，便无他证。如收太急者，毒邪未尽，煎熬津液，以致速枯，非正收也。必为目病为壅毒，为诸怪疾，甚则夭亡，微则残废。宜微利以彻其毒，五七日痂不焦。是内热蒸于外，不得焦痂也，宜宣风散导之，用生犀磨汁解之，必著痂矣。疮痂落后，其面瘢或赤或黑者，用四白灭瘢散，临睡时以清蜜水，调搽面上，至晓以水涤去之，自然白莹脱去。更宜爱护，不得早见风日。经年不灭，如疮瘢突起成凸者，此热毒未尽，解毒汤主之。外更用蚬子内水摩之，如陷下成凹者，人参白术散加黄芪主之。

十宣散

一名十奇散，又名托里十补散。

黄芪　人参　当归各二钱　厚朴姜制　桔梗各一钱　桂心三分　川芎　防风　甘草　白芷各一钱

活血散

治痘色淡白。

当归　赤芍药酒炒　紫草　川芎　红花各五钱　血竭一钱　木香二钱

匀气散

白术　白茯苓　青皮　白芷　陈皮　乌药　人参各五钱　甘草炙，二分半　木香一分半

紫草饮

紫草　芍药　麻黄　当归　甘草各等份

宣风散

槟榔二个　陈皮　甘草各半两　牵牛四两，半生半熟

解毒汤

金银花五两　甘草一两　木通　防风　荆芥　连翘　牛蒡子各三钱

水　痘

小儿痘疮，有正痘与水痘之不同，其疮不薄，如赤根白头，渐渐赤肿，而

有脓差迟者，谓之正痘。此里证发于脏也。其疮皮薄，如水泡，破即易干，渐次白色或淡红，冷冷有水浆者，谓之水痘。此证发于脏也，亦与疹子同，又轻于疹。发热二三日而出，出而即消，易出易靥，不宜早温，但用轻剂解之，麦汤散主之。若心闷烦躁，发热，及大小便涩，口舌生疮者，通关散主之。若水痘夹黑水流出，或手足冷者，前胡、甘草、生地、玄参、连翘、茯苓、木通、蝉蜕、麦门冬、川芎、陈皮、当归、生姜，水煎服。

麦汤散

治水痘。

地骨皮　滑石　甘草各半钱　甜葶苈　麻黄　大黄　知母　羌活　人参各一钱

痧　疹

痧疹形如痧，痘疹形如豆，皆象其形而名之也。痧痘俱胎毒，而痘出五脏，脏属阴，阴主闭藏，其毒深而难散。痧出六腑，腑属阳，阳主发散，其毒浅而易散。脏阴多虚寒，故痘可温补，腑阳多实热，故痧宜清宣。然痧虽属腑，而其热毒之气，上蒸于肺，肺主皮毛，实受其毒。是以发热之初，虽似伤寒，而肺家见症独多，咳嗽喷嚏，鼻流清涕，眼胞肿在，眼泪汪溢，面肿腮赤是也。身体微汗，潮润，则出最轻，若气喘鼻干，作呕惊狂者最重。初见如疥如米尖，再后成片。红色者轻，紫色者险，黑色者逆，不可视为泛常，不可用药失序，又不可过为攻表，攻表太过，则胃气受伤，毒气不能达，反令停毒攻肺。务宜辨寒热虚实，察浅深而治之。治之之法，惟在宣发其毒以尽出之外。虽红肿之甚，状如漆疮，亦不足虑，以其既发于外，即可免内攻，不若痘家之必顾其收结业。此症若调治得法，十可十全，而调治失宜，则杀人亦如反掌。大抵初发热时，必当发表，宣毒发表汤主之。见形即宜清凉，一二日内解毒快斑汤主之。红肿太盛甚，化毒清表汤主之，其用药最忌酸敛温补燥热。古云：痧要清凉，痘要温。清凉者，清肺热也；温者，温补生浆也。一种初起，眼白赤色声哑唇肿作渴，腰疼腹胀，人事不清，口鼻出血，烦乱狂叫不安，此系闭塞不出，名曰闭证，最为难治。宜犀角解毒丸，服药后若能出现者，或可得生。鼻内流血者毒重，口内出血者毒尤重。初起手足心如火热非常者毒亦重。若初时失于清解，以致毒蕴于胃，口鼻出气腥臭，则生牙疳，清胃败毒汤主之。身热不退，余毒流入大肠，则成痢证，清热导滞汤主之，或过于发散，后来元气虚弱，骨瘦不堪，则成疳疾，调元汤主之，种种坏证，不可不慎。

宣毒发表汤

治痧初发热，欲出未出。

升麻　白粉葛各八分　防风去芦　桔梗各五分　荆芥　薄荷　甘草各三分　牛蒡子炒香，研碎　连翘去心蒂，研碎　前胡　枳壳炒　木通　淡竹叶各六分

解毒快斑汤

痧麻已见形一二日内。

连翘七分　牛蒡子炒研，六分　荆芥七分　防风六分　蝉蜕五个　山楂肉二钱　归尾六分　生地二钱　桔梗八分　黄芩酒炒，八分　川芎五分　干葛八分　紫草八分

化毒清表汤

痧麻已出而红肿太甚。

牛蒡　连翘　天花粉　地骨皮　黄连　黄芩　山栀炒　知母　干葛　玄参各八分　桔梗　前胡　木通各五分　甘草　薄荷　防风各三分

犀角解毒丸

生犀角一两　归尾八钱　连翘心一两　赤芍六钱　牛蒡子三两　生地黄二两　牡丹皮一两　紫草一两　甘草梢一两　川贝母去心，一两　花粉一两　薄荷一两　黄连三钱

清胃败毒汤

毒气流注而成痢者用之。

黄连　条芩　白芍　炒枳壳　山楂肉各一钱　厚朴去皮，姜汁炒　青皮　槟榔各六分　当归　甘草　牛蒡子　连翘各五分

调元健脾保肺汤

白茯苓　人参　黄芪　牡丹皮　陈皮　沙参　白芍酒炒　甘草　当归　百合　薏苡仁　麦门冬

急 惊 风

急惊之候，身热面赤，搐搦上视，牙关紧硬，口鼻中气热。痰涎潮壅，忽然而发，发过容色如故。有偶因惊吓而发者，有不因惊吓而发者，然多是身先有热而后发惊搐，未有身凉而发者也。此阳证也。盖热盛生痰，痰盛生惊生风，宜用凉剂，以除其热而化其痰，则惊风自除矣，宜清热镇惊汤。切不可用辛燥等祛风药，反助心火而为害也。当其搐搦大作时，但可扶持，不可把捉，恐风

痰流入经络，或至手足拘挛也。又不可惊慌失措，辄用艾火灸之，灯火烧之。此阳证大不宜于火攻。曾见有用火攻而坏事者矣。急惊有八候，不可不知。搐搦掣颤反引窜视是也。搐者，两手伸缩，搦者十指开合，掣者势如相扑，颤者头偏不正，反者身仰向后，引者臂若开弓，窜者目直似怒，视者睛露不活也。又有一证，欲出痘疹，先身热惊跳，或发搐搦者，此似惊风而非惊风也。最宜辨认，当服发散药，切不可误作惊风治之。

清热镇惊汤

连翘去心蒂，研碎　柴胡　地骨皮　龙胆草　钩藤　黄连　山栀仁炒黑　片芩酒炒　麦门冬去心　木通　赤茯苓去皮　车前子　陈枳实各四分　甘草　薄荷各二分　滑石末八分　灯心一团　淡竹叶三片

慢 惊 风

慢惊之候，多因吐泻，或因久泻，或因久疟而得之。身冷，或白或黄，不慎搐搦，且微微上视，口鼻中气寒，大小便清白，昏睡露睛，筋脉拘挛，俗谓之天吊风。盖由脾土极虚，中气不足，故寒痰壅盛，而风动筋急也。此阴证也，亦危证也。急宜温中补脾，则风痰自退。盖治本即所以治标，初不必治风治惊，彼用蜈蚣、全蝎、辰砂、牛黄等药皆误也。又有所谓慢脾风者，即慢惊失治而甚者耳，其实难大分别，亦不必别立法治。

温中补脾汤

白术用里白无油者，去芦去皮炒，一钱二分　制半夏七分　黄芪蜜炙　人参各八分　白茯苓　白豆蔻仁研　干姜炒　砂仁研，各五分　官桂　陈皮　甘草炙　白芍酒炒，各四分

疳

小儿脏腑娇嫩，饱则易伤乳，乳食不调，甘肥无节，则积滞而成疳。是积者疳之本，疳者积滞标也。盖积郁既久，则生热，热蒸既久，则生虫，有热有虫而疳成矣。热盛虫盛，而诸恶症生焉。善治者当其有积时，即用药以消除之，则热自退，而虫不生。此能治其本者也。及其既成，用莪术、三棱、槟榔、厚朴等药以消积，川黄连、胡黄连等以清热，使君子、芜荑、川楝、芦荟等以杀虫。此治本而兼治其标者也。循此法而早治之，未有不得痊安。但恐治之既晚，而胸陷腹满，骨露齿张，肌硬目闭等症交作，则元气已脱。虽卢扁复生，难为力矣。然消积清热杀虫，此古人治疳要法，必用此先除其病，然后可以加补养。近世治疳者，杂用参术诃蔻等剂者，非盖疳积之源，虽由脾胃虚弱。然当其有

积有痈时，而投以补剂，适足以增其积滞，益其郁热，是助病而非除病也。其有痈泻已久，脾胃极虚，而不可单攻者，当兼用六神散与肥儿丸相间服之，此攻补兼施活法也。

六神散

人参　白术炒　茯苓　甘草炙　山药炒　白扁豆姜水浸，去壳炒　生姜二片　大枣一枚

肥儿丸

三棱　莪术　青皮俱醋炒　神曲炒　川黄连　胡黄连　使君子去壳，浸透去皮，各一两　芦荟　坚槟榔　香附子炒　陈皮去白　麦芽炒

虚　羸

母气不足，则羸瘦肉极。大抵小儿羸瘦，不生肌肤，皆为脾胃不和，不能饮食，故血气衰弱，不能荣于肌肤也。挟热者即温壮身热，肌肉微黄；挟冷者即时时下痢，唇口青白。又小儿经诸大病，或惊痫，或伤寒，或温壮而服药，或吐利发汗，病瘥之后，气血尚虚，脾胃犹弱，不能传化谷气，以荣身体，故虚羸也。冷者，木香丸主之；热者，胡黄连丸主之。伤寒后虚羸者，竹叶汤主之，常服四君子汤、异功散、参苓白术散及橘连丸、肥儿丸等。

木香丸

黄连净，三钱　木香　紫厚朴姜制　夜明砂隔纸炒，各二钱　诃子肉炒，一钱

胡黄连丸

胡黄连半两　没药　木香各二钱半

癖　疾

小儿身瘦肌热，面黄腹大，或吐泻，腹有青筋，两胁结硬，如碗之状，名乳痈癖，俗呼奶癖是也。乳痈得之绵帛太厚，乳食伤多，太热则病生肌表，太饱则必伤于肠胃。生于肌表者，赤眼，丹瘤，疥癣，痈疖，眉炼赤白，口疮，牙疳宣烂，及寒热往来，此乳母抱，不下怀，积热熏蒸之故，两手脉浮而数也。伤于肠胃者，吐泻，惊痫，哽气，腹胀，肌瘦面黄，肚大筋青，喜食泥土，揉鼻窍，头发作穗，乳瓣不化，此皆太饱而致然也。久而不愈，则成乳痈，两手脉沉而紧，此其辨也。以上诸证，皆乳母怀抱，奉养过度之罪，丁香化癖散主之。

化癖丸

主癖结气块在胁之间，日久不化，乍寒乍热，脏腑不调，米谷不消，哽气喘促，胸腹满闷。

南木香　陈皮去白　莪术炮剉　三棱炮剉　青皮用巴豆九粒去皮膜心，微炒热去巴豆　枳壳去瓤麸炒　槟榔各半两　白术　丁香各二钱　细辛烧存性，四钱

龟　胸

肺热胀满，攻于胸膈，即成龟胸，又乳母多食五辛，亦成。乳母乳儿，常捏去宿乳，夏常洗乳净，捏去热者。若令儿饮热乳，损伤肺气，胸高胀满，令儿高胸如鬼，乃名龟胸。盖风痰停饮，聚积心胸，再感风热，肺为诸脏华盖，居于膈上，水其泛溢，则肺为之浮，日久凝而为痰，停滞心胸，兼以风热内发，其外证唇红面赤，咳嗽喘促，致胸骨高如覆掌。治法，宽肺化痰利膈，以除肺经痰饮，先用五苓散，和宽气饮，入姜汁葱汤调服。若投药愈而复作传变，目睛直视，痰涎上涌，兼以发搐，则难治矣。要之龟胸龟背，多因小儿元气未充，腠理不密，风邪所乘，或痰饮郁结，风热交攻而致。治当调补气血为主，而以清热消痰佐之。若因乳母膏粱厚味者，当以清胃散治其母，子亦服少许。

宽气饮

杏仁去皮尖炒　桑白皮炒　橘红　苏子炒　枳实麸炒　枇杷叶蜜炙　麦门冬去心　生甘草　苦葶苈

龟　背

坐儿稍早，为客风吹脊，风气达髓，使背高如龟，虽有药方，多成痼疾，以灸法为要。一说，婴儿生后一百八十日髋骨始成，方能独坐，若强令儿坐之太早，即客风寒吹着儿背及脊至骨，传入于髓，使背高如龟之状，以松蕊丹疗之。

松蕊丹

治龟背病。

松花洗，焙干　枳壳去瓤，麸炒　独活　防风去芦，各一两　川大黄炮　前胡　麻黄去节根　桂心各半两

遗　尿

《原病式》云：遗尿不禁为冷。《内经》云：不约为遗尿。《仁斋》曰：小便者，津液之余也。肾主水，膀胱为津液之腑，肾与膀胱俱虚，而冷气乘之，故

不能拘制其水。出而不禁，谓之遗尿，睡里自出，谓之尿床，此皆肾与膀胱俱虚，而挟冷所致也，以鸡肠散主之。亦有热客于肾部，干于足厥阴之经，挺孔郁结极盛，而气血不能宣通，则痿痹而神无所用，故液渗入膀胱，而旋尿遗矢，不能收禁也。薛氏用六味地黄丸，脾肺气虚者，用补中益气汤加补骨脂、山茱萸。曾氏谓：乃心甚传送失度，小肠膀胱关键不能约束，有睡梦而遗者，皆是下元虚冷所致，亦因禀受阳气不足。

鸡肠散

鸡肠一具，男用雌鸡，女用雄鸡，烧存性　牡蛎　茯苓　桑螵蛸炒，各五钱　桂皮去粗皮　龙骨各二钱半

五　迟

五迟者，小儿之步行生齿等，不能如其期也。行迟者，儿自变蒸，至能言语，随日数，血脉骨饰备，髋骨成，即能行。骨是髓养，禀生气血不足者，髓不充强，故骨不成，数岁不能行，麝茸丹主之。或用补肾地黄丸，加鹿茸、五加皮、麝香，则髓生而骨强，自然行矣。齿迟者，因小儿禀受肾气不足，不能上营，而髓虚不能充于骨，又安能及齿，故齿久不生也，芎黄散主之。发迟者，因小儿禀性，少阴之血气不足，即发疏薄不生。亦有因头而秃落不生者，皆由伤损其血，血气损少，不能荣于发也。小儿五迟之证，多因父母气血虚弱，先天有亏，致儿生下筋骨软弱，行步艰难，齿不速长，坐不能隐，要皆肾气不足之故。先用加味地黄丸滋养其血，再以补中益气汤调养其气。又足少阴为肾之经，其华在发，若少阴之血气不足，即不能上荣于发，苣胜丹主之。又有惊邪乘人心气，至四五岁，尚不能言者，菖蒲丸主之。

麝茸丹

治数岁不能行。

麝香别研　鹿茸酥炙黄　生干地黄　虎胫骨酥涂，炙黄　当归洗，焙干　黄芪剉

芎黄散

治小儿齿不生。

川大黄　生地黄各半两　山药　当归　甘草炙，各一分

苣胜丹

治发不生。

当归洗，焙干　生干地黄　芍药各一两　莨胜子二两　胡粉三钱

菖蒲丸

人参　石菖蒲　麦门冬去心　远志去心　川芎　当归酒浸　乳香　朱砂水飞，各一钱

加味地黄丸

治小儿肾气不足五迟。

熟地黄一两　山萸肉一两　怀山药炒　茯苓各一钱　泽泻　牡丹皮各五钱　鹿茸三钱，炙　五加皮　麝香各五分

五　软

五软者，头软、项软、手脚软、肌肉软、口软是也。无故不举头，肾疳之病，项脉软而难收，治虽暂瘥，他年必再发。手软则手垂，四肢无力，亦懒抬眉，若得声圆，还进饮食，乃慢脾风候也，尚堪医治。肌肉软则肉少皮宽，是虽吃食，不长肌肉，莫教泻利频并，却难治疗。脚软者，五岁儿不能行，虚羸脚软细小，不妨荣卫，但服参芪等药，长大自然肌肉充满。口软则虚舌出口，阳盛更须提防，必须治膈，却无妨。唇青气喘，则难调治，宜扶元散统治之。一说，头软者，脏腑骨脉皆虚，诸阳之气不足也，乃天柱骨弱。肾主骨，足少阴太阳经虚也。手足软者，脾主四肢，乃中州之气不足，不能营养四肢，故肉少皮宽，饮食不为肌肤也。口软者，口为脾之窍，上下龈属手足阳明，阳明主胃，脾胃气虚，舌不能藏而常舒出也。夫心主血，肝主筋，脾主肉，肺主气，肾主骨，此五者，皆因禀五脏之气，虚弱不能滋养充达，故骨脉不强，肢体痿弱。

扶元散

人参　白术土炒　茯苓　熟地黄　茯神　黄芪蜜炙　山药炒　炙甘草　当归白芍药　川芎　石菖蒲

五　硬

五硬者，仰头取气，难以动摇，气壅作痛，连于胸膈，脚手心仰而硬，此阳气不营于四末也。经曰：脾主四肢。又曰：脾主诸阴。手足冷而硬者，独阴无阳也，故难治。若肚筋青急者，肝乘脾也，急用六君子汤加炮姜、肉桂、柴胡、升麻以复其真气。若系风邪，当参惊风治之。此证从肝脾二脏受患，当补脾平肝，仍参急慢惊风门治之。《百问》云：如审系风证，依中风治之，必有回

生之理。小续命汤加减。

小续命汤

麻黄去节　人参　黄芩　川芎　芍药　甘草炙　杏仁去皮尖炒　汉防己　官桂去皮,各半两　防风七钱半　附子炮,去皮脐,七钱半

附　种牛痘法

概　说

天花亦名痘疮,此为急性之传染疾患。自古以来,即有此症,流行最广,传延最速,不限区域,不分人类,殆人人具有此病性之素因,故无有一人能获免者。然罹发一次之后,即具有免疫质,可免再发之虞。此症触发之后,始见恶寒头疼,旋见体温上升,且达四十度以上之高热,呕恶谵语,三四日后,先发红斑,既成丘疹,渐为脓疱,于第九日中体温再升。此次之热,为完全化脓之期,颜面肿胀甚盛,咽喉嘶哑,咽下困难。病者在此期中,死者颇多,至十二日或十三日之后,体温始降,脓疱干燥,结痂而愈。愈后留有疤结之痕,且为终身之憾矣。自牛痘术发明之后,预防有策,从此无辜之婴孩,沾惠良不浅鲜焉。

施　术

种痘施术之时,医生当坐于室中明亮处,使受痘之小儿,露出上膊,以酒精棉花细细洗拭上膊外侧,至无垢而止。再用无菌棉布抹干,乃取已消毒之牛痘刀,并痘苗,置于盘中,移放右侧,嗣以左手执小儿上膊,使紧张其皮肤,以右手拇中指三指,执定痘刀,如执铅笔状,以小指环抵于上膊面。刀与皮肤作四十五度角,轻轻浅切,切线不可过长,约有一分许,深达皮肤黏膜层,以红润为度,不可使甚出血,如流血过多,痘浆必被冲去,失其效力,切宜戒之,连切五处。或一手单种,或二手并种,均无不可。每处相离,须在一寸以上。其开切之式,有单线者,十字纹者,星状式者之别。而对于将来之发痘力,则单线为弱,十字纹次之,星状最强。单线切开状,宜于人种苗,用牛痘苗,则宜十字形或星状形也。

器　械

器械中之最要者,为痘刀与痘盘。痘刀之式甚多,迄今之最通用者,为柳

叶刀，状如柳叶而小，采浆种痘均可用之，消毒亦便，又有矛刀，头似矛而薄小，柄用铁制，长而重，用之切种，不必甚加力。以其重而切开皮肤时，不必加力，皮肤即开。亦不至过深，运用便利，消毒亦易。此外尚有束针刀者，以数针聚作一束，藏之管中。一端有弹机，压之则针锋出露，不见针形，小儿可免危惧之心。惟以消毒不便，易传染病毒，致有痘疱溃烂之虞。且痘刀每易生锈，故每用后，宜以酒精棉拭净血痕，涂油而藏之。痘盘则以厚玻璃片为之，一面有凹窝，用以盛痘浆用也。

痘 苗

有人化痘苗、天然牛痘苗二种。人化痘苗者，系以患痘儿之浆制成者，用此种痘浆最易梅毒、丹毒、结核等之传染病，故其为用，不若天然牛痘之为优。惟天然牛痘，须用新鲜者，倘存贮已久，则将失其效力。我国官家，无制造痘苗发卖专所。今所用者，惟仰他国之制造品，且远僻内地，不能遍及，故不得不兼用人化痘苗，以辅不及。惟采苗时，尤宜十分注意，慎重选择，以免遗患。故小儿必择六月以上，体质健全，营养佳良者，及无梅毒，无腺病，无结核，无皮肤病，及未染天痘等之小儿，父母健全。初次种痘，发痘在二颗以上者为度，其痘疱成熟之后，带有真珠色泽，不过大，不破溃，无血液秽暗赤色者为佳。若色泽不润，发痘一颗者，不可采用。纯牛痘苗，系采之于牛身，其牛痘苗系永远传种于犊身，并不移植于人体，故其效力伟大。其采制之时，又最慎重，严密消毒，一无遗患。荷兰国自古即有制而出售者，近日本梅野氏所制之痘苗，其效力亦能永种不灭云。

消 毒

种痘时小儿之膊，医师之手，接种之器械，均须清洁以消毒之，否则种后，传染病即由此引入，故消毒法，实为预防后患之要务。消毒水，用五千倍之升汞或二十倍至五十倍之石炭酸水，洗涤手掌，再用酒精棉花，抹拭手指。种痘之刀，一人用过之后，至第二人，亦必加以消毒，至要至要。

时 令

种痘之时，四季俱可，惟酷暑严寒时，宜避之。因此时痘疱易于发育，痘浆易于分解，或不发育，继起险症。最为适宜者，为春秋二季，惟天花流行之时，不论冬夏，不问年龄，凡生后未经种者，或种痘已过三四年者，悉宜种之。

年　龄

小儿初种痘，以生后六月至十月为最佳，因此时体质最健，抗力最强，知识浅薄，不感苦楚故也。六月以下之儿，种亦无妨，惟切线宜短，颗数应少耳。初种之后，至七岁时，再为种之，有定十三岁，二十岁，三十岁，各种一次者，迄今尚无定论。

感　应

凡种痘善感应者，种后第一二日，施术部微现外伤之反应，针痕周围见淡红小斑，稍肿起，未几消灭。有时无之，至第三日，针痕部发轻炎，生小红点，稍隆起。但经过慢者，至第四五日始见之。至第四日，起赤色小结节，稍硬固，且隆起，即谓蕾疹。至第五日，结节尖端生小水疱，周围渐肿起，围以红晕。至第六日，水疱增大，变脓疱状，中央凹陷，周围隆起，疱中浆液稀薄，透明，稍带蓝色，红晕亦增大。至第七日，痘疱已成熟，诸症益加烈。此成痘疱之形状，随种法而异。刺肿，则大圆形；单线切，则椭圆形；十字切，则花瓣形。既成熟之痘疱，以显微镜检之，则见痘疱内表皮之黏液层，作多数小疱，内含浆液，宛如蜂巢，互相分隔。故采痘浆，须将各小疱个个切开，此时痘浆透明弱黄，放蛋白石光。检以显微镜则见赤血球、白血球、纤维素之凝固物外，更含各种有机小体。至第八日，痘疱发育至极，疱液充实，变成真正脓疱，大如豌豆，因皮肤紧张，带真珠光，中心现褐色，周围益肿胀，稍感疼痛。红晕著大，色红如火，或发高热，或发清热，或全无热，或倦怠厌食，或见颜面苍白，或觉腋下疼痛，腋窝腺肿起，知觉过敏，小儿颇不安。有时漏少量之蛋白尿。至第九日，红晕益大，色泽较著，脓疱亦增其容积，有时破开。至第十日，痘浆酿脓，作白浊色黄色脓液，痘疱发育达极度。中央稍凸起，其形扁圆。有热者，渐退热。至第十一日，痘疱形状，不复变化，自此始收靥。自中心向周围渐干燥，变褐色，红晕亦退。至第十二日，炎症稍散，结褐黑色坚实痂皮。因皮肤紧胀，不能剥落。至第二十一日，始剥痂，遗瘢痕，即痘疱是。圆形或椭圆形，其初赤色平滑，久之则白色凹陷，底面网状不整，终身鲜明，不生毛发，有时略能消失。如再三种痘，其经过轻则速，六七日遂化脓，而只生结节，或形成水疱，不甚化脓，五六日即成熟，至七日已结痂者尤多。

第十章　外科学

第一节　外疡

鬓　疽

鬓疽，属肝胆二经怒火，或肾水不能生木，或风热凝结而成。凡发热作渴者，用柴胡清肝汤。肿焮痛甚者，用仙方活命饮。脓溃用参、芪、芎、归、白芷、银花之类托之。或水不能生木者，用六味丸。气虚者，用补中益气汤，皆当滋其化源为善。

柴胡清肝汤

柴胡　生地各一钱五分　当归　赤芍一钱五分　川芎一钱　连翘二钱　牛蒡一钱五分　黄芩一钱　山栀　天花粉　甘草节　防风各一钱

仙方活命饮

肿伤疡再起，赤肿焮痛。

穿山甲三大片　皂刺五分　归尾一钱五分　甘草节一钱　金银花三钱　赤芍药炒　乳香　没药各五分　花粉一钱　防风七分　贝母一钱　陈皮一钱五分　白芷一钱

六味丸

生津止渴。

茯苓　山药　丹皮各四两　山萸肉五两，去核　泽泻三两，蒸　熟地八两，捣膏酒煮

补中益气汤

气虚劳倦，口干发热，头痛恶寒，脉洪大无力，及下陷足肿等症。

黄芪一钱五分　甘草炙　人参　当归　白术各一钱　升麻　柴胡　陈皮各三分加或　麦门冬　五味子炒，各五分

大　头　瘟

大头瘟，因少阳之火，上至高顶，故通首俱肿，其形如疔毒之走黄，不日肿，但无顶象，红肿中自有水疱耳。肿至半头者治，若一头红肿则险甚矣。宜

用黄连、犀角、石膏等味，或普济消毒饮加减治之。

普济消毒饮

黄芩 黄连各二钱 人参二钱 陈皮去白 玄参 甘草 柴胡 桔梗各一钱五分 连翘 马勃 牛蒡 板蓝根 升麻 僵蚕各五分

玉 枕 疽

玉枕疽，太阳膀胱湿热凝滞而成。红肿有脓者生，紫黑阴陷者死。神授卫生汤，托里消毒散，透脓散，量时用之。

透脓散

治痈疽内脓已成。

黄芪四钱 穿山甲一钱 川芎三钱 当归二钱 皂角刺一钱五分

托里消毒散

补虚托毒令其速溃。

人参 川芎 白芍 黄芪 当归 茯苓 金银花各一钱 白芷 甘草 皂角针 桔梗各五分

神授卫生汤

治痈疽初起，能宣热散风，行瘀活血，解毒散肿，疏通脏腑。

羌活八分 防风 白芷 穿山甲 沉香 红花 连翘 决明各六分 银花 皂角刺 归尾 甘草节 花粉各一钱 乳香五分 大黄二钱，酒拌炒

耳 后 发

耳后发，属于手少阳三焦、足少阳胆经。色红者怒火所致，色白者痰气所生。有头高肿易治，无脓软陷者不治。仙方活命饮主之。

夹 车 毒

夹车毒，是足阳明胃经穴也，因穴定名，兼手少阳三焦地位，是怒火积热所致，犀角升阳散火汤主之。凡牙边出臭水者不治。

犀牛角升麻汤

初起清解。

犀角二钱五分 升麻一钱五分 黄芩八分 白附子八分，面里煨热 生甘草五分 白芷八分 川芎八分 羌活一钱二分 防风八分

升阳散火汤

过服寒药，以致肌冷凝结，坚硬难消难溃者。

川芎六分　蔓荆子　白芍　防风　羌活　甘草半生半炙　人参各一钱　柴胡　香附各一钱五分　葛根一钱　升麻一钱　僵蚕一钱五分

耳　根　痈

耳根痈，是手太阳小肠经，连及足阳明胃经风热所致。与夹车毒相似，但非齿痛，不可不辨。宜仙方活命饮。

发　颐

发颐，因伤寒用药发散未尽，转化为热，以致项之前后，或单或双，结肿疼痛。初起表散，后宜托里。表散用荆防败毒散，托里用托里消毒。

荆防败毒散

寒热头疼，腮项俱肿。

荆芥　防风　羌活　独活　前胡　柴胡　桔梗　川芎　枳壳　茯苓各一钱人参　甘草各五分

颧　骨　疽

颧骨疽，上焦阳明郁火所致。《灵枢经》云，心病者颧面赤。又云，肾病者颧骨面黑，然则赤者。与黄连安神丸降心火，补心丸养心血。黑色者，以地黄丸滋肾水。不可执于阳明郁火也。

黄连安神丸

黄连净酒炒，一钱五分　朱砂细研水飞　生地黄　当归头各一钱　甘草炙，五分

补心丸

川芎　全当归酒洗　生地黄各一两五钱　人参　甘草各一两　远志去心，二两五钱酸枣仁炒　柏子仁去油，各三两　金箔二十片　麝香一钱　琥珀三钱　茯神去皮木，七钱　朱砂另研　牛胆南星各五钱　石菖蒲六钱

破　腮　毒

破腮毒，属阳明胃经之火。此处难敛，必说明方可针之，否则以不敛归咎。然越三载亦可愈，宜柴胡葛根汤。

柴胡葛根汤

柴胡　葛根　石膏　花粉　黄芩各一钱　甘草五分　牛蒡　连翘　桔梗　升麻三分

脑　疽

脑疽，属太阳膀胱经。初起肿赤痛甚，烦渴饮冷，脉洪数有力，湿热上涌也。满肿，肿微痛，渴不饮冷，阴虚火炽也。口舌干燥，小便频数，或淋漓作痛，肾水亏损也。若色暗不溃，溃而不敛，乃阴精消涸，名曰脑烁，不治。初起宜表散，万灵丹。不溃宜内托，神功散。溃后酌用十全汤或养营汤。

保安万灵丹

大加表散。

苍术八两　全蝎　石斛　明天麻　当归　甘草炙　川芎　羌活　荆芥　草乌汤泡去皮　何首乌各一两　明雄黄六钱

神功内托散

发背脑疽，不作腐溃，脉细身凉者宜。

当归　白术　黄芪　人参各一钱五分　白芍　茯苓　陈皮　附子各一钱　木香　甘草炙，各五分　川芎一钱　山甲炒，八分

十全大补汤

溃后作痛，元气虚也。

人参　白术　茯苓　川芎　当归　白芍　熟地　黄芪　肉桂各一钱　甘草炙，五分

人参养荣汤

发热恶寒，不能收敛。

白芍一钱五分　陈皮　黄芪　桂心　当归　白术　甘草各一钱　熟地　五味子　茯苓各八分　远志五分

瘰　疬

瘰疬之症，多生于耳前后项腋间，肝胆部分，不问大小，其脉左关弦紧，右尺洪数者，乃肾水不能生肝木，以致胆火燥而筋挛，止宜补形气，调经脉，滋肾水，其疮自消散。使不从本而治，妄用伐肝之剂则误矣。盖伐肝则脾土泻而损五脏之原，可不慎哉。如缠颈至胸溃烂，精神怯薄者不治。防风解毒汤，

连翘消毒饮，小柴胡汤，逍遥散，滋荣散坚汤，益气养荣汤等并主之。

防风解毒汤

风毒瘰疬，手足少阳部分，耳项结肿，或外寒内热，痰凝气滞者。

防风　荆芥　桔梗　牛蒡子　连翘　甘草　石膏　薄荷　枳壳　川芎　苍术　知母各一钱

连翘消毒饮

热毒瘰疬，湿痰作痛，不能转侧者。

连翘　陈皮　桔梗　玄参　黄芩　赤芍　当归　山栀　葛根　射干　花粉　红花各一钱　甘草五分

小柴胡汤

寒热兼瘰疬。

柴胡八分　半夏一钱　人参一钱　甘草五分　黄芩一钱　生姜二片　大枣三枚

逍遥散

散郁调经，潮热恶寒。

当归　白芍　茯苓　白术　香附各一钱　黄芩五分　陈皮一钱　薄荷五分　甘草六分　生胡八分

滋荣散坚汤

忧伤潮热，瘰疬坚硬肿痛未溃者。

川芎　当归　白芍　熟地　陈皮　茯苓　桔梗　白术　香附各一钱　甘草　海蛤粉　贝母　人参　昆布各五分　升麻　红花各三分

益气养荣汤

治七情抑郁，劳伤气血，颈项筋缩，结成瘰疬如贯珠，谓之筋病。

人参　茯苓　陈皮　贝母　香附　川芎　黄芪　熟地　白芍各一钱　甘草　桔梗各五分　白术二钱

八珍汤

气血俱虚。

人参　白术　茯苓　川芎　当归　白芍　熟地黄各一钱　甘草炙，五分

归脾汤

滋养心脾。

白术土炒　茯神　黄芪　枣仁炒　龙眼肉各一钱　木香　人参　甘草炙,各五分
当归一钱,酒洗　远志五分,去心

猛　疽

疽发嗌中,名曰猛疽,又曰喉痈。属任脉及手少阴、手少阳积热忧愤所致。
宜清热攻毒,清咽利膈汤或黄连解毒汤均可用。

天 疱 疮

天疱疮,形如水疱,皮薄而泽,乃太阴、阳明风热所致,故见于皮毛肌肉
之间。宜清火凉血,用解毒泻心汤。热解则愈,此症不独颈项有之。

解毒泻心汤

心经火旺,酷暑时临,天疱发及遍身者。

黄连　防风　荆芥　山栀　黄芩　牛蒡子　滑石　玄参　知母　石膏各二钱
甘草　木通各五分

肩　疽

肩系手足三阳交会之所,此处发疽,由风热蕴结,或负重伤损而然,内疏
黄连汤主之。

内疏黄连汤

木香　黄连　山栀　当归　黄芩　白芍　薄荷　槟榔　桔梗　连翘各一钱
甘草五分　大黄二钱

发　背

发背,属膀胱、督脉,其名虽多,要惟阴阳二字尽之。其形焮赤高肿,发
热疼痛,饮食颇进,脉洪数而有力者,为痈,热毒之证也,属阳易治。若漫肿
微痛,色暗作渴,烦闷便秘,饮食少思,脉洪数无力,或微细者,阴虚之证也,
属阴难治。其或脓出反痛,脓水臭败,烦躁时嗽,腹痛渴甚,饮食不进,泻利
无度,小便如淋,此恶症也,皆不可治。凡属阳证,而神气清爽,饮食如常者,
不可骤补,若外似有余,内实不足,脉微细而无痰嗽之疾,初起即当用参芪以
峻补之,否则恐难结局也。方用琥珀蜡矾丸及回阳三建汤等。

琥珀蜡矾丸

护膜护心,恐其攻毒。

白矾一两二钱　黄蜡一两　雄黄一钱二分　琥珀一钱,另研极细　朱砂一钱二分

蜂蜜二钱

回阳三建汤

阴疽危症。

附子　人参　黄芪　当归　枸杞　陈皮　山萸肉各一钱　木香　甘草　紫草　厚朴　苍术　红花　独活各五分

肾 俞 发

肾俞发，生于足太阳膀胱十四椎肾俞穴也，穴在两腰陷肉之间。由房劳太过，伤肾水而发。红活高肿，作脓者生。紫黑干枯，不作脓者，为真阴内败，不治。又咳嗽呕哕，腰间似折，不能俯仰者，亦不治。

金匮肾气丸

腰肾溃疡。

熟地四钱　山萸肉　怀山药各二两　茯苓　丹皮　泽泻各一两五钱　附子泡肉桂各五钱

乳痈乳岩

乳房属阳明胃经，乳头属厥阴肝经。男子房劳恚怒，伤于肝肾。妇人胎产忧郁，损于肝脾。凡乳房肿痛，色紫或渐肿色白，虽有阴阳之别，然或散或溃，总属胆胃气血壅滞，名曰乳痈，易治，宜荆防牛蒡汤、橘叶瓜蒌散、复元通气散、回乳四物汤、疏肝流风饮等选用。若内结小核，积日渐大，或巉岩崩破，如石榴，或内溃深洞，血水滴沥，此属肝脾郁怒，气血亏损，名曰乳岩，难治。如初起知觉，即益气养荣，服大补之剂，犹可消散，若行气补血则速成，至大如鸡卵，或溃时出水，或出血，虽仙手无能为矣，人参解郁汤、清肝解郁汤选用之。

荆防牛蒡汤

外吹，寒热肿痛。

荆芥　防风　牛蒡子炒研　金银花　陈皮　花粉　黄芩　蒲公英　连翘去心皂刺各一钱　香附子　甘草生，各五分

橘叶瓜蒌散

寒热退，仍肿。

橘叶二十个　瓜蒌半个或一个　川芎　黄芩　橘子生研　连翘去心　石膏煅柴胡　陈皮　青皮　甘草生，各五分

复元通气散

毒气滞塞不通。

青皮　陈皮各四两　瓜蒌仁　穿山甲各二两　金银花　连翘各一两　甘草二两, 半生半炙

回乳四物汤

产妇无儿吃乳, 致乳汁肿胀坚痛。

川芎　当归　白芍　生地各二钱　麦芽二两, 炒为粗末

疏肝流风饮

乳痈乳癖, 由乎肝郁不舒。

当归二钱　白芍一钱五分　柴胡五分　黄芩一钱五分　郁金一钱　丹皮二钱　山栀一钱五分　夏枯草四钱　薄荷一钱

人参解郁汤

郁火成核。

人参　茯苓　白术各一钱　甘草五分, 炙　川芎　当归　白芍　生地　陈皮土贝各一钱　柴胡　丹皮一钱

清肝解郁汤

乳结肿硬, 不疼, 不痒, 此忧郁气滞。

陈皮　白芍　川芎　当归　生地　半夏　香附各八分　青皮　远志　茯神贝母　苏叶　桔梗各六分　甘草　山栀　木通各四分

腹　痈

腹痈, 生于皮里膜外, 起于膏粱、七情、火郁、脾虚气滞而成。其患漫肿坚硬, 肉色不变, 脓未成也。肿软或色赤, 脓以成也。未成, 用行经活血之药。已成, 速针之。宜参苓白术散, 扶脾胃壮元气为主。若脓多而不针, 腹皮厚而膜脆, 易至内溃, 为患不小。

参苓白术散

泻久脾虚, 饮食少进。

人参　茯苓　白术土炒　陈皮　山药　甘草炙, 各一斤　扁豆炒, 十二两　莲肉炒　砂仁　苡仁炒　桔梗各半斤

腋　痈

腋痈，生肩下隙，属手少阴心经、手厥阴心包络风热所致。亦有怒气伤肝，火郁而成。其见症坚硬如石，积久溃而出水，难以收功。宜柴胡清肝汤。

胁　痈

胁痈，因心肝火盛，虚中有热而发。属手厥阴心包络、足厥阴肝经。以柴胡清肝汤为主。胁肋发疽，属足厥阴肝经、足少阳胆经之积热。治略同。

臂　痈

肘之内生痈，属三阴经，乃心、肺、包络郁火，宜荆防败毒散，引经用黄连、升麻、柴胡。肘之外生痈，乃胃、大小肠积毒，引经用藁本、升麻、柴胡。若漫肿白色无头，服败毒药不效者，十全大补汤加桂枝、桔梗。

手 发 背

手发背痈疽，是三阳经风热郁滞而成。手心红肿，名穿掌。若偏于掌边者，名穿边，此手厥阴心包络积热所致。俱宜羌活散及内疏黄连汤。

羌活　当归各二钱　独活　乌药　威灵仙各一钱五分　升麻　前胡　荆芥　桔梗各一钱　生草五分　肉桂三分

鹅 掌 风

鹅掌风，由足阳明胃经血热受寒，以致紫斑白点，久则枯厚破裂。又或时疮余毒未尽之故。祛风地黄丸主之。

祛风地黄丸

生地　熟地各四两　白蒺藜　川牛膝酒洗，各三两　知母　黄柏　枸杞子各二两　菟丝子酒制　独活各一两

紫白癜风

紫白癜风，紫因血滞，总由风湿凝滞毛孔，气血不行而致，遍体皆然，不独一手一指也，胡麻丸主之。

胡麻丸

大胡麻四两　防风　威灵仙　石菖蒲　苦参各二两　白附子　独活各一两　甘草五钱

罗 疔

罗疔，生于螺纹内。蛇头疔，起于指端。由手之三阴、三阳积毒攻注而然。如大指少商穴，是手太阴肺经。中指中冲穴，是手厥阴心包络。小指内侧少冲穴，是手少阴心经。食指商阳穴，是手阳明大肠经。无名指关冲穴，是手少阳三焦。小指外侧少泽穴，是手太阳小肠经。诸筋之邪火注于指头，则成罗蛇疔矣。初起麻木不仁，或寒冷如冰，肿胀至于手丫手背，彻心大痛，日夜无寐，此时罗内安然，穿溃反在手丫左右，渐溃至原所，若有调理，约百日腐烂出骨而愈。若初起不冷者，从肿胀痛极，不致脱骨，轻于前症矣。急用仙方活命饮、蟾酥丸辈。

臀 痈

臀，太阳膀胱部分也，居小腹之后，道远位僻，气血罕到。湿热凝滞者，患必红肿，自当活血散瘀，清利湿热，活血散瘀汤主之。然过于寒凉克伐，致令软馅无脓，根散不痛，烦躁谵语，痰喘气粗，恍惚不宁，反为不治，黄芪内托散主之。若属阴分而白肿无头者，毋伤脾胃，毋损气血，但当固本为主。

活血散瘀汤

川芎　当归　防风　赤芍　苏木　连翘　天花粉　皂角针　红花　黄芩枳壳各一钱　大黄二钱

黄芪内托散

黄芪　当归　川芎　金银花　皂角针　穿山甲　甘草各一钱

脏 毒

脏毒，属大肠，由醇酒厚味，勤劳辛苦，蕴毒流注肛门而成。发于外者，多实热，脉数有力，肛门突肿，大便秘结，小水不利，以通为主，属阳易治。发于内者，属阴虚湿，内脏结肿刺痛，小便淋沥，大便虚秘，寒热咳嗽，脉数虚细，以滋阴为主。属阴难治，候脓出则安。又有蕴毒注结肛门，内蚀串烂，污水流通，不食作渴者死。黄连除湿汤、凉血地黄汤、内托黄芪散、内沃消雪汤等，斟酌症情用之。

黄连除湿汤

脏毒初起，湿热流注肛门，结肿疼痛，小水不利，大便秘结，身热口干，脉数有力，或里急后重。

黄连　黄芩　川芎　当归　防风　苍术　厚朴　枳壳　连翘各一钱　甘草五分

大黄　朴硝各一钱

凉血地黄汤

脏毒已成未成，或肿或不肿，肛门疼痛，大便坠重，或泄或秘，时常便血，头晕眼花，腰膝无力。

川芎　当归　白芍　生地　白术　茯苓各一钱　黄连　地榆　人参　山栀　花粉　甘草各五分

内托黄芪散

脏毒已成，红色光亮，已欲作脓者。

川芎　当归　陈皮　白术　黄芪　白芍　穿山甲　皂角针各一钱　槟榔三分

内沃消雪汤

治痈疽发背，内痈脏毒初起，坚硬疼痛者。

青皮　陈皮　乳香　没药　连翘　黄芪　当归　甘草节　白芷　射干　天花粉　穿山甲　贝母　白芍　金银花　皂角刺各八分　木香四分　大黄二钱

肛痈

肛痈，即脏毒之类，其成患之由，大略相同。但肛痈生于肛侧，或在上后在下，结肿如栗，破必成漏，酒伤戒酒。患此症者，慎起居，远嗜欲，节饮食，其漏自痊。若虚劳吐血，久嗽痰火，必致通肠，大便时其屎夹入，其痛异常，则名偷屎疽，势必沥尽气血而亡，非药能疗。参观脏毒施治可也。若脱肛属大肠气血虚而兼湿热，肺与大肠相表里。肺实热则秘结，肺虚则脱出。又肾主大便，故肾虚者多患此症。气虚者，补中益气汤为主，或加芩、连，或加桂、附。肾虚者，六味丸，虚寒者，八味丸，各因证而治之。

痔漏

痔漏，属肝脾肾三经。故阴精亏损者多成漏症，若由大肠二经风热者，热退自愈。不守禁忌者，亦成漏症。痔分内外，生于肛内者为雌痔，无形血出。生于肛外者为雄痔，有形出血。大约大便作痛者，润燥除湿。肛门坠痛者，泻火除湿。小便涩滞者，清肝导湿。其成漏者，养元气、补阴精为主。防风秦艽汤三黄二地汤、脏连丸、胡连追毒丸、黄连闭管丸，皆其要方也。

防风秦艽汤

痔疮不论新久，肛门便血，坠重作痛。

防风　秦艽　当归　川芎　生地　白芍　赤茯苓　连翘各一钱　槟榔　甘草

栀子　地榆　枳壳　槐角　白芷　苍术各六分

三黄二地汤

肠风诸痔，便血不止，及面色萎黄，四肢无力。

生地　熟地各二钱五分　苍术　厚朴　陈皮　黄连　黄柏　黄芩　归身　白术　人参各一钱　甘草　防风　泽泻　地榆各六分　乌梅一个

脏连丸

治痔无论新久，但举发便血作痛，肛门坠重。

黄连八两，研净末　公猪大肠肥者一段一二寸，水洗净

胡连追毒丸

治痔不拘远年近日，有漏通肠污从孔出者，先用此丸追尽毒脓，服后丸药，自然取效。

胡黄连一两，切片，姜汁拌炒　刺猬皮二两，炙，切片，再炒黄研末　麝香二分

黄连闭管丸

胡黄连净末，一两　穿山甲香油内炸黄　石决明煅　槐花微炒，各五钱

悬　痈

悬痈生于阴囊之后，谷道之前，若悬物然，故名，是足三阴亏损之症。此处肉里如缕，易溃难合。九龙丹、滋阴八物汤主之。

九龙丹

木香　乳香　没药　儿茶　血竭　巴豆不去油

滋阴八物汤

当归　生地黄　白芍药酒炒　川芎　丹皮　花粉各一钱　泽泻五分　甘草节一钱

囊　痈

囊痈，属肝肾二经阴虚湿热下注。丹溪云，但以湿热，入肝施治，佐以补阴，虽脱可治，故宜消补兼施。若专攻其疮，阴道愈虚，必生他患矣。宜清肝渗湿汤，或滋阴内托散。

清肝渗湿汤

黄芩　栀子　当归　生地　白芍药酒炒　川芎　柴胡　花粉　龙胆草酒炒，各一钱　生草　泽泻　木通各五分

滋阴内托散

当归　熟地　白芍药酒炒　川芎各一钱五分　穿山甲炙　泽泻　皂刺各五分
黄芪一钱五分

阴　疮

妇人阴疮，因七情郁火，伤损肝脾，湿热下注，宜逍遥散、龙胆泻肝汤等。
亦有宜补益者，补中、归脾等酌用之。

膝　疡

膝之肿痛非一端，如两膝疼痛，寒热间作，股渐小而膝独大者，名鹤膝风，
此足三阴阳虚，风邪乘虚而入，故有此亏损之症。初起宜独活寄生汤，后服大
防风汤，温暖经络。

若一膝引痛，微红而软，名膝游风。膝之两旁肿痛，名膝眼毒。膝盖上白
肿而痛者，属阴分，为膝疽。红肿而痛者，属阳分，亦名膝痈。膝之下面弯曲
处，名委中毒。大约活命饮加牛膝为主。

独活寄生汤

肝肾虚弱，风热内攻，足胫缓纵，膝痹挛重。

独活二钱　茯苓　川芎　当归　防风　白芍　细辛　人参　桂心　杜仲　牛
膝　秦艽　熟地　桑寄生各一钱　甘草五分

大 股 疽

大股之内，阴囊之侧，在左为便毒，在右为鱼口。在夹缝之中，形长而肿
者，为横痃，属厥阴肝经，因欲心不遂，或强固其精，以致败精瘀血，凝聚而
成。治当散滞行瘀，如红花散瘀汤之类是也。

生于股之正面，伏兔穴处，属阳明胃经。股之内侧，名阴疽，属足之三阴。
股之外侧，名咬骨疽，属足之三阳。股之下面，左为上马痈，右为下马痈，属
足少阴肾经，足太阳膀胱经。寒热疼痛漫肿无头，俱宜早治。如活命饮加牛膝、
木瓜、防己之类。若红活高肿者易治。腿脚沉重者，虎潜丸。焮肿疼痛者，当
归拈痛汤。

红花散瘀汤

瘀精浊血凝结，小水涩滞者。

当归尾　皂角针　红花　苏木　僵蚕　连翘　石决明　穿山甲　乳香　土
贝母各一钱　大黄三分　牵牛二钱

虎潜丸

腿脚沉重，行步艰难。

黄柏　知母　熟地各三两　龟甲四两，炙　白芍　当归　牛膝各一两　虎胫骨　锁阳　陈皮各一两五钱　干姜五钱

当归拈痛汤

腿游风形如堆云，焮肿疼痛。

当归　羌活　茵陈蒿　苍术　防风各一钱　苦参　白术　升麻各七分　葛根　泽泻　人参　知母　黄芩　甘草各五分　黄柏三分

小股疽

小股生疮，外臁属足三阳，内臁足三阴。或因饮食起居，亏损肝肾，或因湿热下注，瘀血凝滞，或因磕损搔痒，脓水淋漓，则为股蛀，此湿热为患，足小肚生疽，红肿坚硬，名黄鳅痈，一名腓腨发，此足少阴肾经肾水不足，积热所致。或祛湿热，或补肾，各因证施治。参观大股疽及膝疡可也。

足疡

足疡，属三阴经，精血亏损，或三阳经，湿热下注。若赤色作痛，而脓清者，元气虚而湿毒壅盛也，先服活命饮，次服补中益气汤、六味丸以补精血。色暗不痛者，肾气败而虚火盛者也，用十全大补汤、加减八味丸，壮脾胃，滋化源，多有得生者。若专攻其疮，复伤元气，必致不起。

疔疮

疔疮之发，或中饮食之毒，或感不正之气，或因蛇虫死畜之秽，多生于头面四肢，或如小疮，或如水疱，或疼痛，或寒热，或麻木，或呕吐恶心，或肢体拘急，或走黄毒气攻心。并宜清热解毒之剂，如黄连解毒汤、五味消毒散、犀角地黄汤、蟾酥丸、琥珀蜡矾丸等。若生两足者，多有红丝至脐，生两手者，多有红丝至心，生唇面口内者，多有红丝入喉。皆急用针挑破其丝，使出恶血，以泄其毒。

黄连解毒汤

治疗疔毒入心，内热口干，烦闷恍惚，脉实者。

黄连　黄芩　黄柏　山栀　连翘　甘草　牛蒡子各等份

五味消毒散

金银花三钱　野菊花　蒲公英　紫花地丁　紫背天葵子各一钱二分

犀角地黄汤

乌犀角　生地　丹皮　白芍各等份

蟾酥丸

治疗疮麻木，或呕吐昏愦等症。

蟾酥二钱，酒化　轻粉五分　枯矾一钱　寒水石一钱，煅　铜绿一钱　乳香一钱　没药一钱　胆矾一钱　麝香一钱　雄黄二钱　蜗牛二十一个　朱砂三钱

流　注

流注，或饮食伤脾，或房劳阴虚，或腠理不密，外邪客之，暴怒伤肝，郁结伤脾，或湿痰流注，或跌扑血滞，产后恶露，皆阴气虚而血注凝也。其形漫肿无头，皮色不变，毋论穴道，随处可生。治宜祛散寒邪，接补元气，若不补气血，节饮食，慎起居，戒七情，而专用寒凉克伐，其不死者幸矣。木香流气饮、通经导滞汤、散血葛根汤、阳和汤、附子八物汤、调中大成汤等并主之。

木香流气饮

湿痰流注。

川芎　当归　紫苏　桔梗　青皮　陈皮　乌药　黄芪　枳实　茯苓　防风　半夏　白芍各一钱　甘草节　大腹皮　木香　槟榔　泽泻　枳壳各五分　牛膝一钱

通经导滞汤

产后瘀血，流注经络，结成肿块疼痛者。

香附　赤芍　川芎　当归　熟地　陈皮　紫苏　牡丹皮　红花　牛膝　枳壳各一钱　甘草节　独活各五分

散血葛根汤

跌扑损伤，瘀血凝滞，结成流注，身发寒热者。

干葛　半夏　川芎　防风　羌活　升麻　桔梗各八分　白芷　甘草　细辛　苏叶　香附　红花各六分

阳和汤

一切阴疽。

肉桂一钱　鹿角胶三钱　白芥子二钱　熟地一两　麻黄五分　炮姜五分　生甘草一钱

附子八物汤

房欲后受寒结肿，或遍身腿脚疼痛，不能步履。

川芎　白芍　熟地　人参　白术　茯苓　当归　附子各一钱　肉桂五分　木香　甘草各三分

调中大成汤

流注溃后，脓水清稀，饮食减少，不能生肌收敛。

白术　茯苓　归身　白芍　陈皮　山药　黄芪　砂仁　远志　甘草各五分　附子　肉桂各八分

附　骨　疽

附骨疽，即俗称贴骨疽也。凡疽毒结余骨际者，皆谓之贴骨痛。然惟两股肉厚处，乃多此症。盖此症之因，有劳伤筋骨者，有嗜酒房劳者，有忧思郁怒者，有风邪寒热所侵者，其端甚微，而后三阴三阳，无不连及，至全腿俱溃，诚危症也，急予五积散及大防风汤。若溃后脉和，虽困弱之甚，只以大补气血为主，皆可保全。若溃见恶症不治，始终不宜用凉药，当用温暖大补之剂，可以收功。

五积散

寒湿客于经络，腰脚酸痛，发热恶寒头痛。

苍术二钱　陈皮　桔梗　川芎　当归　白芍各一钱　麻黄　枳壳　桂心　干姜　厚朴各六分　白芷　半夏　甘草　茯苓各四分

大防风汤

或肿痛，或肿而不痛，宜先疗寒邪。

人参二钱　防风　白术　附子　当归　白芍　川芎　杜仲　黄芪　羌活　牛膝　甘草　熟地各一钱

第二节　内痈

肺　痈

肺痈，其候恶风咳嗽，鼻塞项强，胸胁胀满，咽燥作渴，呼吸不利，甚则四肢微肿，咳唾脓血，其气腥臭，入水则沉，胸中隐隐微痛，右寸脉滑数而实者，肺痈也，其所吐只是涎沫，或脓血，未成宜射干麻黄汤，欲成宜千金苇茎汤，已成宜桔梗白散，溃后宜紫菀茸汤，日久虚羸宜清金宁肺丸，若其脉虽数而虚，则为肺痿，治宜栀子仁汤，涤痰汤，降火涤痰。

射干麻黄汤

风郁于表，肺痈未成。

射干三钱　麻黄　生姜各四钱　细辛　紫菀　冬花三钱　大枣七枚　五味子　半夏各三钱

千金苇茎汤

咳有微热，烦闷，胸中甲错，脓欲成者。

苇茎一两　薏苡仁炒　瓜瓣即冬瓜仁，各三钱　桃仁二钱，去皮尖炒研

外台桔梗白散

吐脓腥臭，咳而胸满。

苦桔梗　贝母各三分　巴豆一份，去皮熬，研如脂

宁肺桔梗汤

溃后胸膈胁肋隐痛不止，口燥咽干，烦闷多渴，自汗盗汗，眠卧不得，咳吐稠痰腥臭，此系痈脓不尽，而兼里虚。

苦桔梗　贝母去心　当归　瓜蒌仁研　生黄芪　枳壳麸炒　甘草节　桑白皮炒　防己　百合去心　薏苡炒，各八分　五味子　地骨皮　生知母　杏仁炒，研　苦葶苈各五分

紫菀茸汤

痈脓已溃，喘满腥臭，浊痰俱退，惟咳嗽咽干，咯吐痰血，胁肋微痛，不能久卧者，此属肺痈溃处未敛，宜清补之。

紫菀茸　犀角末　甘草炙　人参各五分　霜桑叶　款冬花　百合去心　杏仁炒研　阿胶便润炒用，便燥生用　贝母去心　半夏炙，如渴甚去此味加石膏　蒲黄生，各七分

清金宁肺丸

咳嗽日久，浓痰不尽，身热虚羸，渐成劳瘵者。

陈皮　茯苓　桔梗　贝母　人参　黄芩各五钱　麦冬　地骨皮　银柴胡　川芎　白芍　胡黄连各六钱　五味子　天冬　生地酒浸捣膏　熟地捣膏　归身　白术各一两　甘草三钱

栀子仁汤

肺痿发热，潮热，或发狂乱，烦躁，面赤咽痛者。

栀子仁 赤芍药 大青叶 知母各七分 黄芩 石膏 杏仁 升麻各一钱五分 柴胡六分 甘草五分 淡豆豉百粒

涤痰汤

治心火克肺金，久而不愈，转为肺痿，咽嗌雌哑，胸膈痞闷，呕吐痰涎，喘急难卧者，并服之。

陈皮 半夏 茯苓 甘草 麦冬 胆星 枳实 黄连 人参 桔梗各五分 竹茹一钱

胃 脘 痈

《圣济总录》云：胃脘痈，由寒气隔阳，胃口热聚，寒热不调，故血肉腐坏，以气逆于胃，故胃脉沉细，以阳气不得上升，故人迎热甚，令人寒热如疟，身皮甲错，或咳嗽，或呕脓吐血，若脉洪数，脓成也，急排之。脉迟紧，瘀血也，急下之。否则其毒内攻，腐烂肠胃矣。凡胃痈，饮食颇进者可治，排宜赤豆薏仁汤，下宜牡丹皮汤。

赤豆薏仁汤

赤小豆 薏仁 防己 甘草等份

肠 痈

肠痈为病，小腹重强，按之则痛，小便如淋，时时出汗，复恶寒，身皮甲错，皮急如鼓状，甚者腹胀大，转侧有水声，或绕脐生疮，或脓从脐出，或从大便下。《内经》云，肠痈不可惊，惊则肠断而死。患是者，坐卧转侧，皆宜徐缓，静养调理，方可保全。方用大黄汤、活血散瘀汤、薏苡汤、丹皮汤、牡丹皮散等。

大黄汤

治肠痈，小腹坚硬如掌而热，按之则痛，肉色如故，或焮赤微肿，小便频数，汗出憎寒，脉紧实而有力，日浅未成脓者。

大黄炒 硝朴各一钱 牡丹皮 白芥子 桃仁去皮尖，各二钱

活血散瘀汤

产后恶露不尽，或经后瘀血作痛，或暴急奔走，或受重大扑击，气血流注，肠胃作痛，渐成内痈，及腹痛，大便燥者并宜。

川芎　归尾　赤芍　苏木　牡丹皮　枳壳　瓜蒌仁去壳　桃仁去心尖，各一钱　槟榔六分　大黄酒炒，二钱

薏苡汤

脉见洪数，肚脐高突，腹痛胀满，不食，动转侧身，则有水声，便淋刺痛者，痈脓已成。

薏苡仁　瓜蒌仁各三钱　牡丹皮　桃仁各二钱

丹皮汤

腹濡而痛，少腹急胀，时时下脓。

丹皮　瓜蒌仁各一钱　桃仁　朴硝各三钱　大黄五钱

牡丹皮散

肠痈腹濡而痛，以手重按则止，或时时下脓。

人参　牡丹皮　白芍　茯苓　黄芪　薏苡仁　桃仁　白芷　当归　川芎各一钱　甘草　官桂各五分　木香三分

肝痈

朱丹溪曰，肝痈始发，期门穴必隐痛，微肿，令人两脚胀满，胁痛，侧卧则惊，便尿艰难，由愤郁气逆而成。复元通气散、逍遥散、柴胡清肝汤酌用之。

心痈

王肯堂曰，心痈始发，巨阙穴必隐痛微肿，令人寒热，身痛，头面色赤，口渴，随饮随干，由心火炽盛，更兼酷饮嗜热而成，治以凉血饮，及升麻葛根汤。

凉血饮

生地　麦门冬　连翘　天花粉　木通　赤芍　荆芥　车前子　瞿麦　白芷　甘草　薄荷　山栀各等份

升麻葛根汤

治酒毒为病者。

升麻　柴胡　黄芩　白芍　葛根　山栀各一钱　黄连　木通　甘草各五分

脾痈

王肯堂曰，脾痈始发，章门穴必隐痛，微肿。由过食生冷，兼湿热，或瘀血郁滞脾经而成，令人腹胀，咽干燥，小水短涩也，宜大黄汤，赤豆薏苡汤。

肾　痛

王肯堂曰，肾痛，京门穴必隐痛微肿，令人寒热往来，面白不渴，小腹及肋下膜胀塞满，由肾经不足之人，房劳太过，身形受寒，邪气自外乘之而成，五积散主之。

附　外科证治大纲

虚　实　纲

齐氏曰，疮疡之证，有脏腑、气血、上下、正邪、虚实不同也，不可不辨。如肿起坚硬浓稠者，疮疡之实也。肿下软漫脓稀者，疮疡之虚也。大便硬，小便涩，饮食如故，肠漏膨胀，胸膈痞闷，肢节疼痛，口苦咽干，烦躁作渴，身热脉大，精神闷塞者，悉脏腑之实也。泻利肠鸣，饮食不入，呕吐无时，手足厥冷，脉弱皮寒，小便自利，或小便短少，大便滑利，声音不振，精神困倦，悉脏腑之虚也。

凡疮疡肿起色赤，寒热疼痛，皮肤壮热，脓水稠黏，头目昏重者，气血之实也。凡脓水清稀，疮口不合，聚肿不赤，不甚热痛，肌寒肉冷，自汗色暗者，气血之虚也。头痛鼻塞，目赤心惊，咽喉不利，口舌生疮，烦渴饮冷，睡语呀呀者，上实也。精滑不禁，大便自利，腰脚沉重，睡卧不宁者，下虚也。肿焮尤甚，痛不可近，寒热往来，大便秘涩，小便如淋，心神烦闷，恍惚不宁者，邪气之实也。肩背不便，四肢沉重，目视不正，睛不了了，食不知味，音嘶色败，四肢浮肿，多日不溃者，正气之虚也。

又曰，邪气胜则实，正气夺则虚。又曰，诸痛为实，诸痒为虚也。又曰，诊其脉洪大而数者，实也，细微而软者，虚也。虚则补之，和其气以托里也，实则泻之，疏利而导其滞也。《内经》曰，血实则决之，气虚则掣引之。又曰，形伤痛，气伤肿，先肿而后痛者，形气伤也，先痛而后肿者，气伤形也。

立斋云，肿痛赤燥，发热饮冷，便秘作渴，脉洪数而实，即在严寒之令，必用苦寒之剂，泻其阳，以救其阴。若脉细皮寒，泻利肠鸣，饮食不进，呕吐逆冷，是曰五虚，即在盛暑，必用辛热之剂，散其阴，以回其阳。《内经》云，用寒远寒，用热远热，有假者反之，虽违其时，必从其证。此之谓也。

善 恶 纲

痈疽证，有五善七恶，不可不辨。凡饮食如常，动息自宁，一善也。便利调匀，或微见干涩，二善也。脓溃肿消，水浆不臭，内外相应，三善也。神采精明，语声清亮，肌肉好恶分明，四善也。体气和平，病药相应，五善也。七恶者，烦躁时嗽，腹痛渴甚，眼角向鼻，泻痢无度，小便如淋，一恶也。气息绵绵，脉病相反，脓血即泄，肿焮尤甚，脓色臭败，痛不可近，二恶也。目视不正，黑睛紧小，白睛青赤，瞳子上视，晴明内陷，三恶也。喘粗气短，恍惚嗜卧，面青唇黑，便污未溃，肉黑而陷，四恶也。肩背不便，四肢沉重，以溃青色，筋腐骨黑，五恶也。不能下食，服药而呕，食不知味，发呃呕吐，气噎痞塞，身冷自汗，耳聋惊悸，语言颠倒，六恶也。声嘶色败，唇鼻青赤，面目四肢浮肿，七恶者也。

五善者，病在腑，在腑者轻。七恶者，病在脏，在脏者危也。大抵发背，脑疽，脱疽，肿痛色赤者，乃水衰火旺之色，多可治。若黑若紫，则火极似水之象，乃其肾水已竭，精气枯涸也，决不治。又骨髓不枯，脏腑不败者可治。若老弱患此，疮头不起，或肿硬色紫，坚如牛领之皮，脉更涩，此精气已绝矣，不可治。或不待溃而死，有溃后气血不能培养者亦死。

兼 合 症

疮疡发热烦躁，或出血过多，或溃脓大泄，或汗多亡阳，或下多亡阴，以致阴血耗散，阳无所依，浮散于肌表之间，而非火也。若发热无寐，血虚也。兼汗不止，气虚也。发热烦躁，肉瞤筋惕，气血虚也。大渴面赤，脉洪大而浮，阴虚发热也。肢体微热，烦躁面赤，脉沉而微，阴盛发燥也。

李东垣云，昼发热而夜安静，是阳气自旺于阳分也。昼安静而夜发热，是阳气下陷于阴中也。如昼夜俱发热者，重阳无阴也，当峻补其阴。

王太仆云，如大寒而甚热，是无火也，当治其心。如大热而甚，寒之不寒，是无水也，热动复止，倏忽往来，时动时止，是无水也，当助其肾。故心盛则生热，肾盛则生寒。肾虚则寒动于中，心虚则热收于内。又热不胜寒，是无火也。寒不胜热，是无水也。夫寒之不寒，责其无水。热之不热，责其无火。热之不久，责心之虚。寒之不久，责肾之弱。治者当深味之。

疮疡作渴，若焮痛发热，便利调和者，上焦热也。肿痛发热，大便秘涩者，内脏热也。焮肿痛甚者，热毒蕴结也。漫肿微痛者，气血虚壅也。或因胃火消烁而津液短少者，或因胃气虚而不能生津液者，或因胃气伤而内亡津液者，或因胃水干涸口干舌燥者，或先口干作渴，小便频数而后患疽，或疽愈后作渴饮水，或舌黄干硬，小便数而生疽者尤恶也。苟能逆知其因，预滋化源，可免是患。

薛立斋曰，喜热恶寒而呕者，宜温养胃气。脉细肠鸣，腹痛滑泄而呕者，宜托里温中。喜寒恶热而呕者，宜降火。脉实便秘而呕者，宜泻火。若不详究其源，而妄用攻毒之药，则重者不能溃，溃者不能敛。虽丹溪云，肿疡时呕，当作毒气攻心治之。溃疡呕，当作阴痛补之，殊不知此大概言之耳。况今之热毒内攻而呕者，十之一二，脾胃虚寒或痰气而呕者，十居八九。大抵热毒内攻而呕者，必喜凉而脉数，脾气虚寒或痰气而呕者，必喜温而脉弱，故不可不辨明也。又曰，凡痛疽肿赤痛甚，烦躁脉实而呕者有余，当下之，若肿硬不溃，脉弱而呕者，乃阳气虚弱，当补。若呕吐少食者，乃胃气虚寒，当温补脾胃。若痛伤胃气，或感寒邪秽气而呕者，虽在肿疡，当助胃壮气，若用攻伐，多至变症不治。

东垣云，疮疡热毒深固，呕哕心逆，发热而烦，脉沉而实，肿硬木闷，大便秘结，此毒害在脏腑，宜疏通之，故曰疏通其内，以绝其源。又曰，疮疡及诸面赤，虽有伏火，不得妄攻其里，若阳气拂郁，邪气在经，宜发表以去之，故曰火郁则发之。疮疡大便秘结，虚实当分。作渴饮冷，其脉洪大而有力者，属实火。口干饮汤，其脉浮大而无力者，属气虚。若肠胃气虚血燥而不通者，宜滋润之。若疮症属阳，或因入房伤肾而不通者，宜用辛温之药以回阳，多有得生者。若饮食虽多，大便不通，而肚腹不胀者，此内火消烁，切不可通之。若肚腹痞胀，而直肠干涸不通者，宜用猪胆汁导之。若误行疏利，复伤元气，则不能收敛。经曰，肾开窍于二阴，藏精于肾，津液润则大便如常。若溃疡有此，因气血亏损，肠胃干涸，当大补为善，设若不审虚实，而一余疏利者，鲜有不误。若老弱或产后而便难者，皆气血虚也，猪胆汁最效。甚者多用，更以养气血药助之，万不可妄行攻伐。

疮疡大便泄泻，或因寒凉克伐，脾气亏损，或因脾气虚弱，食不克化，或因脾虚下陷，不能升举，或因命门火衰，不能生土，或因肾经虚弱，不能禁止，或因脾肾虚寒，不能司职。张仲景云，下利肠鸣，当温之。脉迟紧，痛未止，当温之。大孔痛当温之，心痛当救里。精要云，痈疽呕泻，肾脉虚者不治，此发《内经》微旨也。凡此实难治之症，如按前法治之，多有可生者。疮疡小便淋漓频数，或茎中涩者，肾精亏损之恶症也，宜补阴。足胫逆冷者，宜补阳。若小便频而黄者，宜滋肺肾。若小便短而数者，宜补脾肺。若热结膀胱而不利者，宜清热。若脾气躁而不能化者，宜滋阴。若膀胱阴虚，阳无以生，或膀胱阳虚，阴无以化者，皆当滋其化源，苟专用淡渗，复损真阴，乃速其危矣。

治肿疡法

肿疡有云忌补宜下者，有云禁用大黄者，此其为说若异，而亦以证不同耳。忌补者，忌邪之实也。畏攻者，畏气之虚也。即如肿疡多实，溃疡多虚，此常也。然肿疡亦多不足，则有宜补不宜泻者，溃疡亦或有余，则有宜泻不宜补者，此其变也。或宜补，或宜泻，总在虚实二字，然虚实二字最多疑似，贵有定见。如火盛者宜清，气滞者宜行，既热且壅宜下，无滞无壅，则不宜妄用攻下，此用攻之宜禁者也。至若用补之法，亦但察此二者，凡气道壅滞者不宜补，火邪炽盛者不宜温补。若气道无滞，火邪不盛，或饮食二便，清利如常，而患有危险可畏者，此虽未见虚证，然肿疡未溃，亦宜即从补托。盖恐困苦日久，无损自虚，若能预固元气，则毒必易化，脓必易溃，口必易敛。即大羸大溃，尤可望生。若必待虚证迭出，或自溃不能收敛，而勉力支持，则轻者必重，重者必危，能无晚乎。此肿疡之有不足也，所系非细，不可不察。

治溃疡法

立斋曰，脓熟不溃者，阳气虚也，宜补之。瘀肉不腐者，宜大补阳气，更以桑木灸之。脓清或不敛者，气血俱虚，宜大补之。寒气袭于疮口，不能敛口，或陷下不敛者，温补之。脉大无力，或微涩者，气血俱虚也，峻补之。出血或脓多，烦躁不眠者，乃亡阳也，急补之。凡溃脓而清，或疮口不合，或聚肿不赤，肌寒肉冷，自汗色脱者，皆气血虚也，非补不可。凡脓去多，疮口虽合，尤当补益，务使气血平复，否则更患他症，必难治疗也。

又曰，大抵脓血大泄，当大补气血为先，虽有他症，以末治之。凡痈疽大溃，发热恶寒，皆属气血虚甚。若左手脉不足者，补血药当多于补气药。右手脉不足者，补气药当多于补血药，切不可发表。盖痈疽全借气血为主，若患而不起，溃而不腐，或不收敛，及脓少或清，皆气血虚也，俱宜大补之，最忌攻伐之剂。亦有脓反多者，乃气血虚而不能禁止也。常见气血充实之人，患疮者，必肿高色赤，易腐溃而脓且稠，又易于收敛。怯弱之人，多不起发，不腐溃，又难于收敛。若不审察，而妄投攻剂，虚实之祸，不免矣。至患后更当调养，若瘰疬流注之属，尤当补益也，否则更患他症，必难措治，慎之。又曰，溃疡若属气血俱虚，固所当补。若患肿疡而气血虚弱者，尤当予补，否则虽溃而不敛矣。又凡大病之后，气血未复，多致再发，若不调补，必变为他症而危。或误以疮毒复发，反行攻伐，则速其不起，深为可戒也。又曰，疮疡若痛肿焮甚，烦躁脉大，则辛热之剂，不但肿疡不可用，即溃疡亦不可用也。

溃疡有余之症，其辨有四。盖一以元气本强，火邪本盛，虽脓溃之后，而内热犹未尽除，或大便坚实而能食，脉滑者，此形气病气俱有余，仍宜清利，不宜温补，火退自愈，亦善症也。一以真阴内亏，水不能制火，脓即泄而热反甚，脉反躁者，欲清之，则正气已虚，欲补之，则邪气愈甚，此正不胜邪，穷败之症，不可治也。一以毒深而溃浅者，其肌腠之脓已溃，而根盘之毒未动者，乃假溃非真溃也，不得遽认为溃疡，而概施补托，若误用之，则反增其害，当详辨也。又有元气已虚，极似宜补，然其禀质滞浊，肌肉坚厚，色黑而气道多壅者，略施培补，反加滞闷，若此辈者，真虚既不可补，假实又不可攻，最难调理，极易招怨，是亦不治之症也。总之溃疡有余者，十之一二，肿疡不足者，十常四五。溃疡宜清者少，肿疡宜补者多。此亦以痈疽之危险，有关生死为言，当防其未然也。至若经络浮浅之毒，不过肿则必溃，溃则必收，又何必惓惓以补泻为哉。

汗 下 法

仲景治伤寒有汗吐下三法，东垣治疮疡，有疏通托里和荣卫三法，用之得宜，厥疾瘳矣。假如疮疡肿硬木闷，烦热便秘，脉沉而实，其邪在内，当疏其内以下之。焮肿作痛，便利调和，脉浮而洪，其邪在表，当先托其里以汗之。元戎云，荣卫充满遏抑为痛者，当泄之，以夺盛热之气。荣卫虚弱壅滞而为痛者，当补之，以接虚怯之气。又东垣云，疮疡虽面赤伏热，不得攻里，里虚则下利。仲景云，疮家虽身疼体痛，不可发汗，汗之则发痉，苟不详审，妄为汗下，以致气血亏损，毒反延陷，少壮者难以溃敛，老弱者多致不救。

张景岳云，疮疡之属在表邪者，惟时毒、丹毒、斑疹及头面颈项上焦之症多有之，察其果有外邪，而脉见紧数，证有寒热者，方宜表散，然散之之法，又必辨其阴阳盛衰，故或宜温散，或宜凉散，或宜平散，或宜兼补而散，或宜解毒而散，此散中自有权宜也。又如里证，用下之法，毒盛势剧者，大下之。滞毒稍轻者，微下之。荣虚便结而毒不解者，养血滋阴而下之。中气不足而便结壅滞者，润导而出之。凡此皆通下之法，但宜酌缓急轻重，而用得其当耳，故必察其毒果有余，及元气壮实，下之必无害者，方可用下，否则不但目前，且尤畏将来难结之患，是以表证不真者，不可汗，汗之则亡阳。里证不实者，不可下，下之则亡阴，亡阴亦死，亡阳亦死，医固可以孟浪乎。

消 托 法

痈疽之证，发无定处，欲内消于起初之时，惟在行气活血，解毒消肿而已。立斋云，疮疡之证，当察经之传授，病之表里，人之虚实，而攻补之。假如肿痛热渴，大便秘结者，邪在内也，疏通之。肿焮作痛，寒热头痛者，邪在表也，发散之。焮肿痛甚者，邪在经络也，和解之。微肿微痛而不作脓者，气血虚也，补托之。漫肿不痛，或不作脓，或脓成不溃者，气血虚甚也，峻补之。色暗而微肿痛，或脓成不出，或腐肉不溃者，阳气虚寒也，温补之。若泥其未溃而概用败毒，重损脾胃，不惟肿者不能成脓，而溃者亦难收敛，七恶蜂起，多致不救。丹溪云，肿疡内外皆壅，宜以托里表散为主，如用大黄，宁无孟浪之非。溃疡内外皆虚，宜以托里补接为主，如用香散，未免虚虚之失，治者审之。

辨 脓 法

立斋云，疮疡之症，毒气已成者，宜用托里，以速其脓。脓成者，当验其生熟深浅而针之。若肿高而软者，发于血脉。肿下而坚者，发于筋骨。皮肉之色不变者，发于骨髓。小按便痛者，脓浅也。大按方痛者，脓深也。按之而不复起者，脓未成也。按之而复起者，脓已成也。脓生而用针，气血既泄脓反难成。若脓熟而不针，腐溃益深，疮口难敛。若疮深而针浅，内脓不出，外血反泄。若疮浅而针深，内脓虽出，良肉受伤，若元气虚弱，必先补而后针其脓，脓出诸症自退。若脓出而反痛，或烦躁呕逆，皆由胃气亏损，宜急壮之。又曰，脓成之时，气血实壮者，或能自出。怯弱者不行针刺，鲜有不误。凡疮疡透膜，十无一生，虽以大补之药治之，亦不能生，此可为待脓自出之戒也。

祛 腐 法

立斋曰，夫腐肉者恶肉也。凡痈疽疮肿溃后，若有腐肉凝滞者，必取之，乃推陈致新之意。若壮者筋骨强盛，气血充溢，正能胜邪，或自出或自平，不能为害。若年高怯弱之人，血液少，肌肉涩，必迎而夺之，顺而取之，是谓定祸乱，以致太平。设或留而不去，则有烂筋腐骨之患。予尝见腐肉即去，虽少壮者不补其气血，尚不能收敛。若怯弱者，不去恶肉，不补气血，未见其生也。古人云，坏肉恶于狼虎，毒于蜂虿，缓去之则戕贼性命，信哉。又曰，元气虚弱，多服克伐之剂，患处不痛或肉死不溃者，急温补脾胃，亦有复生者，后当纯补脾胃，庶能收敛，此亦不可，妄用刀割，若因去肉出血，则阳随阴散，是速其危矣。

定 痛 法

齐氏曰，疮疽之候不同，凡寒热虚实，皆能为痛。故止痛之法，殊非一端也。世人皆谓乳没珍贵之药，可住疼痛，而不知临病制宜，自有方法。盖热毒之痛者，以寒凉之药折其热，而痛自止也。寒邪之痛，以温热之剂熨其寒，则痛自除也。因风而痛者，除其风。因湿而痛者，导其湿。燥而痛者，润之。塞而痛者，通之。虚而痛者，补之。实而痛者，泻之。因脓郁而闭者，开之。恶肉侵蚀者，去之。阴阳不和者，调之。经络闭涩者，和之。临机应变为上医，不可执方而无权也。

止 血 法

疮疡出血，因五脏之气亏损，虚火动而错经妄行，当以凉血降火为主。有肝热而血妄行者，有肝虚而不能藏血者，有心虚而不能生血者，有脾虚而不能统血者，有脾肺气虚而出血者，有气血俱虚而出血者，有阴火动而出血者，当求其经，审其因而治之。凡失血过多，见烦热发渴等症，勿论其脉，急补其气，所谓血脱补气，阳生阴长之理也。若发热脉大者，不治。生肌收口法，陈良甫曰，痈疽之毒有浅深，故收敛之功有迟速，断不可早用生肌收口之药，恐毒气未尽，后必复发，为患非轻。若痛久不合，其肉白而脓少者，气血俱虚，不能潮运，而疮口冷涩也。又曰，脉得寒则下陷，凝滞肌肉，故曰留连肉腠，是为冷漏，须温补之。

立斋曰，夫肌肉者，脾胃之所主。收敛者，气血之所使，但当纯补脾胃，不宜泛敷生肌之剂，夫疮不生肌，而色甚赤者，血热也。色白而无神者，气虚也。晡热内热，阴血虚也。脓水清稀者，气血虚也。食少体倦，脾气虚也。烦热作渴，饮食如常，胃火也。热渴而小便频数，肾水虚也。若败肉去后新肉微赤，四沿白膜者，此胃中生气也，但当培补之，则不日而敛。如妄用生肌药，余毒未尽，而反益甚耳。盖疮疡之作，由胃气不调，疮疡之溃，由胃气腐化，疮疡之敛，由胃气荣养。东垣云，胃乃生发之源，为人身之本。丹溪亦谓，治疮疡当助胃壮气，使根本坚固。诚哉是言也。

薄　贴　法

徐灵胎云，今所用膏药，古人谓之薄贴。其用，大端有二，一以治表，一以治里。治表者，如呼脓，去腐，止痛，生肌，并遮风护肉之类，其膏宜轻薄而日换，此理人所易知。治里者，或祛风寒，或和气血，或消痰痞，或壮筋骨，其方甚多，药亦随病加减，其膏宜重厚而久贴。此理人所难知，何也？盖人之疾病，由外以入内，其流行于经络脏腑者，必服药乃能驱之，若其病既有定所，在于皮肤筋骨之间，可按而得者，用膏贴之，闭塞其气，使药性从毛孔而入腠理，通经贯络，或提而出之，或攻而散之，较之服药，尤有力，此至妙之法也。故凡病之气聚血结而有形者，薄贴之法为良。但制膏之法，取药必真，心志必诚，火候必到，方能有效，否则不能奏功。至于敷慰吊溻种种杂法亦相同，在善医者通变之而已。

围　药　法

外科之法，最重外治，而外治之中，尤重围药。凡毒之所最忌者，散大而顶不高，盖人之一身，岂能无七情六欲之伏火，风寒暑热之留邪，食饮痰涎之积毒，身无所病，皆散处退藏，气血一聚而成痈肿，则诸邪四面皆会，惟围药能截之，使不并合，则周身之火毒不至矣。其已聚之毒，不能透出皮肤，势必四布为害，惟围药能束之，使不能散漫，则气聚而外泄矣，如此则形小顶高，易脓易溃矣。故外治中之围药，较之他药为特重，不但初起为然，即成脓收口，始终赖之，一日不可缺，围药而用三黄散之类，每试不效，非围药无用，又如既破之后，而仍用围药者，因极轻之毒，往往至于散越而不可收拾，不得不用围药也。至于围药之方，亦甚广博，大都以消痰拔毒束肌收火为主，而寒热攻提和平猛厉，则当随证去取，固不可拘执者也。

第十一章 五官科学

第一节 目病

目 痛

目痛有二,一曰眦白眼痛,一曰珠黑眼痛。眦白属阳,昼痛点苦寒药则效,珠黑属阴,夜痛点苦寒药反剧。治目珠夜痛,夏枯草散;风热痛,洗肝散;天行赤热,怕热羞明,涕泪交流,大黄当归散;暴风客热,白仁壅起,包小乌睛,疼痛难开,泻肺散;赤肿痛甚,泻肺汤加黄连;目赤痛而头目浮肿,普济消毒饮;珠痛如针刺,心经实火,洗心散;雷头风,目痛便秘,清震汤;阳邪风证,眉棱骨痛,兼火者,选奇汤;阴邪风证,脑后枕骨疼,三因芎辛汤;巅顶风证,顶骨内痛,连及目珠,胀急瘀赤,外症之恶候也,若昏眇则内疾成矣。

夏枯草散

夏枯草　制香附　甘草

洗肝散

薄荷　当归　羌活　防风　山栀　甘草各一两　酒大黄二两　川芎八钱

大黄当归散

大黄酒制　黄芩酒制,各一钱　红花二钱　苏木　当归　山栀　木贼各五钱

泻肺汤

羌活　元参　黄芩各一钱　地骨皮　桑皮　大黄　芒硝　甘草各八分

普济消毒饮

黄芩　黄连　陈皮　甘草　前胡　桔梗　元参　连翘　升麻　薄荷　板兰根　马勃　牛蒡子

洗心散

麻黄　当归　大黄　白术　芍药　荆芥　薄荷　甘草　姜

清震汤

升麻　苍术　荷叶各四钱

选奇汤

防风　羌活各三钱　黄芩一钱　甘草八分

三因芎辛汤

附子　川乌　南星　干姜　细辛　川芎各一钱　炙草五分　姜七片　茶一撮

目　赤

戴复庵云：眼赤皆血壅肝经所致。属表者，羌活胜湿汤。属里者，泻肝散。赤久生翳膜者，春雪膏，并用碧云散吹鼻。凡赤而肿痛，当散湿热；赤而干痛，当散火毒；赤而多泪，当散风邪；赤而不痛，当利小便。其或血灌瞳神，赤脉贯睛，凡外障有此，颇为难治。

羌活胜风汤

羌活　生白术各一钱　川芎　桔梗　枳壳　荆芥　柴胡　前胡　黄芩各八分
白芷六分　防风五分　细辛二分　薄荷　甘草各四分

泻肝散

栀子　荆芥　大黄　甘草炙

碧云散

鹅不食草　青黛　川芎

目　肿

肿有胞肿，珠肿不同，胞肿多湿，珠肿多火，暴风客邪，胞肿如杯，洗肝散。五轮壅起，目胀不能转，若鹘之睛，酒煎散。风毒湿热，瘀血灌睛，胞与珠胀出如拳，石膏散，加羌、辛、芎、芍、薄荷。若珠烂则无及矣。至于气轮平，水轮亦明，惟风轮泛起，或半边泛起，服以凉膈散；若水轮高，而绽起如螺，为肝热甚，内服双解散。神珠自胀麻大泪痛，因五脏毒风所蕴，大黄当归散。

酒煎散

汉防己　防风　炙草　荆芥　当归　赤芍　牛蒡　甘菊花

石膏散

生石膏三两　藁本　生白术　炙甘草各一两半　白蒺藜一两

双解散

即凉膈散去竹叶加麻黄、石膏、滑石、生白术、防风、荆芥、桔梗、川芎、当归、芍药、姜。

目 痒

风热四生散。血虚四物汤加羌、防、蒺藜、黄芪。大凡有病之目，痒一番则重一番，而病源非一，微痒则属虚火。治宜姜粉、枯矾、硼砂，津唾调如米大，时将一丸纳大眦，及盐汤蒸洗。

四生散

白附子　黄芪　桔梗　蒺藜等份

外 障

属风热上壅，上下胞腷肉蓓蕾，磨荡其睛，久之生翳，宜消风散热，外用点药退之。或如云雾，如丝缕，如秤星，在睛外遮暗，皆凉药过多，脾胃受伤，生气不能上升所致。自内眦而出者，羌活胜湿汤，加蔓荆。自锐眦而入者，加胆草、藁本。自上而下者，加黄连，倍柴胡。自下而上者，加木通嗜鼻，以碧云散点药。皆用春雪膏、蕤仁膏，或以地栗粉和人乳点之。如去老翳，则以石燕丹、春雪膏、熊胆膏选用。

张石顽曰，外障内治之药虽多，咸以神消散为主。外治之药不一，莫如石燕丹为最。血翳包睛，破血药，兼硝黄下之，或红翳如轻霞映日之状，治宜祛风散血。若黄膜上冲，服以神消散，点以石燕丹。黄膜下垂，遮满瞳神，蝉花散加石膏、胆草、大黄，点以石燕丹。赤膜下垂，神消散去二蜕，加皂荚、石决明，点绛雪膏。凝脂翳在风轮上，急用神消散。花翳白陷，龙胆饮。破坏风轮，神膏绽出，凸如蟹睛，防风泻肝散。斑脂翳，色白而带青黑，内服神消散，外点石燕丹。有翳从上而下，贯及瞳神，状如悬胆，服以石膏散，点以石燕丹。乌珠上白颗如星，蝉花散去苍术，加蒺藜、谷精，并用碧云散吹鼻。乌珠上细颗，或白或黄，或聚或散，或顿起，或渐生，多由痰火，服羚羊角散。胬肉起于大眦，渐侵风轮，掩过瞳神，宜和血清火，点以石燕丹，大眦起红肉如鸡冠一块，害及气轮，宜三黄丸加芒硝，点以绛雪膏。此治外障法也。

神消散

黄芩　蝉蜕　炙草　木贼各一两　苍术便浸　谷精草各一两　蛇蜕四条

蝉花散

蝉蜕五钱　蛇蜕二钱　川芎　防风　羌活　炙草　当归　茯苓各一两　赤芍　石决明　苍术各一两半

龙胆饮

黄芩　犀角　木通　车前　黄连　元参各一钱　栀子　大黄　芒硝各一钱半　胆草　淡竹叶各八分　炒黄柏五分

防风泻肝汤

防风　羌活　桔梗　羚羊　赤芍　元参　黄芩各一两　细辛　甘草各一钱

羚羊角散

羚羊角二钱　白菊花　川乌头泡，二钱　川芎　车前　防风　羌活　半夏　薄荷各五钱　细辛一钱

三黄丸

黄连　黄芩　大黄

内　障

属虚挟气郁，外似好眼，而不能照物，不痛不痒，惟瞳神里面，有隐隐青白者，皆脏腑中邪乘虚入而为翳也。青风障内有气色，如晴山笼淡烟之状，急宜治之，免变绿色，羚羊角汤。绿风障，瞳神浊而不清，久则变为黄风，方同上。黑风障，与绿风相似，但时时黑花起，先予祛风，后用补肾磁石丸。黄风银风障不治。丝风障，瞳神内隐隐有一丝横经，宜六味丸加细辛、蒺藜。偃月障，如新月复垂，先予三因芎辛汤，后用补肾丸。仰月障，瞳神下半边，有白气一湾，如新月仰，从下而上，补肾丸。银障，瞳神白色如银，初服羚羊补肝散，次服补肾丸。金障，治同上。绿映瞳神，瞳神内隐隐绿色，先服黄连羊肝丸，后服补肾磁石丸。其自视如蝇飞花堕，旌旆飘扬，或黄或白，或青或黑。黄白者痰火伤肺，皂荚丸。青黑者宜补肾，补肾磁石丸。瞳神散大，六味丸加五味子、石决明。瞳神紧小，先服黄连羊肝丸，后服六味丸加二冬，或用滋肾丸。瞳神欹侧，六味丸加蒺藜、当归。暴盲，由于气脱者而目不明，急服大剂独参膏。雀盲，蛤粉丸。至于膏伤珠陷，神水将枯，并宜大补肾精，不可寒凉。又有目珠上下转运如辘轳，甚则瞳神反背，补中益气汤加羌活。此治内障法也。

羚羊角汤

羚羊角　人参各一钱半　元参　地骨皮　羌活　车前子各一钱二分

补肾磁石丸

磁石醋煅　甘菊　石决明煅，各一两　菟丝子酒蒸　苁蓉各二两

补肾丸

巴戟　山药　补骨脂　丹皮各二两　茴香一两　苁蓉　枸杞各四两　青盐五钱

黄连羊肝丸

黄连一两　羯羊肝一具

蛤粉丸

蛤粉　黄蜡等份

杂　症

能远视不能近视，阴气不足也，治在心肾。能近视不能远视，阳气不足也，治在胆肾。倒睫拳毛，由目紧皮缩所致，久则赤烂，神水不清，以三棱针刺目眶，泻其湿热。睥翻粘睑，血壅于内，皮急吊于外，宜刮剔开导法。风沿烂眼，年久不愈，而多痒者，服柴胡饮子。迎风赤烂，洗肝散。因风流泪，菊花散。其实热生疮，宜泻心火，祛风热。椒疮生于睥内，红粒如椒，而坚硬者是也，宜祛风热。粟疮亦生睥内，色黄而软如粟，宜退湿热。又或目为物伤，积血青紫，撞破白仁黄仁，宜酒煎散。渐生翳障，犀角地黄汤加大黄、当归。飞丝入目，宜头垢点之。此其大要也。

菊花散

苍术盐水炒，三两　木贼　草决明　荆芥　旋覆花　甘草　菊花各五钱

第二节　耳病

耳　聋

耳为肾之窍，足少阴经所主。然心亦窍于耳，在十二经脉中，除足少阳、手厥阴外，其余皆入于中。人体精明之气，多走此窍，而听觉生矣。苟一经一络有虚实失调，即足乱此窍之精明，或鸣，或痒，以至聋聩，惟聋症须分虚实，由于年衰体弱精气不足者为虚，若黑瘦健康壮而聋者，则精气固藏闭塞所致，

乃禀赋有余之兆，例多高寿，无须治也。又有由外物所伤或大声所震，至听宫膜破者，亦不能疗。仅暴聋之病，阴阳割绝未甚，经脉欲行而不通，冲击其中，鼓动听户，可辨证施治。如劳力伤气者，补中益气汤加盐水炒黄柏、知母、菖蒲、茯苓。房劳伤肾者，滋阴地黄汤。阴虚火动者，磁石六味丸。风邪入络者，必兼头痛，防风通圣散。大怒气壅者，清神散。

滋阴地黄汤

即六味地黄汤加当归、白芍、川芎、菖蒲、远志、知母、黄柏。

防风通圣散

荆芥　防风　当归　芍药　川芎　白术　茯苓　栀子　桔梗　甘草　连翘　麻黄　薄荷　大黄　芒硝　石膏　滑石　葱

清神散

羌活　防风　荆芥　川芎　菊花　甘草　僵蚕　木通　木香　菖蒲

耳　鸣

劳伤气血，精脱肾惫，每为耳鸣之根，其鸣或蝉噪，或如钟鼓，或如水激，不一而足。然有作肾虚治而不效者，则因平昔饮酒厚饮，痰积于上焦，郁于耳中之故，治宜清降痰火，加减龙荟丸主之。凡辨虚实之法，暴鸣声大，或手按之而鸣愈甚者属实，渐鸣声细，以手按之不鸣或少减者属虚，少壮热盛者多实，中年无火者多虚。

龙荟丸

当归　龙胆草　炒山栀　黄连　黄柏　炒黄芩各一两　大黄　青黛　芦荟各五钱　木香二钱　麝香五分

耳　痒

肝肾火炎，则耳中奇痒，必以铁刀划之。铮铮作声，其意始快，耳底坚硬如铁，非汤药可疗。宜用胡桃内煨热塞耳中，或以火酒滴入，或用生乌头一枚，乘湿削如枣核子，塞耳中，日换数次，三五日可愈。

耳　衄

耳衄血从耳出也。不疼不痛者，为少阴之血虚，宜生地麦冬饮。暴出而疼痛者，为厥阴之火，宜柴胡清肝汤。外并以神塞丸塞之。

生地麦冬饮

凉血清肺，治耳衄。

生地　麦冬各五钱

柴胡清肝饮

治肝胆三焦风热怒火。

柴胡　黄芩　人参　甘草各五分　山栀　川芎各五分　连翘　桔梗各四分

耳　疳

耳内闷肿，出黑色臭脓也，由胃湿肝火相兼而成，宜柴胡清肝汤。气实火盛者，龙胆泻肝汤治之，外用酱茄内自然油滴入，肿消生肌自愈。

耳　痔

此症由肝经怒火、肾经相火、胃经积火凝结而成。生于耳内，形如樱桃，亦有形如羊乳者，微肿闷疼，色红皮破，不可犯触，偶触则痛引脑巅，宜内服栀子清肝汤，外用硇砂散点之，可渐渐消化。又耳菌形类初生蘑菇，头大蒂小，微肿闷疼，耳挺形如枣核，胬出耳外，痛不可触，治均与耳痔同。

栀子清肝汤

治三焦肝胆风热。

黑山栀　软柴胡　丹皮各一钱　茯苓　川芎　白芍　当归　炒牛蒡各七分
粉甘草五分

耳 防 风

此症耳内肿痛，或耳外亦肿，头痛，耳内出脓血，痛甚则口紧不能开，小便短赤，宜紫正地黄汤加龙胆草、木通。紫正地黄汤亦治喉风。

紫正地黄汤

紫荆皮二钱　荆芥穗　北防风各八分　北细辛四分

耳　胀

耳胀多由肝胆之火遏郁所致，多兼火重目赤等症。治宜羚羊、连翘、薄荷梗、苦丁茶、夏枯草、生香附、黑山栀辈。

耳　痛

《内经》曰：少阳之胜，耳痛。盖此症多属少阳相火炽盛，若痛而如虫走者风也；干痛者，内热也；湿痛者，风湿也；微痛者，虚火也。宜生犀丸、解热饮子、凉膈散等，分别施治。若耳痛生疮者，宜鼠黏子汤。

生犀丸

治耳中策策痛。

犀角　牛黄　南星　白附子　炮姜　丹砂　没药　半夏　龙脑　乳香　乌蛇官桂各二钱半　防风　当归　麝香各五钱

解热饮子

耳聋彻痛，脓血流出。

赤芍　白芍各五钱　当归　炙甘草　蒸大黄　木鳖子各一两

鼠黏子汤

鼠黏子　黄芩　栀子　连翘　玄参　桔梗　甘草　龙胆草　板蓝根各一钱

第三节　鼻病

鼻　塞

肺窍于鼻，所以别香臭，不闻香臭者，病在肺也。以鼻之呼吸通脑肺，肺感风寒则鼻塞声重，参苏饮；若风热壅肺，亦致嚏涕声重，宜疏散，菊花茶调散；肺火盛鼻塞，宜清解，黄连清肺饮；鼻塞甚者，往往不闻香臭，荜澄茄丸。

参苏饮

风寒鼻塞。

人参　紫苏　茯苓　半夏　陈皮　葛根　枳壳　桔梗　甘草　前胡　木香

菊花茶调散

祛风热。

菊花　僵蚕　薄荷　川芎　羌活　甘草　白芷　防风各二钱　细辛一钱

黄连清肺饮

治肺火。

黄连　山栀　豆豉

荜澄茄丸

薄荷二钱　荆芥穗一钱　荜澄茄二分

鼻　渊

鼻渊者，由风寒入脑，郁久化热。经云：胆移热于脑，令人鼻渊，宜辛凉，开上宣郁，辛夷消风散，加羚羊角、苦丁茶叶、黑山栀；有流涕成鼻衄者，肺受寒而成，宜温散，苍耳散。有精气不足，脑髓不固，淋下，并不腥秽，天暖稍止，遇冷更甚者，宜温补，天真丸。三者似同实异，宜分别处之。

辛夷消风散

辛夷　细辛　藁本　川芎　防风　甘草　升麻　木通

苍耳散

苍耳子　辛夷　薄荷　白芷等份

天真丸

人参　精羊肉　苁蓉　山药　当归　黄芪　白术　天冬

鼻　痔

鼻痔者，有息肉如枣核，生鼻中也，如由胃有食积热痰流注，星夏散。由肺热极，而生息肉如瘤子，下垂，闭塞鼻窍，气不得通，辛夷消风散。由膏粱积热，湿蒸肺门，如雨霁泥地突产菌芝，泻白散，外以白矾末加硼砂，吹其上，即化水而消。

星夏散

南星　半夏　辛夷　白芷　黄芩　黄连　甘草　苍术　神曲

鼻　赤

有鼻端红肿赤疱，名酒糟鼻。由饮食不节，致风热上攻，血热不散，疏风散主之。外用密陀僧二两，研细人乳调涂。有不饮酒而鼻色赤，名肺风，由血热郁于肺，清肺饮。二证俱忌火酒辛热诸品。

疏风散

荆芥　防风　当归　芍药　黄芩　甘草　薄荷　蒺藜　灯草

清肺饮

杏仁　贝母　茯苓各一钱　桔梗　甘草　陈皮各五分　姜三片

第四节　齿病

齿　痛

　　齿为肾之标，故齿疾多肾症。条而析之，上齿则胃络所经，止而不动，喜寒饮而恶热饮。下齿则大肠络所贯，嚼物能动，喜热饮而恶寒饮。其为病，或痛摇宣露，疏豁枯落，不外风火虫虚。其风热痛，齿龈肿，犀角升麻汤，荆芥煎汁含漱。风冷痛，龈不肿，日渐动摇，温风散。肠胃积热，龈肿腐臭，凉膈散加石膏。客寒犯脑，齿连头俱痛，羌活附子汤。温邪上冒，痛连巅顶，玉女煎。少阳火郁，结核龈痛，羚羊角、山栀、丹皮、元参、金银花、连翘、知母。痰火注络攻痛，二陈汤，加细辛、枳壳。瘀血攻龈，痛如针刺，加减甘露饮，以醋煎五灵脂，含漱。齿龈有孔，虫食龋痛，一笑散，嚼漱。龈腮俱痛，连头面肿者，实火也，升麻石膏汤。齿龈肿痛，头面不肿者，虚火也，滋阴抑火汤。

犀角升麻汤

　　犀角三钱　升麻一钱半　羌活　防风各二钱二分　白芷　黄芩　白附子各六分
炙甘草四分

温风散

　　当归　川芎　细辛　白芷　荜茇　藁本　蜂房各一钱

羌活附子汤

　　羌活　防风　升麻　白芷　黄芪　甘草　麻黄　苍术　生附子　僵
蚕　黄柏

玉女煎

　　生石膏　熟地　麦冬　知母　牛膝　一笑散　川椒末　巴豆一粒

升麻石膏汤

　　荆芥　防风　当归　芍药　连翘　桔梗　黄芩　甘草　升麻　石膏　薄
荷　灯心

滋阴抑火汤

　　当归　熟地　荆芥　防风　丹皮　甘草　知母　黄柏　蒺藜　灯心

杂　症

齿龈黑烂，由肾虚者，安肾丸。胃火上攻，齿缝出血者，清胃丸。齿根腐烂，血出不止者，犀角地黄汤，掺人中白散。牙宣出血，丝瓜藤烧灰搽效。牙挺出一二分，常用生地黄妙。牙日长出，妨食，名髓溢，白术煎汤效。牙痛由阳明热毒，先刺出血，后服清胃散。骨槽风名穿腮毒，生耳下及项，由小核渐大如胡桃，齿龈肿痛。牙关紧急，用鹅翎探吐风痰，内服黄连解毒汤。忌刀针点药。若肾元虚，牙龈宣露动摇，宜大补六味丸。又小儿牙疳口疮，其色通白，及为风疳蚀透，僵蚕炒黄，去毛研末，蜜调敷效。齿龈忽出胬肉，生地汁一杯，皂角数片，炙热淬汁内，再炙再淬晒研服效。齿齘乃睡中上下齿相磨有声，由胃热也。取本人卧席下尘，一捻纳口中，勿令知效。齿齼由食酸也，嚼胡桃肉良。又齿龈或上腭生多骨疽肿硬腐脱属肾虚，肾主骨也，补中汤，多服，其骨自出，骨脱后仍服补剂，此皆齿所生病也。

安肾丸

肉桂　川乌各一两半　白蒺藜　巴戟　山药　茯苓　石斛　草薢　苁蓉　补骨脂各四两八钱

清胃丸

生地四钱　升麻一钱半　丹皮五钱　当归　黄连各三钱

黄连解毒汤

黄连　黄芩　黄柏　山栀

第五节　口舌病

口　疾

肝热则口酸，小柴胡汤加龙胆草、术皮。胆热则口苦，龙胆泻肝汤。心热亦口苦，黄连泻心汤。脾热则口甜，泻黄散加佩兰。胃热则口臭，清胃散。虚则口淡，养胃进食汤。肺热则口辣，泻白散，甚则口腥加减泻白散。肾热则口咸，滋肾丸。脾胃热郁则口臭，加减甘露饮。口糜者，凉膈散，口疮者，赴筵散掺之。通治俱用龙脑鸡苏丸。唇病因火居多，凉药必兼发散。上唇属肾，下唇属脾，两腮牙关属胃，有心脾热，唇口燥烈者，泻黄饮子。有唇口紧小，不能开合名茧唇者，苡仁汤，外用黄柏散敷之。

泻黄散

防风四两　藿香七钱　山栀一两　石膏五钱　甘草二两

养胃进食汤

人参　茯苓　白术　厚朴　陈皮　神曲　甘草　麦芽

加减泻白散

桑皮二钱　桔梗一钱半　地骨皮　炙甘草各一钱　黄芩　麦芽各五分　五味子十五粒　知母七分

赴筵散

黄芩　黄连　山栀　黄柏　姜　细辛等份

龙脑鸡苏丸

薄荷一两六钱　生地六钱　麦冬四钱　蒲黄　阿胶　木通　柴胡各二钱　甘草一钱半　人参　黄芪各一钱

泻黄饮子

黄芩　白芷　防风　半夏　升麻　枳壳　石斛各一钱

苡仁汤

苡仁　当归　川芎　姜　桂枝　羌独活　防风　白术　甘草　川乌　麻黄

舌　疾

舌病多属心，木舌由心经壅热，舌肿大塞口，不能转掉，不急救，杀人，黄连汤，外以针刺令血出则肿消，再敷药，龙脑破毒散，又硼砂末，以生姜片蘸揩效。重舌亦由心火太盛，舌根下生形如小舌，口不能声，饮食不入，急泻心火，青黛散掺之，内服黄连汤，外以针刺出恶血，以竹沥调黄柏末涂搽。舌菌生舌上如菌状，色红紫，多因气郁所致，舌症主方掺青黛散，舌热舌下起肿核，舌垫方，舌出不收，片脑末掺舌上，应手而缩，产妇舌出不收，朱砂敷舌上，舌肿硬血出如涌泉，蒲黄散。不硬但肿痛流血，犀角地黄汤。舌肿满口，蒲黄散，舌猝肿满口，如猪脬，不治。杀人，醋调釜底墨，涂舌下，脱则更敷即消，舌卷囊缩为肝绝死。

黄连汤

黄连　山栀　当归　芍药　地黄　麦冬　甘草　犀角　薄荷

龙脑破毒散

盆硝四钱　蒲黄五钱　马勃三钱　僵蚕　甘草　青黛各八钱　麝香　龙脑各一钱

青黛散

黄连　黄柏　牙硝　青黛　朱砂　雄黄　牛黄　硼砂　冰片

舌垫方

荆芥　防风　细辛　白芷　羌活　独活　陈皮　香附　灯心

蒲黄散

螵蛸　炒蒲黄

第六节　咽喉痛

喉　痹

喉以纳气而通于天，咽以纳食而通于地。会厌管乎其上，以司开合，惟其为心肺肝肾呼吸之门。饮食声音纳吐之道，关系死生，为害速矣。经云：一阴一阳结谓之喉痹。以君相二火，经脉并系咽喉，热结则肿痹，是喉痹肿痛闭塞，为风痰郁火，热毒上攻之证，祛风痰，解热毒，自愈，牛蒡汤。如恶寒，寸脉小，一时患者皆同，为天行邪气，宜先表散，若不恶寒，寸脉大滑实，为阳盛阴虚，下之愈。其轻者可缓治，不可骤用寒凉。以痰实结胸，遇寒不运，渐至喘塞不治也，其气急闭塞欲死者，缓则僵蚕炒末姜汤下，立愈。或马兰根苗，捣汁，和醋含漱，急则用吹法，硼砂、胆矾末，吹患处或皂角末吹鼻，喷嚏亦开，吐法，捣皂角水灌入，或新汲水磨雄黄灌入，即吐，或鸡鹅翎蘸桐油探吐。针法，用砭针于肿处刺血出，若口噤，针不能入，刺少商穴，左右皆刺二分，出血立愈。或捽顶心头发一下，力拔之，其喉自宽。又有阴虚阳痰结于上，脉浮大，重取或涩者，作实证治，必死，加减八味丸，喉痹连项肿，芩连消毒饮。

牛蒡汤

牛蒡　升麻　黄药子　元参　浮萍　花粉　桔梗　甘草

芩连消毒饮

黄芩　黄连　陈皮　甘草　前胡　桔梗　元参　连翘　升麻　薄荷　板蓝根　马勃　牛蒡子

喉　风

喉肿大，连项痛，喉有红丝缠紧，且麻且痒，指甲青，痰壅肢厥，由平时多怒，两日前胸不利，痰塞气促，症最急，过一日夜，目直视，齿噤喉响灯火近口即灭，此气已离根，不治。治法，如喉痹用金碧二丹频吹，内加牛黄，效更速。针法，手足冷，以水温之，针照海、然谷四穴，使血出如珠，若刺少商穴，血出散而不收者，不治。

金丹

消肿除痰。

火硝九分　硼砂　冰片　薄荷末各一分　蒲黄二分

碧丹

消风痰，解热毒，性缓不及金丹。

炼矾　牙硝各三分　百草霜　硼砂各五分　薄荷末三分　灯草灰　冰片各一分　甘草二分

乳　蛾

乳蛾有单双，有连珠，单轻双重，连珠尤重，多因酒色郁热而生。单蛾生会厌一边，一日痛，二日红肿，三日有形，如细白星，发寒热者凶，吹药先用碧丹五、金丹一，后用金丹二、碧丹三。内服喉症主方，俟大便行，自愈，如至三日，喉中但红肿无细白星，药照前用，左属心，右属肝，煎药于主方内，左加黄连、犀角，右加赤芍、柴胡，双蛾则兼用之。大便秘，加枳壳、元明粉，连珠蛾，二白星上下相连，用药照前。

喉　癣

喉癣为虚火上炎，肺受燥热，致咽喉生红丝，如哥窑纹，如秋海棠叶背纹，干燥而痒，阻碍饮食，虽不丧命，不能速愈，吹用碧丹，内服喉症主方，加土贝母，须戒忧怒、酒色，忌盐酱及一切动风助火之物，可愈。

喉　痈

喉痈红肿而痛，别无形状，因过食辛辣炙熏厚味而发，症属胃、大肠二经，重则寒热，头痛，犀角地黄汤，吹用金丹一碧丹十，四五日可愈。若鼻中出红涕，为毒攻脑，不治。又有重舌痈，凡肥人感热性躁者，多患此，犀角地黄汤加减，吹用金丹，但须吹至舌根下两旁，时刻勿间，方能速愈。喉内吹用碧丹十金丹一，亦须勤吹。凡舌下小舌，为重舌，连喉肿痛，即为喉痈者非痈，大约重舌兼喉痈而发，十有六七，其势凶，煎药多加黄连、山栀、犀角。

喉 菌

喉菌因忧郁气滞血热，妇人多患之，状如浮萍，略高，面厚色紫，生喉旁，初起吹碧丹九金丹一，后用金丹二碧丹三，内服喉症主方，勿间断，轻则半月，重或轻月，亦须守戒忌口。

喉 痧

喉痧即西医所谓猩红热，其症最重，初起憎寒壮热，咽痛烦渴，先宜解表，务令透达，或兼清散，若骤服寒凉，外邪益闭，内火益焰，咽痛愈剧，溃腐日甚矣。至丹痧透发，已无恶寒症等，则宜寒凉泄热，不宜杂进辛散，煽动风火，致增肿腐，必至滴水下咽，痛如刀割，盖此症由感风火湿热时邪而发。治法，因风热者，主清透，普济消毒饮去升麻、柴胡，因湿热者，主清渗，甘桔汤加瓜蒌，通灯草心，因痰火凝结者，主消降，清气化痰丸，去半夏加贝母、淡竹茹，邪达则痧透，痧透则烂止，利膈汤。然证有可治不可治，其口气作臭，喉色淡黄，或深黄者，系痰火所致，皆可治。若烂至小舌，及鼻塞目闭，元气日虚，毒气深伏，色白如粉皮者，皆不可治。其愈后，四肢酸痛，难于屈伸者，由火灼阴伤，络失所养，宜进滋阴，勿与痹证同治。

甘桔汤

甘草　桔梗各三钱

清气化痰丸

南星　半夏　陈皮　枳壳　杏仁　瓜蒌　黄芩　茯苓

利膈汤

银花　荆芥　防风　黄芩　黄连　桔梗　栀子　连翘　牛蒡　薄荷　元参　大黄　朴硝　粉草

第十二章 花柳科学

第一节 内症

淋 证

肾有两窍，一尿窍，一精窍。淋出尿窍，病在肝脾，浊出精窍，病在心肾，同门异路，分别宜详。《内经》论淋，由于脾湿郁热，病源谓肾虚则小便数。膀胱热则水下涩，数而且涩，则淋沥引痛，其症有五，石淋、劳淋、血淋、气淋、膏淋是也。石淋膀胱蓄热，尿则茎中急痛，频下沙石，如汤瓶久受煎熬，底结白碱，宜清其积热，涤去沙石，水道自利，用神效琥珀散。初起之时，宜石膏、滑石、琥珀、木通或加味葵子散。盖重则为石，轻则为沙。劳淋有二，因思虑烦扰负重远行，劳于脾者，补中汤加车前、泽泻，专因思虑者，归脾汤，因强力入房劳于肾者，生地黄丸加麦冬、五味子。老人精衰入房，尿涩腹胀，牵引谷道者，肾气丸。

血淋，热甚搏血，失其常道，以心主血，与小肠为表里，血渗胞中与溲俱下，须辨血瘀、血虚、血热、血冷。如小腹坚，茎痛，脉沉弦而数者，为血瘀，四物汤加牛膝、丹皮、木通。脉虚弱者，为血虚，六味丸加侧柏叶、车前子、白芍。如血色鲜红，脉数有力，心与小肠实热也，大分清饮，加生地、黄芩、龙胆草。如血色暗淡，面枯白，尺脉沉迟者，肾与膀胱虚冷，肾气汤。血淋，小肠热甚者，牛膝、山栀、生地、犀角、藕节、车前子，血虚热者，生地二两，黄芩、阿胶各一两，柏叶少许。血淋茎中痛，淡秋石宜之，或服薏苡根汁或日用黄蚕丝煮汤服。

气淋，气化不及州都，胞中气胀，少腹满痛，尿有余沥，沉香散、瞿麦汤。如气虚，八珍汤倍茯苓，加杜仲、牛膝。气虚下陷，补中汤。膏淋便有脂腻如膏，浮于溺面，此肾虚不能约制脂液而下流也，菟丝子丸。膏淋尿不痛者，须固精，六味合聚精丸。有热淋茎中痛者，导赤散加滑石、灯心。茎不痛而痒者，八味丸去附子。尿艰涩如淋，不作痛，为虚，六味加鹿茸、肉苁蓉。老人气虚成淋，补中益气汤。又有寒客下焦，水道不快，先寒战而后溲便，由冷气与正气争，则寒战成淋，正气胜，则战解得便，是为冷淋，肉苁蓉丸。有过服金石，入房太甚，败精瘀隧而成淋者，海金沙散。有湿痰渗注而成淋者，渗湿汤。有淋而小腹胀甚者，滑利通阳，韭白汁、小茴、桂枝、归尾、两头尖、牛膝。妇人产后成诸淋者，白茅汤，不论石、膏淋皆治。

神效琥珀散

琥珀　桂心　滑石　大黄　腻粉　磁石　木通　木香　冬葵子

加味葵子散

冬葵子三两　茯苓　滑石各一两　芒硝　生草　肉桂各二钱半

生地黄丸

生地　黄芪各一两半　防风　鹿茸　茯苓　远志　瓜蒌仁　黄芩各一两　人参一两二钱半　当归五钱　赤芍　蒲黄　戎盐　车前　滑石各二两

大分清饮

茯苓　猪苓　泽泻　木通　山栀　枳壳　车前子各一钱

瞿麦汤

瞿麦穗　木通　大黄　黄连　桔梗　当归　延胡　枳壳　羌活　大腹皮　肉桂　射干　牵牛

菟丝子丸

菟丝子酒蒸　桑螵蛸炙，各五钱　泽泻二钱半

聚精丸

黄鱼膘　蛤粉炒，各一斤　沙苑子八两

导赤散

生地　木通　甘草梢　竹叶等份

苁蓉丸

苁蓉酒蒸　熟地　山药　石斛　牛膝　官桂　槟榔各五钱　附子　黄芪各一两　黄连七钱半　细辛一钱　甘草二钱半

海金沙散

海金沙　滑石各一两　甘草二钱半

渗湿汤

白茅根五钱　瞿麦　茯苓各一钱半　冬葵子　人参各一钱二分半　蒲黄　桃胶　滑石各七分　甘草五分　煅紫贝两个　煅江鱼牙四个

浊　证

赤白浊由心动于欲，肾伤于色，强忍不泄，败精流溢，窍端时有秽物，如疮之脓，如眼之眵。淋沥不断，由精败而腐居多，亦有湿热流注而成者，须分便浊精浊。浊在便者，色白如泔，乃湿热内蕴，由过食肥甘辛热炙熏煿所致，苓术二陈煎，徙薪饮。浊在精者，相火妄动，或逆精使然，至精尿并出，牛膝、赤苓、黄柏、远志、细辛、甘草，或血不及变精，乃为赤浊，加味清心饮。当分精瘀精滑，精瘀者先理其离宫腐浊，古方用虎杖散，继与补肾，六味丸。精滑者，乃用固摄，秘元煎，菟丝煎。浊久而滑，则任督脉必伤，须升固奇经，鹿茸、龟甲、杞子、核桃、杜仲、补骨脂、沙苑子、茯神。大法，夹寒者脉迟，草薢分清饮，夹热者脉数，二苓清利饮，湿痰流注者，苍术二陈汤，心经伏暑者，四苓散加香薷、麦冬、人参、石莲。小便如常，少顷澄浊在底，或如米泔色者，草薢分清饮。稠黏如胶，茎中涩痛者，肾气汤去桂、附。积想心动，烦扰伤精者，加味清心饮。肾虚气下陷者，补中汤。此外，有白淫症，经言思想无穷，所愿不得，意淫于外，入房太甚，发为筋痿，及为白淫，宜降心火。又精伤白浊，小便推出髓条，痛不可忍者，乃由房事失节，皆精窍病也。

徒薪饮

治热浊。

陈皮八分　黄芩二钱　麦冬　白芍　黄柏　茯苓　丹皮各一钱半

加味清心饮

治赤浊。

茯苓　石莲各一钱半　益智仁　麦冬　人参　远志　石菖蒲　白术　泽泻　甘草　车前子各一钱　灯心二十茎

虎杖散

精瘀。

虎杖二两　麝香一分

菟丝煎

人参　山药各二钱　当归　枣仁　茯苓各一钱半　菟丝子四钱　远志四分　炙

草一钱　鹿角霜二钱

萆薢分清饮

益智仁　萆薢　石菖蒲　乌药各一钱

二苓清利饮

二苓　二冬　生地　甘草　茯苓　黄柏　牡蛎　泽泻　车前子

第二节　外症

下　疳

下疳一名阴蚀疮，邪火淫欲郁滞而成者也。其来有三，一由男子欲念萌动，阳物兴举，淫火猖狂而未经发泄，以致败精浊血，统滞中途，结而为肿；二由妇人阴器，瘀精浊气未净，遽与交媾，以致淫精传袭而成；三由房术热药，涂抹玉茎，洗衣搽阴器，兴助阳火，煽动阴精，侥幸不衰，久顿不泄，火郁未发而成。男子萌念火郁之证，初起必先涩淋，小便尿痛，次流黄浊败精，阳物渐损，甚则肿痛腐烂。妇人阴器不洁所致者，初起皮肤肿胀光亮，甚则有如水晶，皮破流水，肿痛日生，痒麻时发，男妇房术所伤。蕴毒所致者，初起阳物痒毒坚硬，紫色疙瘩渐生，腐烂渐作，血水淋漓，不是兴举，又有先发时疮，误用熏条擦药，结毒于此者，初起不红，不肿，睡不举阳，玉茎微损，小水自利者轻。已成微热微肿，皮色光亮，小便赤色，更兼白浊者乎。已损，肉色红活，焮热坚肿，小便不疼，大便不秘者易。初起小便淋漓，伤损阳物，坚硬作痛，腐烂渐开者险。已成腐溃内攻，伤损玉茎，色紫无脓，疼如针刺者重。火郁之证，宜用八正散，感触淫毒而患者，以螵蛸散敷之，轻者自愈。若肿痛者，宜用芍药、蒺藜煎葱而治之。为房术所伤者，宜用黄连解毒汤。

八正散

治淋痛尿血。

木通　车前　萹蓄　大黄　滑石　甘草梢　瞿麦　栀子

螵蛸散

治湿热破烂下疳等疮。

海螵蛸、人中白等份

黄连解毒汤

治一切邪热。

黄连七钱半　黄柏　栀子各五钱　黄芩一两

妬 精 疮

妬精疮一名阴疮，一名耻疮。男子生阴头节下，妇人在玉门内，属手足太阳经不利，热毒下传，入于足厥阴经，因而发生。或因久旷房屋，思色动欲，以致败精流入茎内，或由肾虚风湿相搏，邪气兼之，亦能至此。初发形如粟粒，赤肿溃烂作血，痛痒妨肉，其痛或在茎之窍，或在茎之标，久之变紫黑色，渐成蚀疮，毁其茎而死。别有一种，搔痒成疮，浸淫汁出，尽是黄水，久则状如干癣，宜以子和泄水丸散导湿毒，无不愈者。若已成疮，先泄其根，次从标而治，外以葱白黑豆汁淋洗，拭干，以黄连、木香、密陀僧、干胭脂之类细末搽之或涂以阴疮膏。

泄水丸

治下疳疮。

大戟　芫花　甘遂　海带　海藻　郁李仁　续随子各五钱　樟柳根一两

阴疮膏

治男女阴疮。

米粉一酒杯许　芍药　黄芩　牡蛎　附子　白芷各七钱半　豕膏一斤

便 毒

生于小腹两腿合缝及阴毛之间，一名血疝，亦称便宜痈，或名外疝，俗称横痃，又左为鱼口，右为便毒。因行路远涉辛苦，或上或下，低闪脞气，或房事所伤，或男女欲不得直遂其志，败精滞血，留聚中途，或梦寐之间不泄，或妄想不能忘情息念，渐结成毒，又或入房忍精，或思色不遂，或当泄不泄，凝滞为瘀，又商贾野合不洁淫妓，便构此疾。其证左右两边俱发。或先有疳疮而发，或卒然起核疼痛而发，初起之时，寒热交作，两腿牵绊难起，不能屈伸，乃证之渐也。初起，结肿不红微热，行走稍便，无寒热交作者为轻。已成红赤肿痛，发热焮疼，举动艰辛，至夜尤甚者易。已溃脓稠，肉色红活，肿消痛止，新肉易生，作痒者顺。初起结肿，坚硬如石，硬强刺疼，起坐不便，寒热者重。已溃，肉㿐肿痛不减，脓水清稀，孔深口大，不敛者险。治当散滞行瘀，通利大小二便，九龙丹，山甲内消散，已出脓者，十全大补汤服之，庶易收敛，迟则恐生别症难愈。亦有初起时，用国老膏，入皂角炭少许者，外则用凤尾草煎汤洗净，以明松香为末，日三次干掺自愈。愈后仍戒房室行动。

九龙丹

治大便毒初起，沿未成脓。

木香　乳香　没药　孩儿茶　血竭　巴豆等份

山甲内消散

穿山甲　当归　大黄　甘草节各三钱　土木鳖三个　黑丑　僵蚕各一钱

国老膏

消肿逐毒，治痈疽将发。

粉甘草

杨 梅 疮

俗名广疮，一名绵花疮，又名时疮，属肝肾二经湿热或色欲太过，肾经虚损，大吃一惊，邪秽之气而成，或因下疳蓄毒，缠绵不已而作，但气化传染者轻，精化欲染者重，其症肉反于外，关如蜡色，细小者名广豆，或则如赤根脓窠或先筋骨疼痛，结成风块，一块二年或数年后方发，其状坚硬，肉色平淡，或痛或痒，少结于骨节头面喉鼻之间，经络交会之处，已破则脓水淋沥，甚可畏也。轻则发广癣，亦名千层癣。多生于手心，足底重叠不已，又有余毒，亦名气毒。筋骨疼痛，来去不定，亦名湿毒。筋骨痛酸，乍作乍止，简言之，可分两种，其一先从上部见之，皮肤作痒，筋骨不痛，其形小而且干，其一，先从下部见之筋骨多疼，小水涩淋，其形大而硬，初起无头疼，筋骨不作痛，小水无涩淋，疮干细者轻，已生头面稀少，口角无疮，项下胸背虽多，肛门无有者轻。初生疮发下疳，次生鱼口，筋骨疼痛，疮生红紫坚硬，手足遍生，形如汤泼泡状者，皆非轻浅者也，宜加味遗粮汤、翠云散先后用之。

加味遗粮汤

治杨梅疮初起，筋骨疼痛及已成者。

川芎　当归　防风　薏苡仁　木瓜　金银花　木通　白鲜皮　苍术　威灵仙各一钱　甘草五分　皂荚子五个　土茯苓二两

翠云散

治杨梅疮已服内药，根脚不红，疮势已退者。

铜绿　胆矾各五钱　轻粉　石膏煅，各一两

结　毒

熏火收遏，疮毒沉于骨髓，又有未经熏擦，见苗未久，服药不多，内毒未尽，便用点药收敛，郁遏毒气者，亦能致之。先从筋骨疼痛，自后渐渐肿起，发无定处。在关节中，则损筋伤骨，纵愈曲直不便。发于口臭，则崩梁缺唇，虽痊破形更相。发于咽喉者，更变声音。发于手足者，妨于行走。情关一错，祸起百端，苦楚一生，毒遗数代，仙遗粮汤主之，兼施注射为是。

仙遗粮汤

治杨梅结毒初起，筋骨疼痛，已破肌肉溃烂者。

仙遗粮　防风　荆芥　川芎　当归　天花粉　金银花　白蒺藜　薏苡仁　威灵仙各一钱　山栀　黄连　连翘　干葛　白芷　甘草　黄芩各六分